全国中医药行业高等教育"十三五"创新教材

医药电子技术

（供医药类、生物医学工程类等专业用）

主　编　章新友（江西中医药大学）
副主编　侯俊玲（北京中医药大学）
　　　　邵建华（上海中医药大学）
　　　　顾柏平（南京中医药大学）
　　　　谢仁权（贵州中医药大学）
　　　　张春强（江西中医药大学）
　　　　吉秀江（中国科学技术馆）

中国中医药出版社
·北京·

图书在版编目（CIP）数据

医药电子技术 / 章新友主编 . —北京：中国中医药出版社，2010.5（2019.1 重印）

全国中医药行业高等教育"十三五"创新教材

ISBN 978 - 7 - 80231 - 842 - 7

Ⅰ . ①医… Ⅱ . ①章… Ⅲ . ①医用电子学—中医学院—教材 ②医疗器械—电子仪器—中医学院—教材 Ⅳ . ① R312 ② TH772

中国版本图书馆 CIP 数据核字（2009）第 233519 号

中国中医药出版社出版

北京市朝阳区北三环东路 28 号易亨大厦 16 层

邮政编码 100013

传真 010 64405750

河北纪元数字印刷有限公司印刷

各地新华书店经销

开本 850 × 1168 1/16 印张 19.75 字数 424 千字

2010 年 5 月第 1 版 2019 年 1 月第 4 次印刷

书号 ISBN 978 - 7 - 80231 - 842 - 7

定价 55.00 元

网址 www.cptcm.com

社长热线 010 64405720

购书热线 010 64065415 010 64065413

微信服务号 zgzyycbs

书店网址 csln.net/qksd/

官方微博 http：//e.weibo.com/cptcm

淘宝天猫网址 http：//zgzyycbs.tmall.com

全国中医药行业高等教育"十三五"创新教材

《医药电子技术》编委会

主　编　章新友（江西中医药大学）

副主编　侯俊玲（北京中医药大学）

　　　　邵建华（上海中医药大学）

　　　　顾柏平（南京中医药大学）

　　　　谢仁权（贵州中医药大学）

　　　　张春强（江西中医药大学）

　　　　吉秀江（中国科学技术馆）

编　委　（以姓氏笔画为序）

　　　　王　贺（黑龙江中医药大学）

　　　　韦相忠（广西中医药大学）

　　　　丘翠环（广东药科大学）

　　　　刚　晶（辽宁中医药大学）

　　　　刘　慧（成都中医药大学）

　　　　刘海英（辽宁中医药大学）

　　　　孙宝良（沈阳药科大学）

　　　　李　光（长春中医药大学）

　　　　李　敏（浙江中医药大学）

　　　　张文学（宁夏医科大学）

　　　　陈昭喜（广州中医药大学）

　　　　汤顺熙（江西中医药大学）

　　　　周　知（湖南中医药大学）

　　　　柴　英（大连医科大学中山学院）

　　　　钱天虹（安徽中医药大学）

　　　　徐　磊（北京中医药大学）

　　　　高建平（甘肃中医药大学）

　　　　郭晓玉（河南中医药大学）

　　　　黄　浩（福建中医药大学）

　　　　葛黎新（陕西中医药大学）

前　言

　　随着电子技术在中医药领域的广泛应用，电工学和电子学已成为中医药人才的必备知识，近年来，全国中医药院校在本科生、研究生中都开设了电子技术课程。但是各种工程专业使用的电子学书籍很难为中医药工作者接受，迄今国内还没有较符合中医药院校特色，系统性较强的电工学和电子技术专门教材，因此，迫切需要编一本《医药电子技术》，以满足广大中医药工作者的需要。本书作为全国中医药行业高等教育"十三五"创新教材，是参照高等中医院校《医药电子技术》教学大纲，在2010年出版的《医药电子技术》一书的基础上，为适应现代医学仪器的发展，进行了重新修订和补充，增加了现代医学仪器设计原理等部分新内容，由全国24所高等医药院校和科研院所，从事医药电子技术教学及其应用研究的教师和专业技术人员参加编写。本教材主要供医药类、生物医学工程类等专业作为教材选用，也可作为广大医药工作者的参考书。

　　本书在叙述电工、电子技术原理的基础上，力求与中医药相结合，既保证教材的科学性、系统性，又贯彻实用性强和少而精的原则。全书在内容的介绍方法上着重分析电工电子的物理过程本质，尽量避免数学推导，使没有高等数学知识的读者在学习中也不会感到困难，便于医药类专业的学生学习。书中的交流电路、安全用电与触电急救、交直流放大器、非电量电测技术、现代医学仪器设计原理和常用医药电子仪器等内容，都是医药工作者必备的实用知识，每章后面有本章小结，并有丰富的习题，附录中还有"直流电路的分析与计算"以便没有学习过这些知识的学生自学。

　　本教材在编写过程中得到全国高等中医药教材建设研究会、中国中医药出版社和江西中医药大学等单位领导的关心和支持，以及全国各兄弟院校领导和同行的支持与帮助，在此一并表示感谢。由于我们水平有限，经验不足，书中缺点和错误在所难免，希望广大读者和教师提出宝贵意见，以便再版时修订提高。

编　者

2018 年 12 月

目　录

第一章
交流电基础知识

第一节 交 流 电

一、交流电概述

电流的大小和方向都随时间按照一定规律变化的电源，称为**交流电**。交流电在工农业生产、照明和生活中被广泛使用。以图 1-1 所示的白炽灯照明电路为例，流过白炽灯的电流，一会儿由 a 流向 b，一会儿又由 b 流向 a。电流的大小也时刻按规律在变化，由小到大，再由大到小。由于这种变化较快，加之灯泡钨丝的热惯性，以及人的视觉暂留作用，使人眼看上去，灯泡的亮度是不变的。

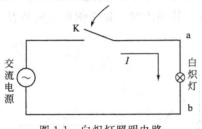

图 1-1 白炽灯照明电路

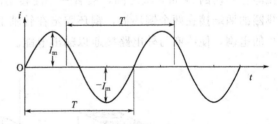

图 1-2 交流电的变化情况

流过白炽灯电流的大小和方向不断地随时间发生变化，这是由于加在灯泡 a、b 两端的电压时刻在变化所造成的。通常对大小和方向随时间有规律变化的电流、电压、电动势，分别称为交变电流、交变电压、交变电动势，统称为**交流电**。在交流电源作用下的电路称为交流电路。

交流电路中的电流、电压、电动势交变的规律，可以用仪器显示。例如用示波器可清晰地观察交流电的变化情况，如图 1-2 所示，横轴表示时间 t，纵轴表示电流 i。从图 1-2 可以看出：

（1）交流电是按正弦规律变化的，故称为**正弦交流电**。

（2）交流电是周期性变化的。变化一周所需要的时间称为周期。用 T 表示，单位是秒。交流电在一秒钟内变化的周数称为频率，用 f 表示，单位是赫兹，简称赫，用符号 Hz 表示。频率与周期的关系是互为倒数，即 $f = \dfrac{1}{T}$。

我国电厂发出的交流电，其频率均为 50 赫，因此 50 赫称为工频。工频交流电的周期为：

$$T=\frac{1}{f}=\frac{1}{50}=0.02s$$

（3）交流电的大小时刻改变。交流电在某一瞬间的数值称为瞬时值，规定用小写字母 i、u、e 表示。最大的瞬时值称为交流电的**最大值**或**振幅值**，分别用 I_m、U_m、E_m 表示。

（4）交流电的瞬时值有正、有负。以图 1-1 为例，正值表示电流 i 从 a 流向 b，负值表示电流从 b 流向 a。所以瞬时值的正、负是表示交流电方向的变化。瞬时值从正变到负，或从负变到正，即交流电改变方向时，必须经过零值。在这一瞬间，电路中没有电流通过。

在今后分析电流、电压以及电路中各种现象时，一定要掌握好交流电随时间变化的这个主要特点，才能理解交流电路中许多不同于直流电路的现象和规律。

交流电与直流电相比有许多优点，例如，可以利用变压器很方便地把交变电压升高或降低，以适应高压输电和低压配电的不同需要。交流电机的构造比直流电机简单，成本较低，运行可靠。某些设备如电镀、电解等需用直流电，可通过整流设备把交流电转换成直流电。所以，各类发电厂发出的都是交流电，工农业及家庭中使用的大都是交流电。

二、交流电的产生

正弦交变电动势是由交流发电机产生的。图 1-3a 为最简单的交流发电机结构示意图。在静止不动的 N 和 S 极之间，装着一个能转动的圆柱形铁芯。在它的上面紧绕着一匝线圈，线圈的两端接在两个铜环上，铜环固定在转轴上，且与转轴绝缘。每个铜环上安装着一个静止的电刷，使线圈与外电路接通以输出电能。

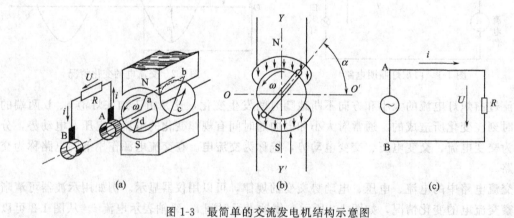

图 1-3　最简单的交流发电机结构示意图

如图 1-3a 所示，发电机中由铁芯、线圈及铜环组成的转动部分称为转子。为了使线圈产生的感应电动势能按正弦规律变化，需把 N 极和 S 极做成特殊的形状，其气隙中的磁场分布情况如图 1-3b 所示。在 YY' 处，磁场与转子间的气隙最短，磁阻最小，磁通密度最大为 B_m 值。在 YY' 的两侧，气隙逐渐减小。到达磁极的分界面 OO' 时，磁通密度正好减小到零。这样，在转子圆柱面上的磁通密度就按正弦规律分布，用公式表示为：

$$B=B_m\sin\alpha$$

用汽轮机或柴油机等带动转子作等速旋转时，线圈导线 ab 与 cd 分别切割磁力线。根据运动导线切割磁力线而产生感应电动势的公式：

$$e=Blv=B_m lv\sin\alpha=E_m\sin\alpha \qquad\qquad 1\text{-}1$$

式 1-1 中 α 表示随时间变化的电角度，当转子旋转一周，转子感应电动势变化一周。当线圈放置到 OO' 位置时，线圈两边不切割磁力线，电动势 $e=0$；当转到 YY' 位置时，磁通密度最大，电动势 e 达到最大值 E_m。由此可见，当转子不停地被带动旋转时，铜环两端就可以得到按正弦规律变化的交流电动势。

在一对磁极的发电机中，线圈旋转一周其感应电动势正好变化一周。但在一个两对磁极的发电机中，线圈旋转一周其导线产生的感应电动势变化二周，如图 1-4 所示。

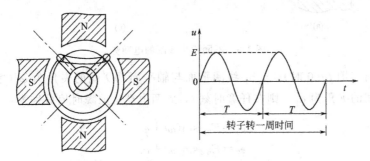

图 1-4　四极交流发电机及其电动势变化曲线

所以，在 p 对磁极的发电机中，电角度 α 为机械角度 $\alpha_{机}$ 的 p 倍，即：

$$\alpha=p\alpha_{机}$$

交变电动势每变化一周，电角度变化 $360°$，用弧度表示为 2π。因此，每秒电角度变化即角速度为 $2\pi f$ 弧度，用 ω 表示。对于 50 赫的交流电，角速度 $\omega=2\pi f$ rad/s，所以交流感应电动势用数学式表示可以写成

$$e=E_m\sin(2\pi ft)$$

或

$$e=E_m\sin(\omega t)$$

将 50 赫的正弦交流电动势作用到用电器电路，电路中电压电流也都是正弦交流电且频率都是 50 赫。

三、交流电的相位、矢量表示与有效值

1. 相位

交流电的变化情况主要取决于以下三个方面：一是变化的快慢，用周期或频率表示，频率越高则变化越快；二是变化的幅值，用最大值来表示；三是变化的起点，如两个电动势尽管其频率与幅值相同，但由于变化的起点不同，则它们在各个瞬间的数值和变化的步调就不一致。

如图 1-5a 所示，为发电机两个匝数相同的线圈 a_1b_1 和 a_2b_2，由于两个线圈是处在同一个磁场中，并以相同速度切割磁力线，所以产生的感应电动势 e_1 和 e_2 的最大值与频率都相

等。但因线圈 $a_1 b_1$ 和 $a_2 b_2$ 是分别固定在转子的不同位置上，所以当 e_1 达到正最大值时（t_1 时刻），e_2 并非是最大值，需经过一段时间才能达到正最大值。由此可见，电动势 e_1 和 e_2 虽然交变的快慢和幅值都是相同，但在各瞬间的瞬时值及其变化步调并不一致。

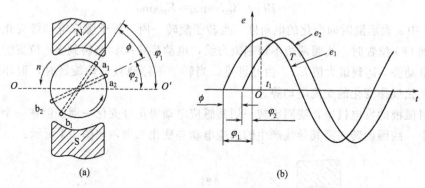

图 1-5　不同相位线圈的电动势

设开始计时（即 $t=0$ 时），$a_1 b_1$ 线圈平面与轴平面 OO' 间的夹角为 φ_1（电角度）；$a_2 b_2$ 线圈与 OO' 之间的夹角为 φ_2，则在任意时刻 t，此两电动势的瞬时值分别为：

$$e_1 = E_{m1} \sin(\omega t + \varphi_1)$$
$$e_2 = E_{m2} \sin(\omega t + \varphi_2)$$

上式中的电角（$\omega t + \varphi$）称为**交流电的相位**，e 的相位是不相同的。将 $t=0$ 时的相位称为**初相位**，简称为**初相**。两个同频率交流电的相位之差称为**相位差**，用 ϕ 来表示，对于 e_1 与 e_2 的相位差 ϕ 为：

$$\phi = (\omega t + \varphi_1) - (\omega t + \varphi_2) = \varphi_1 - \varphi_2$$

所以相位差即初相之差，图 1-5b 的情况是 e_1 相位超前 e_2 的相位 ϕ 角，或者说 e_2 的相位滞后 e_1 的相位 ϕ 角。如果两个交流电动势的相位相同，即相位差 $\phi=0$，则说明它们是同时达到最大值或零值的，称为**同相位**；如果相位差 $\phi=180°$（π 弧度），表示两个电动势相反，一个达到正最大值时，另一个恰好达到负最大值，称为**反相位**。

综上所述，最大值、频率和初相是确定正弦交流电变化的三个要素，知道了这三要素后，它的变化情况也就完全确定了。

【例 1-1】　已知：$e_1 = 311 \sin\left(314t + \dfrac{\pi}{4}\right)$、$e_2 = 311 \sin(314t)$，试求上述两个交流电的最大值、频率和初相，以及两者的相位差。

解：最大值 $E_{1m} = E_{2m} = 311V$

$$\omega_1 = \omega_2 = 2\pi f = 314 \text{rad/s}$$

所以
$$f = 50 \text{Hz}$$

初相 $\varphi_1 = \dfrac{\pi}{4} = 45°$；$\varphi_2 = 0°$

e_1 与 e_2 的相位差 $\phi = \varphi_1 - \varphi_2 = 45°$，即 e_1 超前 e_2 为 $45°$。

2. 交流电的旋转矢量表示法

同频率的交流电动势、电压或电流，由于相位的不同不能像直流电那样进行简单的代数相加或相减，如图 1-5 中两个电动势 e_1 与 e_2 的串联相加，不能简单地把两个电动势的最大值与初相位角直接代数相加；如利用两个波形叠加（即同一时刻两个瞬时值相加）又很繁琐。因而工程上常用旋转矢量来表示交流电，以便能简化运算。具体方法如下：在直角坐标中画一矢量，其长度为交流电的最大值，矢量与正向横轴之间的夹角为初相 φ，矢量以 ω 的角速度逆时针旋转，在任一时刻矢量在纵轴上的投影就是该时刻交流电的瞬时值。

如图 1-6 所示，为两个同频率的交流电流 $i_1 = I_{m1}\sin(\omega t + \varphi_1)$ 和 $i_2 = I_{m2}\sin(\omega t + \varphi_2)$ 的波形与矢量图，若要求 i_1 与 i_2 的串联之和，只要用平行四边形法则把两个矢量相加，合成矢量的长度即为合成电流 i 的最大值，合成矢量对横轴的夹角 φ 即为合成电流 i 的初相，其频率与 i_1、i_2 的频率一致，这样合成电流 i 的三要素都确定了。所以不同相位交流电的加减，可以用矢量加减法。

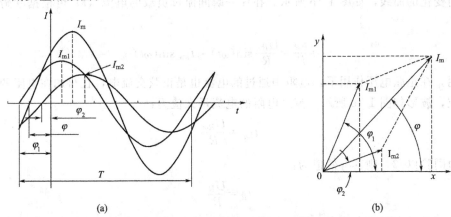

图 1-6 两个同频率交流电流矢量图

3. 有效值

正弦交流电的大小和方向时刻在变，这就给电路计算与测量带来困难。如果我们设法让交流电流 i 和直流电流 I 分别流过两个阻值相同的电阻 R，若在相同时间内这两种电流在电阻 R 上产生的热量相等，即消耗的电能相等，则直流电流之值可被定为交流电流 i 的有效值，通常就是用有效值来表示交流电流的大小。因此，交流电流的有效值就是热效应与它相同的直流电流之值。

通过数学计算，正弦交流电流的有效值等于其最大值的 $\dfrac{1}{\sqrt{2}}$ 倍，近似为 0.707 倍。对于正弦电动势，电压的有效值与最大值之间的关系同样是：

$$E = \frac{E_m}{\sqrt{2}} ; U = \frac{U_m}{\sqrt{2}}$$

通常所说的照明电路的电源电压 220 V，电动机的电源电压 380 V，都是指有效值，它们的最大值分别为 $\sqrt{2} \times 220 = 311\text{V}$ 与 $\sqrt{2} \times 380 = 537\text{V}$。一切交流电器、电机铭牌上的额定电压和额定电流都是用有效值表示的，交流电压表和电流表指示的值也都是有效值。

为了表示交流电的矢量性质，我们在电压、电流的有效值符号上面加一箭头或加一个圆点，表示这个量不但要考虑大小而且要考虑相位，如 $\vec{V}$、$\vec{U}$、$\vec{E}$ 或 $\dot{I}$、$\dot{U}$、$\dot{E}$ 等。

第二节　交流电路

一、电阻电路

白炽灯、电炉、电烙铁、变阻器等电路中，影响电流大小的主要是负载的电阻值（R），这类电路，属于电阻电路。电路如图 1-7a 所示，当电路所加正弦交流电压为：

$$u_R = U_{Rm} \sin(\omega t)$$

其随时间变化的曲线，如图 1-7b 所示。在任一瞬间流过负载的电流（i）可根据欧姆定律算出，即：

$$i = \frac{u_R}{R} = \frac{U_{Rm}}{R} \sin(\omega t) = I_{Rm} \sin(\omega t)$$

上式说明，在正弦电压作用下，电阻中通过的电流也是正弦交流电，且与加在电阻两端的电压同相位，波形如图 1-7b 所示。流过电阻的电流最大值为：

$$I_{Rm} = \frac{U_{Rm}}{R}$$

若把两边同除以 $\sqrt{2}$，则其有效值为：

$$I_R = \frac{U_R}{R} \qquad\qquad 1\text{-}2$$

由此可见，在交流电路中，通过电阻的电流有效值等于加在电阻两端的电压有效值除以电阻值，矢量表示，如图 1-7c 所示。

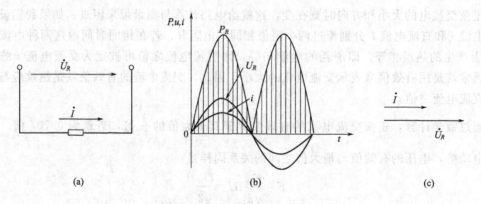

图 1-7　电阻电路矢量及其波形

在任一时刻，负载 R 消耗的瞬时电功率 P_R 等于该时刻的电压 u_R 和电流 i 的乘积，即：

$$P_R = u_R \cdot i$$

P_R 的变化曲线如图 1-7b 所示。由于电压、电流同相位，所以 P_R 都是正值，这表明负载在交流电压正、负半周期间都向电源取用电能。

瞬时功率 P_R 时刻在变，计算与测量都不方便，通常用一个周期内的平均值即平均功率表示。这个平均功率又称有功功率，用 P 表示：

$$P = U_R \cdot I_R = I_R^2 R = \frac{U_R^2}{R} \qquad 1\text{-}3$$

所以，交流电阻电路的电压、电流若以有效值表示叫，运用欧姆定律和计算功率的公式与直流电一样。

二、电感电路

电气设备中如电动机、变压器等都有铜线绕制的线圈，当线圈接入直流电路中，线圈电阻起阻碍电流通过的主要作用；而当线圈接入交流电路时，线圈的电感将起主要作用。下面进一步分析电感电路的工作原理与特点。

1. 自感与自感电动势

先做一个实验，将一个 N 匝的线圈与直流电流表接通，用一块条形磁铁与线圈作相对运动，如图 1-8 所示。当磁铁向下移动时，电流表的指针向右偏转，磁铁停止移动时，指针复回到零位；当磁铁向上移动时，电流表的指针向左偏转，磁铁移动得越快，则线圈感应电动势越大，指针偏转也越大。

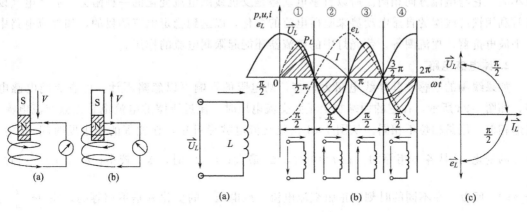

图 1-8　电磁感应实验　　　　　　图 1-9　电感电路的波形与矢量图

上述实验说明，当线圈中磁通量发生变化时，线圈中便产生感应电动势和感应电流，而感应电动势的大小与磁铁对线圈相对运动的速度成正比，也就是与线圈中磁通量的变化率（即单位时间内的变化量）成正比。同时，线圈的匝数越多，产生的感应电动势也越大。用 $\Delta\phi$ 表示线圈中的磁通量在 Δt 时间内的变化量，N 表示匝数，则产生的感应电动势为：

$$e = -N\frac{\Delta\phi}{\Delta t} \qquad 1\text{-}4$$

感应电动势的方向可用楞次定律来决定，即感应电动势的方向总是使它在闭合回路中产生的电流附加磁场，力图阻止原来的磁通量发生变化。如图 1-8a 中，当磁铁下移时，由它引起的电流在线圈中产生的新磁通量，其方向与磁铁产生的磁通量方向相反，即线圈上端为 N 极，下端为 S 极，再根据右手螺旋定则，电流方向如图 1-8a 所示，从下端流向上端流入电流表。当磁铁上移时，感应电动势与电流的方向将和上述方向相反，如图 1-8b 所示。当线圈接通交流电源时，就有交流电流流过线圈，因而线圈内部的磁通量将随着电流的变化而时刻变化。由于线圈中磁通量的变化，线圈里必然要产生感应电动势，这种因线圈自身电流的变化而产生的电动势称为自感电动势，用 e_L 表示，这种现象称为自感或自感应。

自感电动势可以用下式来表示：

$$e_L = -N \frac{\Delta \phi}{\Delta t} = -L \frac{\Delta i}{\Delta t} \qquad\qquad 1\text{-}5$$

式 1-5 中 $\frac{\Delta i}{\Delta t}$ 表示电流的变化率，L 称为自感系数，简称自感，单位为亨利，简称为亨，用 H 表示。自感 L 表示线圈能产生自感电动势的能力，它与线圈的大小、匝数和线圈中的材料有关。同样的线圈，中间放入铁芯后，线圈的电感 L 要大得多。当断开接触器、变压器、电动机等线圈电路的瞬间，因其电流突然被切断，由于电流变化率极大使线圈中磁通变化率也极大，从而产生很高的自感电动势，使闸刀开关或接触器的触点间产生高压跳火。荧光灯其中的镇流器就是基于这个原理当启辉器断路时产生高压，激发气体导电而发光的。自感电动势的方向是力图阻碍线圈中电流发生变化的。在电流增加时，它与电流方向相反；在电流减小时，它与电流方向相同。所以自感电动势是反抗线圈电流变化的一种阻力。有些电气设备常利用铁芯线圈的自感电动势来阻碍电流的变化，以达到稳定电流的目的，如整流电路中的平波电抗器、扼流圈等。荧光灯中的镇流器还能起限制电流的作用。

2. 纯电感电路

如果线圈的电感比其导线电阻大得多，则电阻的影响可以忽略不计，可看成纯电感电路，如图 1-9a 所示。在它的两端加上正弦交流电压时，流过线圈的电流也是正弦交流电流，波形相似，但是相位不相同。从图 1-10 正弦交流电波形可见，在相等的各小段时间 Δt 内，电流的变化 Δi 是各不相等的，在 $t=0$ 时，Δi 最大；$t=t_1$ 时，Δi_1 较小；$t=t_2 \left(=\frac{T}{4}\right)$ 时，$\Delta i_2 \approx 0$。所以，在不同的时刻，正弦交流电流（或电压）的变化率是不相等的。在 $0 \sim \frac{T}{4}$ 时间里，电流的变化率从大到小变化。

由于自感电动势 e_L 与电流的变化率的负值成正比，把横轴的单位 t 换成电角度 ω_t，当 $\omega=0$ 时，e_L 数值最大，此后逐渐减小，到 $\omega_t=\frac{\pi}{2}$ 时间内，电流的数值是逐渐增大的，故自感电动势 e_L 的方向与电源电压的方向相反，亦即与电流 i 的方向相反，e_L 应为负值。在第二个 $\frac{\pi}{2}$ 期间，电流的变化率从零逐渐增为最大，但电流的数值是逐渐减小的，故 e_L 数值从零增至最大，方向与 i 的方向相同为正值。在第三个 $\frac{\pi}{2}$ 期间，e_L 从正的最大逐渐减小到零，

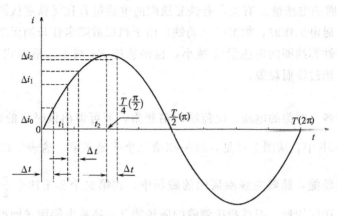

图 1-10　正弦电流的变化率

在第四个 $\frac{\pi}{2}$ 期间，e_L 则从零变化到负的最大值。各时期的电流 i 与电压 U_{eL} 的方向表示在 b 图的下面，自感电动势 e_L 的变化曲线如图 1-9b 所示。

由于自感电动势 e_L 是时刻反抗电流变化的一种阻力，要使电流能在线圈中流动，必须克服这种阻力。所以，线圈外加的交流电压 U_L 必须大于自感电动势。在不考虑线圈电阻上的电压降时，根据电压平衡关系，则可认为外加交流电压 U_L 的大小与 e_L 相等，方向与 e_L 相反。

从图 1-9b 波形可见，流过线圈的电流 i 要比加在它两端的交流电压 U_L 滞后 $\frac{\pi}{2}$（即 90°），用矢量表示，如图 1-9c 所示。从物理意义上理解，是因为存在自感电动势时刻阻碍电流的变化，所以电流的变化必然落后于电压的变化，两者便有一定的相位差（90°）。自感电动势对电流产生的阻力又可用感抗 X_L 来表示，公式为：

$$X_L = \omega L = 2\pi f L \qquad\qquad 1\text{-}6$$

式 1-6 中 ω 为电角速度，L 为线圈电感，f 为电源频率。

电感电路的欧姆定律形式为：

$$I = \frac{U_L}{X_L} \qquad\qquad 1\text{-}7$$

这里电流与电压是不相同的，有 $\frac{\pi}{2}$（即 90°）的相位差。由式 1-6 可知，电感电路的感抗 X_L 与交流电的频率 f 成正比，频率越高，表示电流的变化率越大，自感电动势 e_L 越大，所以感抗 X_L 增大；在外加交流电压一定时，电流减小。电感线圈对于高频电流感抗大，对于低频电流感抗小，对于直流电，可看成 $f = 0$，故其感抗等于零，此时线圈只有它的电阻在起阻碍电流流通的作用。所以电感线圈与电容相反，具有导通直流电、阻碍交流电的特性，即"通直阻交"的作用。滤波器中的电感线圈及电抗器就是利用这个原理工作的。

工作在交流 220V 的线圈，绝不能施加 220V 的直流电压，因为线圈通直流电时的感抗等于零，导线电阻又很小，线圈中将流过比交流电大许多倍的直流电流，短时间内就可能烧毁线圈。

感抗 X_L 与线圈的电感量 L 有关，有铁芯线圈的电感量 L 比无铁芯线圈大。因此，当交流接触器或继电器通电工作时，如衔铁（动铁）由于机械故障卡住长期无法吸合，此时由于磁路的气隙很大，铁芯线圈的电感量 L 减小，也即感抗 X_L 减小，根据式 1-7 电流 I 增大，会导致线圈电路长期过流而烧毁。

3. 无功功率

若把电感电路各个时刻的电压、电流瞬时值相乘，便可得出该时刻的瞬时功率 P_L，其变化曲线，如图 1-9b 中。从图上可见，第一和第三个 $\frac{\pi}{2}$ 是正值，这表示线圈从电源吸取能量并把它转换成磁场能，储藏在线圈周围的磁场中，在第二个和第四个 $\frac{\pi}{2}$ 内，P_L 为负值，表示线圈向电源反送回能量，即线圈把储藏的磁场能又转换成电能而送回电源，以后将持续不断地重复上述过程。

从上面分析可见，电感线圈瞬时功率在一个周期内的平均值，即有功功率 $P=0$，这表示电感线圈不消耗电能（这是在忽略线圈电阻的情况下），但电感线圈与电源之间存在着功率的交换，电感线圈时而"吞进"功率，时而"吐出"功率。为了表示其功率交换的大小，我们用无功功率 Q_L 来表示，无功功率也就是电流向电感供应的功率（"无功"表示不做功，但不能理解为"无用"）。即：

$$Q_L = U_L I = I^2 X_L = \frac{U_L^2}{X_L} \qquad\qquad 1\text{-}8$$

式 1-8 中 Q_L 的单位为乏尔，简称乏，用 var 表示。

【例 1-2】 电感 $L=127\text{mH}$ 的线圈接在 220V、50Hz 的单相交流电源上，线圈电阻略去不计，求感抗 X_L、电流 I 和无功功率 Q_L，如把线圈接在 220V、1000Hz 的电源上，问通过线圈的电流为多大？

解：接在 220V、50Hz 电源上时：

$$X_L = 2\pi f L = 2\pi \times 50 \times \frac{127}{1000} = 40\Omega$$

$$I = \frac{U_L}{X_L} = \frac{220}{40} = 5.5\text{A}$$

$$Q_L = U_L I = 220 \times 5.5 = 1210\text{var} = 1.21\text{kvar}$$

接在 220V、1000Hz 电源上时：

$$X_L = 2\pi f L = 2\pi \times 1000 \times \frac{127}{1000} = 798\Omega$$

$$I = \frac{U_L}{X_L} = \frac{220}{798} = 0.275\text{A}$$

三、电阻、电感串联电路

如果线圈的电阻不能忽略，则可以把线圈看成电阻 R 与电感 L 串联的电路。如图 1-11a 等效成 1-11b 所示。在交流电压作用下，电路中有交流电流通过，因此电阻上的电压降为

$U_R = IR$，与电流同相位；电感上的电压降为 $U_L = IX_L$，相位比电流超前 $\frac{\pi}{2}$。电流、电压的矢量图如图 1-11c 所示，两个矢量之和即为电源电压 U 的矢量，电源电压的大小为

$$U = \sqrt{U_R^2 + U_L^2} = \sqrt{(IR)^2 + (IX_L)^2} = I\sqrt{R^2 + X_L^2} \qquad 1\text{-}9$$

令式 1-9 中 $Z^2 = R^2 + X_L^2$，则 Z 称为电路的阻抗，单位是欧姆，于是：

$$U = IZ$$

即

$$I = \frac{U}{Z} \qquad 1\text{-}10$$

式 1-10 就是交流串联电路的欧姆定律形式，即电路的电流与电压成正比，与电路的阻抗成反比。

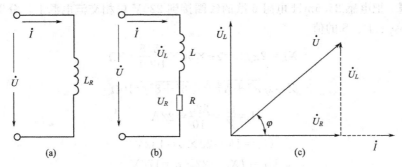

图 1-11 R、L 串联电路及其矢量图

从矢量图可以看出，电压 U 超前电流 I 为 φ 角，亦即电流 I 滞后电压 U 为 φ 角，φ 角可根据下式计算：

$$\cos\varphi = \frac{U_R}{U} = \frac{R}{Z}$$

或

$$\mathrm{tg}\varphi = \frac{U_L}{U_R} = \frac{X_L}{R}$$

由于 U_R、U_L 和 U 正好组成一个直角三角形，称为**电压三角形**，如图 1-12a 所示。若把电压三角形的各边同除以 I，则成为电阻 R、感抗 X_L 和阻抗 Z 所构成的三角形，称为**阻抗三角形**，如图 1-12b 所示。若把电压三角形各边同乘以 I，则构成的三角形称为**功率三角形**，如图 1-12c 所示。这三个三角形是相似的。

从功率三角形可以看出，电阻上消耗有功功率，电感上形成无功功率，电源电压 U 与电流 I 的乘积 S 称为**视在功率**（或称为**表观功率**），单位为伏安（VA）或千伏安（kVA），三者功率之间的关系为：

$$P = S\cos\varphi$$

$$Q = S\sin\varphi$$

$$\cos\varphi = \frac{P}{S} = \frac{R}{Z} = \frac{U_R}{U} \qquad 1\text{-}11$$

式 1-11 中 $\cos\varphi$ 称为**电路的功率因数**，为有功功率 P 与视在功率 S 之比，也等于电阻 R 与阻抗 Z 之比，是电路中重要参数。功率因数高，说明视在功率中有功功率的比重大。

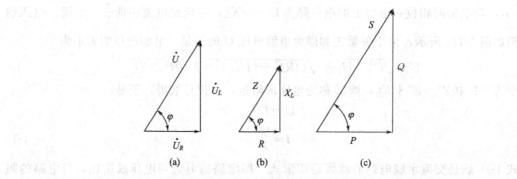

图 1-12 电压、阻抗及功率三角形

【**例 1-3**】 把电感 25.5mH 电阻 6 欧的线圈接到 220V 单相交流电源上，分别求 X_L、I、U_R、U_L、$\cos\varphi$、P、S 的值。

解：

$$X_L = 2\pi f L = 2\pi \times 50 \times \frac{25.5}{1000} = 8\Omega$$

$$Z = \sqrt{R^2 + X_L^2} = \sqrt{6^2 + 8^2} = 10\Omega$$

$$I = \frac{U}{Z} = \frac{220}{10} = 22A$$

$$U_R = IR = 22 \times 6 = 132V$$

$$U_L = IX_L = 22 \times 8 = 176V$$

$$\cos\varphi = \frac{R}{Z} = \frac{6}{10} = 0.6$$

$$P = UI\cos\varphi = 220 \times 22 \times 0.6 = 2904 = 2.9kW$$

$$S = UI = 220 \times 22 = 4840 = 4.84kW$$

【**例 1-4**】 用电压、电流表法测量线圈的电感。当接上 36V 直流电源时，流过电流为 6A，当接上 220V、50Hz 交流电源时，流过电流为 22A，计算线圈的电感值。

解：在直流电路中，感抗为零，即 $X_L = 2\pi f L = 0$，所以：

$$R = \frac{U_直}{I_直} = \frac{36}{6} = 6\Omega$$

接上交流电源时，线圈的阻抗为：

$$Z = \frac{U_交}{I_交} = \frac{220}{22} = 10\Omega$$

所以线圈的感抗 X_L 为：

$$X_L = \sqrt{Z^2 - R^2} = \sqrt{10^2 - 6^2} = 8\Omega$$

线圈的电感值为：

$$L = \frac{X_L}{2\pi f} = \frac{8}{2 \times 3.14 \times 50} = 0.025 = 25mH$$

四、电容电路

电容器接上直流电源时，在电路稳定后便呈现断路状态；若把电容器接上交流电源，则情况就不一样。如图 1-13a 所示，电容器极板上的电荷与两极板间电压的关系为：

$$q = CU_C \qquad\qquad 1\text{-}12$$

式 1-12 中 U_C 为电容两端电压，C 为电容量，q 为电容极板上的电量。当电容电压 U_C 升高时，极板上电荷增多，电容器被充电；当 U_C 下降时，极板上电荷减少，电容器放电。因此，电容器接上交流电压时，反复不断地充电和放电，电路中便有电流流通。所以电容器与电感线圈不同，它具有隔断直流电、导通交流电的特性，即"隔直通交"的作用。

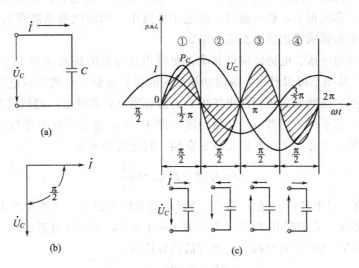

图 1-13　电容电路波形及矢量图

如在 Δt 时间内电压变化 ΔU_C，单位时间（Δt）内通过电容电路的电荷量（Δq）即为电流，用下式表示：

$$i = \frac{\Delta q}{\Delta t} = C\frac{\Delta U_C}{\Delta t} \qquad\qquad 1\text{-}13$$

式 1-13 中 $\dfrac{\Delta U_C}{\Delta t}$ 称为**电容电压的变化率**。可见电容电路中电流的大小为电容两端的电压变化率和电容量的乘积。

在电容器两端加正弦交流电压 U_C，则电容电压 U_C 的变化率可参照图 1-10 分析。在第一个 $\dfrac{\pi}{2}\left(\text{即}\dfrac{T}{4}\right)$ 内，电容电压的变化率 $\dfrac{\Delta U_C}{\Delta t}$ 从最大逐渐减小到零，所以电容电流 i 也从最大值减小到零；第二个 $\dfrac{\pi}{2}\left(\text{即}\dfrac{T}{4}\right)$，$\dfrac{\Delta U_C}{\Delta t}$ 从零变化到负的最大，所以电容电流也从零变化到负的最大；第三与第四个 $\dfrac{\pi}{2}\left(\text{即}\dfrac{T}{4}\right)$ 内的情况可以同样分析。电容电压 U_C 与电流 i 的波形如图 1-13c 所示。从图中可以看出，电容电压 U_C 与电容电流 I 相位差为 $\dfrac{\pi}{2}$ 角，亦即 I 超前 U_C 为 $\dfrac{\pi}{2}$，电压、电流的矢量图，如图 1-13b 所示。一个周期内的四个区间中，电容电压、电流的方向如图1-13c所示。电容在电路中对交流电流要产生阻力，这个阻力称为**容抗**，用 X_C 表示。容抗的计算公式为：

$$X_C = \frac{1}{2\pi fC}$$

1-14

当电容的单位为法拉时，容抗 X_C 的单位为欧姆。电容电路的欧姆定律形式为：

$$I = \frac{U_C}{X_C}$$

1-15

容抗与频率成反比。直流电的频率 $f = 0$，容抗无限大，即电容器对直流电呈断路状态，但对高频交流电，容抗很小，极易通过。在电子电路中，利用电容器隔直通交的这个特性，用它来隔断直流电的影响或把高频交流旁路。

若把每个时刻的电压、电流瞬时值相乘，便得出该时刻的瞬时功率 P_C，其变化曲线表示在图 1-13c 上。从图上可以看出，瞬时功率出现时正、时负，正值表示电容器充电，要向电源吸取能量并把它储藏在极板间的电场中；负值表明电容器放电，把储藏在电场中的能量送回电源。显然，其平均功率即有功功率为零，即 $P = 0$，这表明电容器与纯电感一样不消耗能量。但在电源和电容器之间有能量往返交换，其无功功率为：

$$Q_C = U_C I = I^2 X_C = \frac{U_C^2}{X_C}$$

【例 1-5】 有一只电容器，接在 220V、50Hz 的交流电源上，测得流过电容器的电流为 0.55A，求其电容量。若改接在 220V、1000Hz 的电源上，求流过电容的电流。

解： 接在 220V、50Hz 的电源上，电容器的容抗为：

$$X_C = \frac{U_C}{I} = \frac{220}{0.55} = 400\Omega$$

电容为：

$$C = \frac{1}{2\pi fX_C} = \frac{1}{2 \times 3.14 \times 50 \times 400} = 8.0 \times 10^{-6} = 8\mu\text{f}$$

接在 220 伏、1000 赫的电源上，电容器的容抗为：

$$X_C = \frac{1}{2\pi fC} = \frac{1}{2 \times 3.14 \times 1000 \times 8.0 \times 10^{-6}} = 20\Omega$$

流过电容器的电流为：

$$I = \frac{U_C}{X_C} = \frac{220}{20} = 11\text{A}$$

五、电阻、电感与电容串联电路

图 1-14a 所示是电阻、电感与电容的串联电路。在电源电压 U 的作用下，流过电路的电流为 I，此时，电阻两端的电压为 $U_R = IR$，与电流同相；电感两端的电压为 $U_L = IX_L$，超前电流 $\frac{\pi}{2}$，电容两端的电感为 $U_C = IX_C$，滞后电流 $\frac{\pi}{2}$ 矢量（图 1-14b）。总电压 U 为 U_R、U_L 和 U_C 三者的矢量和。从图上可看出：

$$U = \sqrt{U_R^2 + (U_L - U_C)^2} = I\sqrt{R^2 + (X_L - X_C)^2}$$

或
$$I=\frac{U}{\sqrt{R^2+(X_L-X_C)^2}}=\frac{U}{Z}$$
1-16

式 1-16 中 $Z=\sqrt{R^2+(X_L-X_L)^2}$ 仍然称为电路的阻抗。

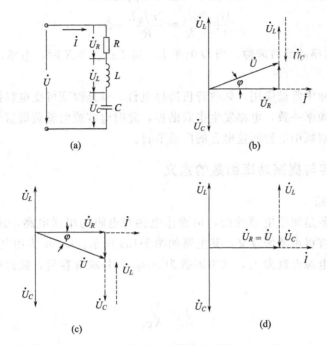

图 1-14 R、L、C 的串联电路及其电压、电流矢量图

电流与电压之间的相位差角（φ）可根据下式计算出：
$$\mathrm{tg}\varphi=\frac{U_L-U_C}{U_R}=\frac{X_L-X_C}{R}$$

当 $X_L>X_C$ 时，$\varphi>0$，电流滞后电压，负载是电感性的；当 $X_L<X_C$ 时，$\varphi<0$，电流超前电压，负载是电容性的，矢量图如图 1-14c 所示；当 $X_L=X_C$ 时，$\varphi=0$，电流与电压同相，负载是电阻性的，矢量图如图 1-14d 所示。当电压一定，电路 $\varphi=0$ 时电路中的电流最大，其值为：

$$I=\frac{U}{R}$$

从上式可知，这时电流的大小仅取决于电阻，而与电感、电容均无关。这种现象称为**串联谐振或电压谐振**。

当电路发生串联谐振时，电感两端的电压与电容两端的电压大小相等、方向相反；瞬时功率 P_L 和 P_C 大小相等、符号相反。这表明当电感线圈中的磁场能量增大时，电容中的电场能量便减小，反过来，电场能量增大时，磁场能量则减小。

根据谐振条件：$X_L=X_C$，即 $2\pi fL=\dfrac{1}{2\pi fC}$，故可算出谐振时的频率为：

$$f_0 = \frac{1}{2\pi\sqrt{LC}} \qquad\qquad 1\text{-}17$$

式 1-17 中，f_0 称为**电路的固有频率**。当外加电源的频率等于电路的固有频率时，电路便发生谐振，此时电感、电容两端的电压与总电压的比值为：

$$\frac{U_L}{U} = \frac{X_L}{R} = \frac{2\pi f_0 L}{R} = Q \qquad\qquad 1\text{-}18$$

式 1-18 中 Q 称为**电路的品质因数**。当 Q 值很大，即 $2\pi f_0 L \gg R$ 时，电感、电容两端的电感比电源电压高 Q 倍。

串联谐振在实际中常被应用，如收音机选择电台，就是改变可变电容器的电容值，使谐振频率与电台信号频率一致，电路发生串联谐振，此时电容或电感两端信号电压最大，再经放大、检波就可从喇叭中听到所选电台的广播节目。

六、并联电容与提高功率因数的意义

1. 并联电容电路

大多数电器设备是属于电感性的，可看作电感与电阻的串联电路，这类负载与电容并联，在实际应用上有很重要的意义，其电路如图 1-15a 所示。L、R 为用电器的电感与电阻。如不并联电容，则电源电流为 I_1，功率因数为 $\cos\varphi_1$。并联电容后，流过电容的电流为 I_C，其值为：

$$I_C = \frac{U}{X_C} \qquad\qquad 1\text{-}19$$

I_C 超前 U 为 $\frac{\pi}{2}$，电流、电压的矢量图，如图 1-15b 所示，此时线路的总电流 I 为 I_1 与 I_C 两电流的矢量和。计算时可先将 I_1 分解成两个互相垂直的分量：$I_{1有功}$ 和 $I_{1无功}$，$I_{1无功}$ 与电容电流 I_C 的方向相反，两者之差为 $I_{无功} = I_{1无功} - I_C$。所以总电流为 $I = \sqrt{I_{无功}^2 + I_{1有功}^2}$，总电流 I 与电压 U 之间的相位差为 φ 角，其值的大小可由下式计算得出：

$$\mathrm{tg}\varphi = \frac{I_{无功}}{I_{1有功}} = \frac{I_{1无功} - I_C}{I_{1有功}}$$

从矢量图上可见，在电感性负载的两端并联适当的电容后，可以起下述两个作用。

（1）使总电流减小，它比不并联电容时的电流 I_1 要小，这是因为 I_C 与 $I_{1无功}$ 相位相反，减小了 I_C 与 $I_{无功}$ 的缘故。

（2）并联电容后的功率因数 $\cos\varphi$，比原来用电器的功率因数 $\cos\varphi$ 提高了。

如 40W 的日光灯管与镇流器（即铁芯电感线圈）串联，接到 220 伏的交流电源上，相当于是电阻与电感串联电路，通过的电流约为 0.41A，此时用电器的功率因数 $\cos\varphi$ 仅为 0.44 左右（即 $\cos\varphi_1 = \dfrac{P}{S} = \dfrac{40}{220 \times 0.41}$）。若并联一只 $4.5\mu F$ 的电容，根据图 1-15b 矢量图计算，则总电流就从 0.41A 下降到 0.19A，功率因数从 $\cos\varphi_1 = 0.44$ 提高到 $\cos\varphi = 0.95$。

当并联电容值较小时，$I_{1无功} > I_C$ 时，此时总电流 I 仍滞后电压 U，对电源来说仍是电感性的，不过电源电流滞后电压的相位差角要小一些。当电容值过大，使 $I_{1无功} < I_C$ 时，此

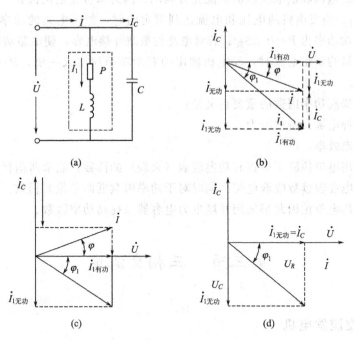

图 1-15　电阻、电感与电容的并联电路及其电压、电流矢量图

时总电流比电压超前，负载变成电容性，电压电流矢量图，如图 1-15c 所示。当 $I_{1无功} = I_C$
时，无功电流为零，总电流的相位与电压相位相同，负载呈现电阻性，这时电路发生的谐振
称为**并联谐振或电流谐振**，此时的矢量图，如图 1-15d 所示。

　　如果线圈的电阻很小可忽略不计，则图 1-15a 便成为纯电感 L 与电容 C 的并联电路。当
电路并联谐振 $X_L = X_C$，电感电流 I_L 与电容电流 I_C 大小相等而方向相反，线路电流 I 为
零，表示电源不再对并联电路供给能量，此时的瞬时功率 P_L 与 P_C 必然是在任何时刻都大
小相等而符号相反，这表明在任何一段时间内线圈建立磁场所需的能量正好等于电容器在这
段时间内所释放的能量。因此，把并联电路与交流电源脱开，电路中仍有电流流过，电路处
于并联谐振状态，振荡频率仍为：

$$f_0 = \frac{1}{2\pi\sqrt{LC}}$$

　　实际上振荡电路总是有电阻的，必须不断对并联电路补充能量，以补偿电阻上的消耗，
才能使振荡维持下去。

2. 提高功率因数的意义

　　在生产实际中，大量使用的电动机、变压器等设备都属电感性负载，功率因数也较低。
如交流电动机在满载时功率因数才能达到 $0.7\sim0.9$，空载与轻载时功率因数更低。有功功
率是根据需要选定的，当有功功率 $P = UI\cos\varphi$ 确定后，在电压 U 不变时，供给同样的有功
功率 P，若 $\cos\varphi$ 高时，则电源供给负载的电流 I 小，反之 $\cos\varphi$ 低，则 I 大。当 $\cos\varphi$ 很低
时，输出一定的有功功率而占用很大的电流，对电力系统是很不利的。不但使输电线上的损

耗增加，而且使发电机和供电变压器不能充分利用。因为每台发电机都有一个额定容量，其值为 $S_额 = U_额 I_额$。当发电机的电压和电流达到额定值时，如果电路的功率因数为 0.5，则发电机输出的有功功率为 $P = 0.5 S_额$。若对电感性负载并接电容，使电路功率因数提高到 2，则在同样的发电机的额定电流时，发电机输出的有功功率便增大一倍，$P = S_额$ 电机的利用程度大大提高了。

综上所述，提高功率因数的重要意义是：

（1）充分发挥电源设备的潜力。

（2）提高输电效率。

供电部门对用电单位除了根据有功电度表（火表）的读数，收取所消耗有功电能的电费外，还根据无功电度表读数收取电费。同时对于功率因数低的单位要罚款，功率因数高的单位进行奖励。各用电单位因此都采用并联电力电容器来提高功率因数。

第三节　三相交流电

一、三相交流发电机

前面分析的都是单相交流电，但在生产实际中普遍使用的是三相交流电，它由三相发电机发出并用三相输电系统输送给用户。三相交流电主要有以下优点：

（1）在相同的尺寸下，三相发电机输出的功率比单相发电机大。

（2）输送相同功率时，三相输电线比单相节省材料与线路投资费用，线路损耗也小。

（3）三相电动机结构简单，坚固耐用，维修使用方便，起动性能好，效率高。

最简单的三相交流发电机如图 1-16 所示，它由固定不动的定子与可转动的转子组成。定子槽内嵌入三个尺寸相同的、在圆周上又互相差 120° 的绕组 AX、BY、CZ。当转子磁场在空间按正弦规律分布、并作恒定速度旋转时，三相定子绕组分别感应出 e_A、e_B、e_C 三个正弦电动势。其变化曲线与矢量图，如图 1-17 所示，这就是三相交流电。

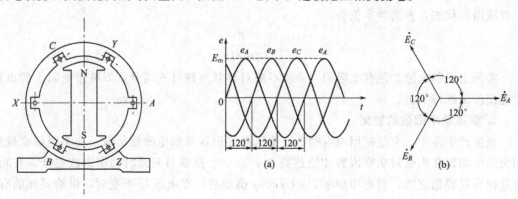

图 1-16　三相交流发电机简单结构　　　　图 1-17　三相电动势波形与矢量图

从图可见，三相交流电每一相的电势大小都相等，相位互差120°。以 A 相电势 E_A 为基准，B 相电势 E_B 滞后 E_A 为 120°，C 相电势 E_C 滞后 E_B 为 120°、滞后 E_A 为 240°，C 相电势 E_C 也可以看成超前 E_A 为 120°。$A_相→B_相→C_相→A_相$ 的次序称为**正相序**，$A_相→C_相→B_相→A_相$ 的次序称为**反相序（逆相序）**。正相序是从超前相到滞后相的方向，而反相序是从滞后相到超前相的方向。

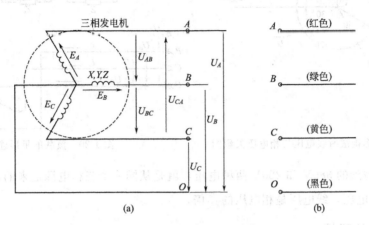

图 1-18　三相发电机的星形接法

如果把三相绕组分别接上三个负载，这样就成为互不联系的三个单相电路，就需要六根导线输电。实际上是把三相电源的三个绕组的末端 X、Y、Z 连接在一起成为公共端点 O，称为**三相电源的中点**，从中点引出的输电线称为**中线**，中线通常与大地相联，故称为**地线**。从三个绕组的始端引出的输电线称为**相线**（俗称火线）。这种连接方式称为星形（Y形）接法，如图 1-18 所示，即"三相四线"制。为了区别各相，习惯上用 A、B、C 和 O 分别表示。常用红、绿、黄三种颜色分别标志 A、B、C 相，用黑色标志 O 线。

星形连接的发电机可输出两种电压，一种是相线和中线之间的电压称为**相电压**，其有效值用 U_A、U_B、U_C 表示，通常用 $U_相$（U_φ）表示，另一种是相线（火线）之间的电压称为**线电压**，用 U_{AB}、U_{BC}、U_{CA} 表示，通常用 $U_线$（U_L）表示。

从矢量图上可见，线电压是指 A 点同 B 点之间的电位差（电压），等于 A 相电压 U_A 与 B 相电压 U_B 之矢量差，即：

$$\vec{U}_{AB} = \vec{U}_A - \vec{U}_B$$

从图 1-19 可看出（图中符号上加一短划单箭头"→"表示矢量）：

$$\frac{U_{AB}}{2} U_A \cos 30° = \frac{\sqrt{3}}{2} U_A$$

即

$$U_{AB} = \sqrt{3} U_A$$

由于三相电压在数值上相同，所以一般公式为：

$$U_线 = \sqrt{3} U_相 \qquad (U_L = \sqrt{3} U_\varphi) \qquad \text{1-20}$$

从矢量图上可见线电压 U_{AB} 超前对应的相 U_A 为 30°角，同 U_{BC} 超前 U_B、U_{CA} 超前 U_C 各为 30°角。

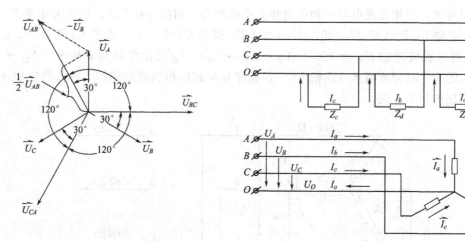

图 1-19　星形接法时线电压与相电压矢量图　　　　图 1-20　负载的星形连接

我们经常碰到的 380V 和 220V 两种电压，就是从同一个三相电源送来的，380V 是线电压，220V 是相电压，线电压是相电压的 $\sqrt{3}$ 倍。

二、负载的联接

1. 负载的星形联接

将三组负载的一端分别接在 A、B、C 三根相线上，另一端接在中线 O 上，如图 1-20 所示，这种联接方式称为**三相星形（Y 形）接法**。三相星形接法时，加在各相负载两端的电压就等于电源的相电压。在相电压作用下，有电流流过各相负载与中线。为了区分起见，把流过每相负载的电流称为**相电流**，用 I_a、I_b、I_c 表示。流过各相线的电流称为**线电流**，用 I_A、I_B、I_C 表示。流过中线的电流称为**中线电流**，用 I_O 表示。

在星形连接的负载中，电源的线电流等于负载的相电流，即：$I_A = I_a$；$I_B = I_b$；$I_C = I_c$。各相电流为：

$$I_a = \frac{U_A}{Z_a};\ I_b = \frac{U_B}{Z_b};\ I_c = \frac{U_C}{Z_c}$$

各相电流与对应相电压之间的相位差可用阻抗三角形求得，则功率因数为：

$$\cos\varphi_a = \frac{R_a}{Z_b};\ \cos\varphi_b = \frac{R_b}{Z_b};\ \cos\varphi_c = \frac{R_c}{Z_c}$$

中线电流等于各相电流的矢量和。

各相负载消耗的有功功率为：

$$P_a = U_A I_a \cos\varphi_a;\ P_b = U_B I_b \cos\varphi_b;\ P_c = U_C I_c \cos\varphi_c$$

三相电路的总功率为：$P = P_a + P_b + P_c$。

若各相负载的性质（电阻性、电感性或电容性）和大小相同，则称为**对称负载或平衡负载**，此时，$P_a = P_b = P_c = P_相$，于是 $Z_a = Z_b = Z_c = Z_相$，各相电流为：$I_a = I_b = I_c = I_相 = \frac{U_相}{Z_相}$，各相电流与相应相电压之间的相位差为：

$$\varphi_a = \varphi_b = \varphi_c = \varphi_{相}\; ; \; \cos\varphi_{相} = \frac{R_{相}}{Z_{相}}$$

由此可见，对称负载时三个相电流也对称。计算时，只要算出其中任一相，另外两相也就知道了。此时的中线电流为数值相同、相位互差120°的三个电流的矢量和。从图1-21(a)可见，I_a 与 I_b 相加等于 $-I_c$，即三个对称的相电流矢量和等于零。中线无电流通过，通常可省去，这时输配电可采用三相三线制，如图1-21(b) 所示。

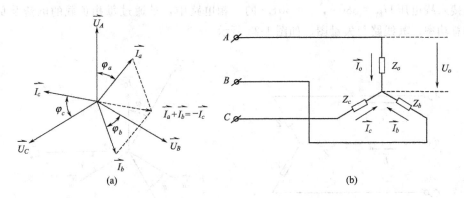

图 1-21　对称负载、星形联接时电压、电流矢量图

在三相三线制中，各相负载两端的电压仍为对称的相电压，其值为 $U_{相} = \dfrac{U_{线}}{\sqrt{3}}$，且 $I_{相} = I_{线}$。三相对称负载的电源总有功功率为：

$$P = 3P_{相} = 3U_{相}I_{相}\cos\varphi_{相} = \sqrt{3}U_{线}I_{线}\cos\varphi_{相} \qquad 1\text{-}21$$

星形联接的对称负载，如三相异步电动机等，皆采用三相三线制供电。

在图1-21中，当中线省去后，讨论三相负载中的电流是如何流通。三相电流的变化曲线，如图1-22(a) 所示。图1-22(b) 所示，t_1 时刻电流流通情况，i_a 和 i_b 都是正值，即电流均从端线流向负载，其大小各等于 $\dfrac{I_m}{2}$，为正的最大值的一半，而 i_c 等于 $-I_m$，为负的最大值，表示电流从负载流回端线，在此时刻，电流沿着两条回路流通。图1-22(c) 所示，t_2 时刻电流流通的情况，I_a 为负值，I_b 为正值，且两者的大小相等，而 i_0 为零，此时电流沿

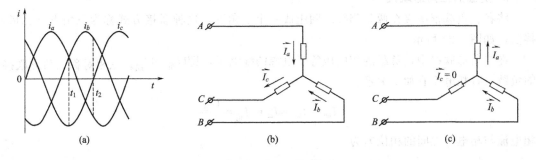

图 1-22　三相三线制中，各相瞬时电流的流通情况

着一条回路流通。

如三相星形连接负载不对称，则三个负载电流大小不等或相位不是互差120°，中线电流不为零。如果保持各相负载电压值不变，必须连接中线。在连接220V照明负载时，不应将灯泡集中接在某一相，而应尽量平均分开接在三个相上，力求对称。这样中线可以用截面较细的导线。

【例1-6】 有一星形连接的三相对称负载，已知各相电阻 $R_相=6\Omega$，电感 $L=25.5\mathrm{mH}$，现把它接入线电压 $U_线=380\mathrm{V}$，$f=50\mathrm{Hz}$ 的三相电路中，求通过每相负载的电流及负载所消耗的总功率。其线路与矢量图，如图1-23所示。

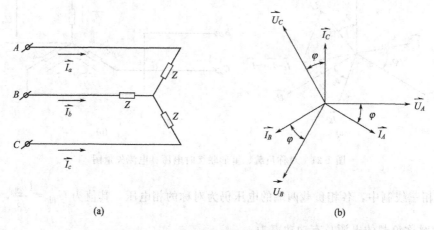

(a)　　　　　　　　　　　　　　(b)

图1-23　星形对称负载的电路图与矢量图

解：
$$U_相=\frac{U_线}{\sqrt{3}}=\frac{380}{\sqrt{3}}=220\mathrm{V}$$

$$I_相=I_a=I_b=I_c=\frac{U_相}{Z_相}=\frac{220}{\sqrt{6^2+(314\times25.5\times10^{-3})^2}}=\frac{220}{\sqrt{36+64}}=\frac{220}{10}=22\mathrm{A}$$

$$\cos\varphi_相=\frac{R_相}{Z_相}=\frac{6}{10}=0.6；\varphi_相=53°10'$$

$$P=\sqrt{3}U_线I_线\cos\varphi_相=\sqrt{3}\times380\times22\times0.6=8688\approx8.7\mathrm{kW}$$

2. 负载的三角形联接

将各相负载依次接在两条相线之间组成一个三角形，这种联接方式称为三角形（△形）接法，如图1-24所示。

在三角形联接中，负载的相电压等于电源的线电压，即 $U_相=U_线$。三相对称三角形联接的负载，各相电流有如下关系：

$$I_{ab}=I_{bc}=I_{ac}=I_相=\frac{U_相}{Z_相}$$

相电流与相电压之间的相位差为：

$$\varphi_{ab}=\varphi_{bc}=\varphi_{ca}=\varphi_相$$

$$\cos\varphi_{相}=\frac{U_{相}}{Z_{相}}$$

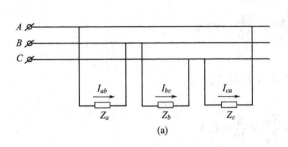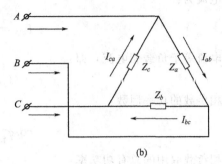

图 1-24 负载的三角形联接

各相电流与电压的矢量，如图 1-25 所示，从图上可见，线电流等于各相互负载相电流的矢量差，即：

$$\begin{cases} \vec{I}_A=\vec{I}_{ab}-\vec{I}_{ca} \\ \vec{I}_B=\vec{I}_{bc}-\vec{I}_{ab} \\ \vec{I}_C=\vec{I}_{ca}-\vec{I}_{bc} \end{cases}$$

由 A 相得出：

$$\frac{1}{2}I_A=I_{ab}\cos30°=\frac{\sqrt{3}}{2}I_{ab}$$

所以 $I_A=\sqrt{3}I_{ab}$

同样可得 B、C 两相的线电流为

$$I_B=\sqrt{3}I_{bc}\,;I_C=\sqrt{3}I_{ca}$$

因为电流的对称性，所以：

$$I_{线}=\sqrt{3}I_{相}$$

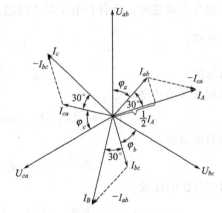

图 1-25 负载三角形联接时，
电压、电流矢量图

即电源的线电流等于负载相电流的 $\sqrt{3}$ 倍。三相负载消耗的总有功功率为：

$$P=3P_{相}=3U_{相}I_{相}\cos\varphi_{相}=\sqrt{3}U_{线}I_{线}\cos\varphi_{相} \qquad 1\text{-}22$$

因此，三相对称负载，不论是星形联接还是三角形联接，均可用式 1-22 计算电路功率。

【例 1-7】 有一三相对称电感性负载，其中 $R_{相}=6\Omega$，$X_{相}=8\Omega$，接在 $U_{线}=380\text{V}$ 的电源上。若负载作星形联接，计算相电流、线电流、三相总有功功率和总视在功率。如负载改为三角形联接，再计算上述各量，并比较两种接法的结果。

解：当负载作 Y 形连接时，每相阻抗为：

$$Z_{相}=\sqrt{R_{相}^2+X_{相}^2}=\sqrt{6^2+8^2}=10\Omega$$

相电压为：

$$U_{相Y} = \frac{U_{线}}{\sqrt{3}} = \frac{380}{\sqrt{3}} = 220\text{V}$$

相电流为：

$$I_{相Y} = \frac{U_{相Y}}{Z_{相}} = \frac{220}{10} = 22\text{A}$$

线电流等于负载相电流，即：

$$I_{线Y} = I_{相Y} = 22\text{A}$$

各相负载的功率因数：

$$\cos\varphi_{相} = \frac{R_{相}}{Z_{相}} = \frac{6}{10} = 0.6$$

三相负载取用的总有功功率：

$$P_Y = \sqrt{3}U_{线Y}I_{线Y}\cos\varphi_{相} = \sqrt{3} \times 380 \times 22 \times 0.6 = 8.7\text{kW}$$

总视在功率：

$$S_Y = \sqrt{3}U_{线Y}I_{线Y} = \sqrt{3} \times 380 \times 22 = 14.5\text{kVA}$$

负载作△联接时，负载相电压等于线电压，即：$U_{相△} = U_{线△} = 380\text{V}$

相电流：

$$I_{相△} = \frac{U_{相△}}{Z_{相}} = \frac{380}{10} = 38\text{A}$$

线电流：

$$I_{线△} = \sqrt{3}I_{相△} = \sqrt{3} \times 38 = 66\text{A}$$

三相总有功功率：

$$P_△ = \sqrt{3}U_{线△}I_{线△}\cos\varphi_{相} = \sqrt{3} \times 380 \times 66 \times 0.6 = 26.1\text{kW}$$

总视在功率：

$$S_△ = \sqrt{3}U_{线△}I_{线△} = \sqrt{3} \times 380 \times 66 = 43.5\text{kVA}$$

两种接法的比较：

$$\frac{U_{相Y}}{U_{相△}} = \frac{220}{380} = \frac{1}{\sqrt{3}} \qquad\qquad \frac{I_{线Y}}{I_{线△}} = \frac{22}{66} = \frac{1}{3}$$

$$\frac{P_Y}{P_△} = \frac{8.7}{26.1} = \frac{1}{3} \qquad\qquad \frac{S_Y}{S_△} = \frac{14.5}{43.5} = \frac{1}{3}$$

由此可见，当电源的线电压不变，△联接时负载取用的有功功率为 Y 联接时的三倍，相电流为 $\sqrt{3}$ 倍，线电流为 3 倍。

三相负载究竟应该接成 Y 形还是接成△形，应当根据每相负载的额定电压与电源线电压的大小而定。如果各相负载的额定电压等于电源线电压的 $\sqrt{3}$，则负载应接成 Y 形。如果各相负载的额定电压等于电源线电压，则负载应接成△形，连接错误会引起严重事故。如把应作 Y 连接的负载误接成△，则每相负载的相电压比其额定值升高 $\sqrt{3}$ 倍，线电流、功率要增大 3 倍，设备会烧坏；反之，若把应作△联接的负载误接成 Y，则负载的相电压仅为其额定值的 $\sqrt{3}$ 倍，功率、电流亦随之而减小，如是电动机便会产生转矩不足，有时也会引起严重事故。

但是，在某些场合可利用改变接法来为生产服务。例如三相异步电动机在起动时，把应作△连接的三相绕组改为 Y 接，可降低起动电流；起动结束后，再换成△接。又如在某些电炉设备上，利用改变接法来调节电炉功率。

在我国三相低压配电系统中，线电压为 380V。工农业上广泛使用的小型三相异步电动机，各相绕组的额定电压一般是 220V，所以此类负载正常工作时应作星形连接。目前新生产的 4kW 以上的三相异步电动机，各相绕组的额定电压已改为 380V，所以应作三角形联接。单相负载额定电压有 220V 的，如电灯、电扇、小电钻等；也有 380V 的，如电磁电、接触器、继电器等，应根据铭牌上的额定电压值，分别把这些负载接在相线与中线或相线与相线之间。单相交流电路可以看成是三相电路中的一相。

本 章 小 结

1. 电流的大小和方向都随时间按照一定规律变化的电源，称为交流电。
2. 交流电的相位、矢量表示与有效值的概念。
3. 最大值、频率和初相是确定正弦交流电变化的三个要素。

对于正弦交流电，电压的有效值与最大值之间的关系是：

$$E = \frac{E_m}{\sqrt{2}} ; U = \frac{U_m}{\sqrt{2}}$$

4. 交流电路

电阻电路：
$$I_R = \frac{U_R}{R}$$

电感电路：
$$X_L = \omega L = 2\pi f L$$

$$I = \frac{U_L}{X_L}$$

这里电压的相位超前于电流的相位 $\frac{\pi}{2}$（即 90°）。

电容电路：
$$X_C = \frac{1}{2\pi f C}$$

$$I = \frac{U_C}{X_C}$$

这里电流的相位超前于电压的相位 $\frac{\pi}{2}$（即 90°）。

无功功率：
$$Q_L = U_L I = I^2 X_L = \frac{U^2 L}{X_L}$$

电阻、电感串联电路：
$$U = \sqrt{U_R^2 + U_L^2} = \sqrt{(IR)^2 + (IX_L)^2} = I \sqrt{R^2 + X_L^2}$$

$$I = \frac{U}{Z}$$

$$\cos\varphi = \frac{U_R}{U} = \frac{R}{Z}$$

或 $$\mathrm{tg}\varphi = \frac{U_L}{U_R} = \frac{X_L}{R}$$

$$P = S\cos\varphi$$

$$Q = S\sin\varphi$$

电容电路： $$i = \frac{\Delta q}{\Delta t} = C\frac{\Delta U_C}{\Delta t}$$

$$X_C = \frac{1}{2\pi fC}$$

$$I = \frac{U_C}{X_C}$$

$$Q_C = U_C I = I^2 X_C = \frac{U_C^2}{X_C}$$

电阻、电感与电容串联电路：

$$U = \sqrt{U_R^2 + (U_L - U_C)^2} = I\sqrt{R^2 + (X_L - X_C)^2}$$

或 $$I = \frac{U}{\sqrt{R^2 + (X_L - X_C)}} = \frac{U}{Z} \quad (Z = \sqrt{R^2 + (X_L - X_C)^2})$$

$$\mathrm{tg}\varphi = \frac{U_L - U_C}{U_R} = \frac{X_L - X_C}{R}$$

5. 三相交流电每相的电势大小相等，相位互差 120°。以 A 相电势 E_A 为基准，B 相电势 E_B 滞后 E_A 为 120°，C 相电势 E_C 滞后 E_B 为 120°、滞后 E_A 为 240°，也可以看成超前 E_A 为 120°。$A_相 \rightarrow B_相 \rightarrow C_相 \rightarrow A_相$ 的次序称为**正相序**，$A_相 \rightarrow C_相 \rightarrow B_相 \rightarrow A_相$ 的次序称为**反相序**（逆相序）。正相序是从超前相到滞后相的方向，而反相序是从滞后相到超前相的方向。

6. 负载的联接

负载的星形联接：$I_A = I_a$；$I_B = I_b$；$I_C = I_c$。

$$I_a = \frac{U_a}{Z_a}; I_b = \frac{U_B}{Z_b}; I_c = \frac{U_C}{Z_c}$$

中线电流等于各相电流的矢量和。

$$\cos\varphi_a = \frac{R_a}{Z_a}; \cos\varphi_b = \frac{R_b}{Z_b}; \cos\varphi_c = \frac{R_c}{Z_c}$$

$$P_a = U_A I_a \cos\varphi_a; P_b = U_B I_b \cos\varphi_b; P_c = U_C I_c \cos\varphi_c$$

三相电路的总功率为：$P = P_a + P_b + P_c$。

负载的三角形联接： $$I_{ab} = I_{bc} = I_{ac} = I_相 = \frac{U_相}{Z_相}$$

$$\varphi_{ab} = \varphi_{bx} = \varphi_{ca} = \varphi_相$$

$$I_线 = \sqrt{3} I_相$$

$$P = 3P_相 = 3U_相 I_相 \cos\varphi_相 = \sqrt{3} U_线 I_线 \cos\varphi_相$$

例如各种医疗设备中的电机，生产中使用的各种泵、鼓风机、压缩机、大部分机床及其他设备，都宜采用三相鼠笼式电动机来拖动。

随着电子技术的发展，与三相异步电动机配用的变频设备的研制取得了成功，并已形成正式产品，从而拓宽了普通鼠笼式电动机的应用范围。

三相异步电动机主要由定子（固定部分）和转子（转动部分）两大部分组成，如图 2-3a 所示。定子铁芯是由沿内圆周线槽装有 0.5mm 厚的硅钢片叠加到一定长度而制成。圆筒形的定子铁芯压装在铸钢的机壳内。定子铁芯的线槽中，嵌放着空间对称分布的三相绕组，六个出线端连接在接线盒的端钮上，如图 2-3b 所示，其中 U_1、V_1、W_1 为三相绕组的首端；U_2、V_2、W_2 则为其末端，但必须指出，首末端是相对而言的。

转子铁芯是由沿外圆周线槽装有的硅钢片叠加到一定长度而制成，如图 2-3a 所示，并压装在轴上。转子绕组分为鼠笼式和绕线式两种。

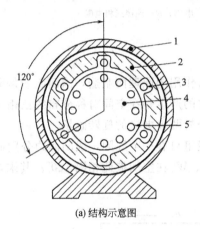
(a) 结构示意图

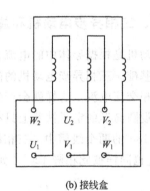
(b) 接线盒

图 2-3　三相异步电动机

1—机座；2—定子铁芯；3—定子绕组；4—转子铁芯；5—转子绕组

目前中小型电动机的鼠笼转子绕组是把熔融状态的铝液直接压铸入转子铁芯的线槽中而成，两侧的端环连同小风叶一起被铸出，两侧的端环把线槽中的铝条连接成闭合回路，如图 2-4 所示，图中只画出了鼠笼转子绕组。

线绕式转子绕组和定子铁芯上的三相绕组一样。在转子铁芯的线槽中，嵌放着空间对称分布的三相绕组，三个末端按星形联接在一起。三个首端分别与三个铜质滑环相连接。

定子和转子铁芯之间留有气隙。在保证转子自由转动的情况下，气隙越小越好。滑环固定在转轴上，并与转轴绝缘。固定在定子上的电刷被弹簧压在滑环上，保持良好的滑动接触。转子绕组通过滑环、电刷和外接三相电阻构成闭合回路，如图 2-5

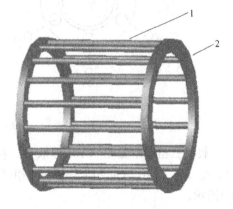

图 2-4　鼠笼转子绕组

1—铝条；2—端环

所示。

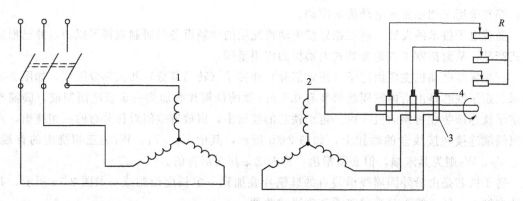

图 2-5　绕线式转子结构示意图

1—定子绕组；2—转子绕组；3—滑环；4—电刷；R—外接三相电阻

二、三相异步电动机和旋转磁场

电动机是根据导体中的电流在磁场中受到电磁力作用的原理而制造，因而磁场是电动机的工作基础。三相异步电动机的磁场是旋转磁场，它的产生是在空间对称分布的三相绕组中通入三相交流电流，这样就会产生旋转磁场，下面分析两极电机的旋转磁场。

假设圆筒形的定子铁芯上只有六个线槽，每相绕组只有一个线圈，线圈两边分别嵌在空间相差 $180°$ 的两个线槽中。三相绕组的首端 U_1、V_1、W_1 在空间彼此相隔 $120°$；其末端 U_2、V_2、W_2 也同样彼此相隔 $120°$，如图 2-6a 所示

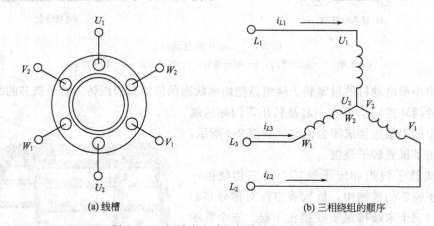

(a) 线槽　　　　　　　　　　　(b) 三相绕组的顺序

图 2-6　三相异步电动机的线槽与三相绕组

假设三相绕组是星（Y）形联接。接上三相电源时，绕组中便有电流 $i_{L_1} = i_{L_2} = i_{L_3}$ 通过。i_{L_1}、i_{L_2}、i_{L_3} 的正方向及通往三相绕组的顺序，即相序，如图 2-6b 所示，其波形图如图 2-7所示。

为了说明旋转磁场产生的原理，首先要找出三相电流在一个周期时间内的不同时刻通过三相绕组的实际方向和大小，然后按右手螺旋法则画出它们共同产生磁场的磁力线方向和在

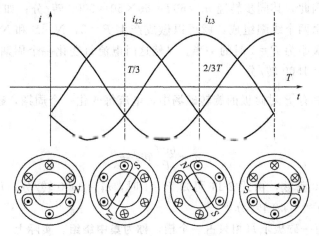

图 2-7 三相电流的波形及旋转磁场

定子铁芯上产生磁极的极性，最后进行分析归纳，便可得出正确的结论。

例如，$t=0$ 时，$i_{L_1}=I_m$ 且为正值，实际方向与正方向一致，电流 i_{L_1} 从首端 U_1 流入，用符号"×"来表示；从末端 U_2 流出用符号"·"来表示。$i_{L_2}=i_{L_3}=\dfrac{I_m}{2}$ 且为负值，实际方向与正方向相反，电流 i_{L_2} 和 i_{L_3} 分别从末端 V_2 和 W_2 流入，从首端 V_1 和 W_1 流出。根据右手螺旋法则，合磁场磁力线的方向，如图 2-7 中 $t=0$ 时所示，N 和 S 极是定子铁芯内表面表现出来的磁极的极性，磁力线从定子铁芯的 N 极出来进入 S 极。

同理，可画出 $t=\dfrac{1}{3}T$，$t=\dfrac{2}{3}T$ 及 $t=T$ 时的合磁场及其极性，如图 2-7 所示。对上述四个时刻的磁场图形进行分析比较，可以得出以下结论。

1. 旋转磁场及其转向

由图 2-7 可以看出，磁场随着三相电流的变化而旋转。从而可以得出：在空间对称分布的三相绕组中通三相交流电流就会产生旋转磁场的结论。

由图 2-7 还可以看出，旋转磁场是按照顺时针方向旋转，其转向恰与三相绕组中电流最大值出现的顺序相一致。因此，可以得出结论：旋转磁场的转向是与通入三相绕组中的电流的相序一致。

如果把三相电源接到三相绕组上的任意两根对调，例如把 L_2 和 L_3 对调，如图 2-8 所示。

这时通入三相绕组中的电流的相序变为 $(U_1-U_2)\rightarrow$ $(W_1-W_2)\rightarrow(V_1-V_2)$。通过分析不难得出，旋转磁场的转向将按逆时针方向旋转。

2. 旋转磁场的转速

旋转磁场的转速称为同步转速或同期转速。相邻两磁极间的距离称为极距。由图 2-7 可知，电流每变化一个周期磁场就要转过两个极距。对于磁极对数 $P=1$ 的两极

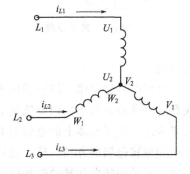

图 2-8 L_2 和 L_3 对调

磁场，恰为一转。因此，其同步转速 $n_s＝60f＝60×50＝3000$ 转/分；如果定子铁芯上有 12 个线槽，每相绕组由两个线圈组成，就可以做成产生 $P＝2$，N、S 和 N、S 相互交替的四个极的旋转磁场，极距为 $P＝1$ 时的一半。显然这时电流每变化一个周期磁场就只能转过半转，其同步转速 $n_s＝1500$ 转/分。

依次类推，在具有 P 对磁极的旋转磁场中，电流每变化一个周期，磁场就要转过 $\frac{T}{3}$ 转，故同步转速应为：

$$n_s＝\frac{60f}{P} 转/分 \qquad\qquad 2-11$$

我国工频 $f＝50$ 赫兹，由式 2-11 可知 $P＝1$ 时，$n_s＝3000$ 转/分；$P＝2$ 时，$n_s＝1500$ 转/分；$P＝3$ 时，$n_s＝1000$ 转/分等。

在图 2-7 中，每一磁极下每相只占一个槽，称为**集中绕组**。实际上，每一磁极下每相占有好几个槽，称为分布绕组。分布绕组只是提高了定子铁芯利用程度，改善了电机性能，其产生旋转磁场的基本原理是一样的。

三、三相异步电动机的转动原理

三相异步电动机是利用转子线槽中的载流导体，在旋转磁场中受到电磁力的作用来使转子转动的。在鼠笼转子中，载流导体是铝条；在线绕转子中，载流导体是铜导线，统称为**转子导体**。

三相异步电动机的旋转磁场，转子导体中的感应电动势和电流及转子导体所受电磁力的情况，如图 2-9 所示。假设旋转磁场以同步转速 n_s 顺时针方向旋转并切割转子导体，在转子导体中产生的感应电动势的方向由右手定则来确定，应当注意在使用右手定则时，应使磁力线穿过手掌心，大拇指的指向应是转子导体相对于旋转磁场的运动方向，其余四指的指向就是感应电动势的方向。在 N 极下面感应电动势的方向由里向外，用符号"·"来表示；在 S 极下面则由外向里，用符号"×"来表示，如图 2-9 所示。

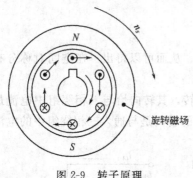

图 2-9　转子原理

在电动势的作用下，转子导体中就会有电流流过。假定转子导体中的电流与感应电动势同相（电机运行时它们基本同相），则感应电动势的方向，也就是电流的方向。

根据电磁力定律，转子导体将受到电磁力的作用，其方向由左手定则确定。即应使磁力线穿过手掌心，四指指向电流的方向，则大拇指的指向就是电磁力的方向，在图 2-9 中用箭头来表示。转子导体上的电磁力对转轴产生力矩，它们的合力矩称为**电磁转矩**。电磁转矩的方向和旋转磁场的方向一样，是顺时针的，它使转子也按顺时针方向，以转速 n 旋转。由此可知，转子的转向和转动磁场的转向是一致的。

转子的转速 n 总是低于同步转速 n_s。因为如果两者相等的话，转子导体对旋转磁场就没有相对运动，也就不会产生感应电动势、电流和电磁转矩。这时，转子必然要减速，即当 $n < n_s$ 时，这样旋转磁场才能切割转子导体，从而产生感应电动势、电流和电磁转矩，使转子旋转。由此可见，转子的转速 n 低于或异于同步转速 n_s 是保证转子带负载旋转的必要条件，因此，这种电动机称为**异步电动机**。还由于转子导体中的电动势和电流是利用电磁感应原理产生的，故异步电机又称为**感应电动机**。

四、三相异步电动机的机械特性

电动机是用电磁转矩来实现转动的，而电磁转矩的大小和转速有关。转速 n 和电磁转矩 T 的关系，即 $n = f(T)$ 称为**电动机的机械特性**。了解机械特性对于正确使用电动机是很重要的。根据转子载流导体在旋转磁场中受电磁力作用的原理，进一步推导，可以证明，电磁转矩 T 应与旋转磁场的磁通量 Φ 和转子导体中的电流有效值 I_2 及其功率因数 $\cos\varphi_2$ 的乘积成正比，则有：

$$T = C_m \Phi I_2 \cos\varphi_2 \qquad \text{2-12}$$

式 2-12 中 C_m 是与电机结构有关的常数。

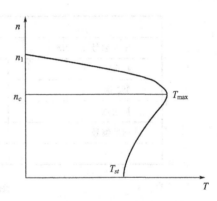

理论和实践可以证明，当电动机绕组施加额定电压时，机械特性 $n = f(T)$ 的曲线，如图 2-10 所示。$n = 0$ 时，即电动机通电后刚起动的瞬间或转子被堵转时，$T = T_{st}$，称为起动转矩或堵转转矩。它是电机本身的特性，与负载无关，负载转矩大于它时，电机就转不起来。$n = n_c$（T_{max} 对应的转速）时，$T = T_{max}$，称为最大转矩，它也是电机本身的特性，负载转矩增大超过它时电机就迅速停转。

图 2-10 机械特性曲线

电动机的转速由 n_1（近于同步转速）到 n_c，转速变化不大，称为硬特性。转子导体与旋转磁场的切割速度很低，感应电动势的频率很低（空转时，近于零），电路可视为电阻性，$\cos\varphi_2 \approx 1$，故：

$$T \approx C_m \Phi I_2 \qquad \text{2-13}$$

电动机的转速由 n_c 到零这一区间，随着转速的下降，转子切割旋转磁场的速度增大，电流 I_2 增大。但电磁转矩不但不增大反而减小，这是由于感应电动势的频率增大、感抗增大，致使 $\cos\varphi_2$ 很低，由式 2-12 可知，它除抵消了 I_2 使 T 增大的作用外，还进一步使 T 减小。由于用电负荷的变化，电网电压往往会波动。电压的变化对电动机的机械特性有一定的影响，和变压器一样，旋转磁场的磁通量 Φ 与定子绕组上的相电压 U_p 成正比，即：

$$\Phi \propto U_p \qquad \text{2-14}$$

转子导体中的感应电动势：

$$E_2 \propto \Phi \propto U_p \qquad \text{2-15}$$

转子导体中的电流

$$I_2 \propto E_2 \propto \Phi U_p \qquad \text{2-16}$$

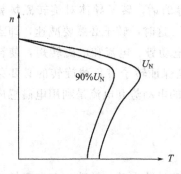

图 2-11 电压对电动机
机械特性的影响

将式 2-14 及式 2-16 的情况，应用到式 2-12 中，就有

$$T \propto U_p^2 \qquad 2\text{-}17$$

式 2-17 说明，电磁转矩对电压很敏感，当电网电压降低时，将引起电磁转矩 T 剧烈下降，这是它一个不可忽视的弱点。例如，定子绕组上的电压下降 10% 时，其电磁转矩为额定时的 $(0.9\% U_p / U_p)^2 = 0.81$，如图 2-11 所示。

五、三相异步电动机的铭牌和技术数据

电动机外壳上都有一块铭牌，锤印着电机的基本性能数据，以便正确使用它。图 2-12 是个实例。除铭牌外有时还需知道一些其他数据。电机的技术数据，如表 2-1 所示。同铭牌相比，多出了效率、功率因数、温升、堵转电流倍数、堵转转矩和最大转矩倍数等项。

三相异步电动机			
型号编号 Y112M-4	编　　　号		
4 千瓦	8.8 安		
380 伏	1440 转/分		LW 82 分贝
接法△	防护等级	50 赫兹	45 千克
标准编号	工作制 S1	B 级绝缘	85 年 8 月
××××电机厂			

图 2-12 电动机铭牌

表 2-1　　　　　　　　　　　　　　　　　**电动机技术数据**

型　号	满载数据转矩								堵转电流	堵转转矩	最大转矩
	功率(千瓦)	电压(伏)	接法	转速(转/分)	电流(安)	功率因数	效率(%)	温升(℃)	额定电流	额定转矩	额定转矩
Y-112M-4	4	380	△	1440	8.8	84.5	0.82	80	7	2.2	2.2

现将铭牌和技术数据简介如下：

1. 型号

电机型号是电机类型、规格等的代号。Y-112M-4 型号的意义为：“Y”表示异步电动机，“112”表示中心高度为 112mm，“M”表示中等长度机座（长机座用“L”，短机座用“S”），“4”表示四极。又如：YR115-6 是绕线式异步电动机型号，“YR”表示绕线式异步电动机，“11”表示 11 号机座，“5”表示 5 号铁芯，“6”表示六极。此外还有应用于其他的特殊环境或工作条件的三相异步电动机。

2. 电压及接法

三相异步电动机空载时，相当于一个含铁芯的交流电感电路。额定电压是一个重要的额

定值。它是在该种接法的条件下，所应接到三相电源的工频线电压值。

Y 系列电机 4kW 以上的为 380V，三角形（△）联接，因而每相绕组的额定电压亦为 380V；4kW 以下的为 220V，星形（Y）联接，显然，每相绕组的额定电压为 220V。必须保证每相绕组承受额定电压，电动机才能正常运行。如三角形联接电机错成星形联接时，每相绕组承受电压为 220V，远低于绕组的额定电压，电机将出力不足；反之，如星形联接电机错接成三角形联接时，则每相绕组承受的电压为 380V，远高于其额定电压，电机铁芯的磁路过饱和，其铁损为额定时的三倍，空载电流也剧增，绕组过热，电机将烧毁。

电机三相绕组的六根引出线已正确地连接在接线盒中的端钮上。可根据电源电压及铭牌上规定的接法，很方便地进行三角形（△）联接或星形（Y）联接，如图 2-13 所示。

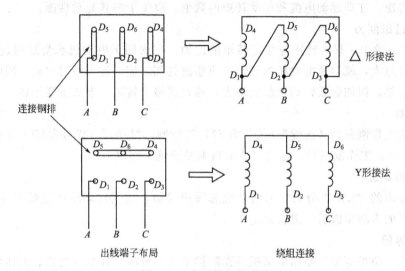

图 2-13　定子绕组的联接

3. 额定功率 P_N

铭牌上给出的功率是指电动机在额定电压下运行时，允许转子轴上长期对外输出的机械功率值，称为额定功率，单位为千瓦。

4. 满载数据

电动机的转速、电流、功率因数、效率及温升等，都是受定子绕组上的电压和轴上输出的机械功率制约的。当电动机定子绕组上施加额定电压，轴上输出额定（机械）功率时，电动机工作在满载状态，这时它的转速、线电流、相功率因数、效率及温升达到的数值 n_N、I_N、$\cos\Phi_N$、η_N 及 t_N 均称为满载数据，也可以称为额定值。

电动机满载运行时从电网吸取的电功率 P_1 用式 2-18 或式 2-19 来计算。

$$P_1 = \sqrt{3}U_N\cos\Phi_N \tag{2-18}$$

$$P_1 = P_N / \eta_N \tag{2-19}$$

温升是指电动机在运行中，由于绕组中的铜损耗、铁芯中的铁损耗等产生的热量，使定子绕组的温度高出周围环境温度的数值。电动机工作时有温升是正常的，如高出其额定温升，绕组的绝缘材料就可能超过其使用温度的允许值，使绝缘老化甚至损坏。

额定温升，也称为**容许温升**。它与绝缘材料的耐热等级和环境的最高温度有关。绝缘材料的耐热等级分为 A、E、B、F、H 五种，H 级允许的使用温度最高。周围环境的最高温度按 $40℃$ 来考虑。Y 系列电机绝缘为 B 级，容许温升为 $80℃$，最高使用温度 $80℃+40℃=120℃$。额定转矩 T_N，电动机满载运行时轴上输出的转矩称为**额定转矩**。可由式 2-20 来计算。

$$T_N = 9550\,\frac{P_N(千瓦)}{n_N(转/分)}牛顿·米 \qquad\qquad 2\text{-}20$$

5. 起动数据

表 2-1 中给出了堵转电流与额定电流、堵转转矩与额定转矩的比值，从而可计算出堵转电流和堵转转矩，亦即起动电流和起动转矩的数值，以便了解其起动性能。

6. 短时过载能力

表 2-1 中还给出了最大转矩与额定转矩的比值，它表明了电动机承受短时过载的能力。负载转矩短时过大，就会使电动机的输出转矩超过其额定值，称为短时过载。因时间短，电机一般不会过热，但如负载转矩增加的很大，超过其最大转矩，电机就要停转。

7. 工作制

电动机的工作制分为"连续"（代号为 S1）工作制，"短时"（代号为 S2）工作制和"断续"（代号为 S3）工作制三种。绝大多数电机都是连续工作制。

8. 总噪声等级

铭牌上标出的"LW82分贝"为电动机总噪声等级，表明对环境产生噪声污染的程度，以声级计测得的声功率级后，进行标定。

9. 防护等级

铭牌上的"防护等级"是指电动机外壳防护形式的分级，详见《电机、低压电器外壳防护等级》（国家标准 GB1498—79）。Y 系列电动机的防护形式为封闭式。

第三节　三相异步电动机的使用

一、三相异步电动机的起动

电动机与电源接通后，由静止到转速到达稳定的过程称为起动。起动瞬间，定子绕组的线电流称为**起动电流**或**堵转电流**。起动电流和起动转矩是衡量起动性能的重要指标。

1. 满压起动

满压起动就是电动机定子绕组上直接施加额定电压的起动，也称为直接起动。Y 系列电机的起动电流为额定电流的 $5.5\sim7$ 倍，起动转矩为额定转矩的 $1.4\sim2.2$ 倍，因电机的型号而异。

满压起动时，起动电流很大（相当于变压器副边短路），但对电机本身并没有多少危害，因为起动转矩也相对较大，加速快，起动持续时间短，并且随着转速的升高，电流也逐步下降到与负载相应的数值。但是，这么大的起动电流，将在变压器和输电线上产生很大压降，使电网电压降低，甚至影响其他电气设备的正常运行。变压器的容量越小，影响也就越大。

一般规定，经常起动的电动机的功率应不大于变压器的 20%；不经常起动的应不大于变压器容量的 30%。工矿企业变压器的容量一般都很大，因而 10kW 以下的电机通常都可以满压起动，满压起动的特点是起动电流大，但起动转矩也大，起动时间短。

【例 2-1】 已知：Y-112M-4 电动机的 $P_N = 4kW$，$I_N = 8.8A$。求电动机的起动电流和起动转矩。

解： 由技术数据查得，$I_{st}/I_N = 7$，$T_{st}/T_N = 2.2$

则

$$I_{st} = 7I_N = 7 \times 8.8 = 61.6A$$

$$T_N = 9550 \times \frac{P_N}{n_N} = 9550 \times \frac{4}{1440} = 26.5N \cdot m$$

$$T_{st} = 2.2T_N = 58.3N \cdot m$$

2. 减压起动

当变压器的容量不允许电动机满压起动时，就应当采用降低加到电动机上的电压的方法进行起动，以减小起动电流，称为**减压起动**。

（1）星三角起动

4kW 以上的 Y 系列电动机，都是 380V 角（△）接的，每组的额定电压为 380V。起动时，先把绕组星形联接，这时每相绕组电压为 220V，故为**减压起动**。待转速接近稳定值时，迅速将绕组转换为三角形联接，所以称为**星三角起动**。

下面对星形联接减压起动和三角形联接满压起动时，起动电流和起动转矩进行比较。设电动机每组绕组的起动阻抗为 Z_{st}，则

Y 接减压起动的起动电流：

$$I_{Yst} = \frac{\dfrac{U_N}{\sqrt{3}}}{Z_{st}} \qquad\qquad 2\text{-}21$$

△接满压起动的起动电流：

$$I_{\triangle st} = \sqrt{3}\frac{U_N}{Z_{st}} \qquad\qquad 2\text{-}22$$

式 2-21 与式 2-22 之比得

$$\frac{I_{Yst}}{I_{\triangle st}} = \frac{1}{3} \qquad\qquad 2\text{-}23$$

即 Y 接减压起动电流为△接满压起动电流的 1/3，由于电磁转矩与每组绕组电压的平方成正比，其起动转矩之比为：

$$\frac{I_{Yst}}{I_{\triangle st}} = \frac{(U_N/\sqrt{3})^2}{U_N^2} = \frac{1}{3} \qquad\qquad 2\text{-}24$$

即 Y 接减压起动转矩也为△接满压起动转矩的 $\dfrac{1}{3}$。

【例 2-2】 试计算 Y-112M-4 电机星三角起动时的起动电流和起动转矩。

解：
$$I_{Y_{st}} = \frac{1}{3} I_{\triangle_{st}} = \frac{1}{3} \times 61.6 = 20.5 \text{A}$$

$$T_{Y_{st}} = \frac{1}{3} T_{\triangle_{st}} = \frac{1}{3} \times 58.3 = 19.4 \text{N} \cdot \text{m}$$

（2）补偿器减压起动

所谓补偿器就是三相自耦变压器，它的输入电压为 380V，用二种抽头进行输出：一种是 65％，输出电压为 65％×380＝247V；一种是 80％，输出电压为 80％×380＝340V。起动时把电动机绕组接到补偿器的输出端，待电动机转起来后，立即把电动机绕组直接接到三相电源上，同时使补偿器与电源脱开，则起动完毕。

当用补偿器的 65％抽头时，起动电流和起动转矩略高于星三角起动的情况；用 80％抽头时，起动电流和起动转矩为满压起动时的 64％。

电动机功率越大，转子的转动惯量越大；极数越少，转速越高，起动转矩也相对的小，起动比较困难，宜采用补偿器起动，应根据实际情况来选用补偿器抽头。

减压起动虽然减少了起动电流，但同时也降低了起动转矩，使起动时间拖长，因此只适用于空载起动和轻载起动的情况。

二、三相异步电动机的运行

1. 空载运行

电动机轴上不施加负载时，输出机械功率 $P_2 = 0$，称为空载运行。这时电动机的电磁转矩 $T = 0$，转子电流 $I_2 \approx 0$，转速 n 接近于同步转速 n_s，定子线电流 $I_1 = I_{10}$ 为空载电流。空载时电流用于建立旋转磁场，因而空载功率因数很低，$\cos\varphi_{10}$ 的值为 0.2～0.3。空载电流约占额定电流的 30％～60％。由此可见，让电机空载是对电能的极大浪费。

2. 负载运行

电动机轴上施加负载时，输出机械功率，称为**负载运行**。负载转矩增大时，电动机转速降低，使转子导体与旋转磁场的切割速度增大，感应电动势 E_2 和电流 I_2 增大，电磁转矩 $T = C_m \Phi I_2$ 因而增大，最后在降低了的转速下电磁转矩 T 与负载转矩达到新的平衡；反之亦然。由此可见，异步电动机具有自动适应负载变化的能力。

电动机定子电流 I_1 和转子电流 I_2 的关系与变压器原、副边电流的关系一样。负载增大时，I_2 增大，I_1 亦增大；负载减小时，I_2 减小，I_1 亦减小。定子电流 I_1 与输出功率 P_2 关系，如图 2-14 中的曲线所示。通常 $P_2 < P_N$，$I_1 < I_N$。当 $P_2 > P_N$ 时，$I_1 > I_N$ 称为**过载**。绝不允许长期过载，否则电机就会因为过热而损坏。

我们知道，电动机的寿命决定于绝缘材料是否超过其容许使用温度。因而不论什么原因，只要有一相绕组中的相电流超过其额定值，都称为**过载**。

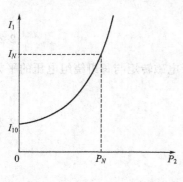

图 2-14 $I_1 = f(P_2)$ 曲线

电源电压过低是使电动机过载的另一个原因。由于电动机的机械特性很硬，电压降低时其转速变化不大，输出功率基本不变，因而其输入功率也基本不变，设 U_1、I_1 为原来的电压和电流，U_1'、I_1' 为电压降低后的电压和电流，则：

$$\sqrt{3}U_1'I_1'\cos\varphi_1 = \sqrt{3}U_1I_1\cos\varphi_1$$

式中 $\cos\varphi_1$ 功率因数基本不变，而有

$$I_1' = \frac{U_1}{U_1'} = I_1 \qquad\qquad 2\text{-}25$$

由式 2-25 可知，当电流 I_1' 增大，有可能使电动机过载。

3. 单相故障运行

电动机在运行当中突然有一相断开（多为熔断器的熔体熔断），电动机仍会继续旋转，这时两根相线只有一个电压，故称为单相故障运行。设 I_1' 为单相故障运行的电流，而有：

$$U_1'I_1'\cos\varphi_1 = \sqrt{3}U_1I_1\cos\varphi_1$$

显然

$$I_1' = \sqrt{3}I_1 \qquad\qquad 2\text{-}26$$

由式 2-26 可得，单相运行时的故障电流是正常运行时的 $\sqrt{3}$ 倍，从而使电机有可能过载。应当特别强调指出，这是烧毁电机的最主要的原因。

三、三相异步电动机的反转

由转动原理可知，电机的转向与旋转磁场的转向是一致的，因而只要对调任意两根电源线，改变旋转磁场的转向就可以实现反转。

四、三相异步电动机的调速

在保持负载不变的条件下，用人为的办法来改变电动机的转速，称为调速。由式 2-11 可知，$n_s = \dfrac{60f}{P}$ 转/分，显然改变电源频率 f 或改变磁极对数 P，都可以改变同步转速 n_s 来达到调速的目的。

1. 普通三相鼠笼式异步电动机的调速

普通三相鼠笼式异步电动机可以用变频设备来实现调速。变频设备的频率可在 5Hz 到 50Hz 的范围内调节，因而电动机的调速范围可达 1～10 倍。但变频设备结构复杂，价格很贵，操作、维修很不方便。此外，会使电网电压的波形发生畸变，并对周围产生无线电干扰，因此，只在特殊情况下采用。

2. 多速异步电动机的调速

多速异步电动机是用改变磁极对数的方法来实现有级调速。JD O$_2$ 系列多速异步电动机有双速，也有三速。例如，双速异步电动机的同步转速可由 3000 转/分变为 1500 转/分，故称为有级调速。

3. 绕线式异步电动机的调速

理论分析可以证明，绕线式异步电动机转子回路串入外接三相电阻 R，就可以改变电动机的机械特性。不同 R 值有不同的机械特性曲线，如图 2-15 所示，其最大转矩不变且与 R 的阻值无关。图中 $R_3 > R_2 > R_1 > 0$。电动机工作时，电磁转矩 T 与负载转矩 T_F 是平衡的，

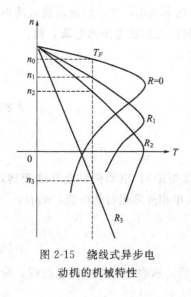

图 2-15　绕线式异步电动机的机械特性

因而电动机的机械特性曲线和负载转矩 T_F 机械特性曲线的交点所对应的转速，就是电动机稳定运行时的转速。显然，改变电阻 R 的值，就可以进行调速甚至使电动机反转。

起重设备多采用绕线式异步电动机。绕线式异步电动机可以用转子回路串电阻的方法来起动，以减少起动电流，并可得到等于最大转矩的起动转矩。

4. 电磁调速异步电动机的调速

电磁调速异步电动机，也称为滑差电机。它是由普通三相鼠笼式异步电动机、电磁转差离合器和电子控制器三部分组成。鼠笼电动机通过转差离合器来带动负载，通过电子控制器来调节电磁转差离合器中磁极的励磁电流，并可在较广范围内进行无级调速。它的调速比通常有 20：1、10：1 和 3：1 等几种。电磁调速异步电动机的优点是结构简单，运行可靠，使用和维修方便，其缺点是能耗较大，转速的稳定性较差。适用于制药、化工、造纸、塑料和食品等工业动力设备调速的要求。

第四节　单相异步电动机

一、单相异步电动机概述

一些小功率电动机，如日常生活中的电冰箱、电风扇、洗衣机等所使用的电动机多为单相异步电动机。它的转子也是鼠笼式的。当定子上只有一相绕组通电时，如图 2-16a 所示，电流产生的磁场在其轴线方向上只有大小和方向的变化，并不旋转，称为**脉动磁场**。理论分析可以证明，脉动磁场可以分解为两个以同步转速 n 沿反方向旋转的旋转磁场，如图 2-16b 所示，其磁通量的最大值为脉动磁场最大值的一半。

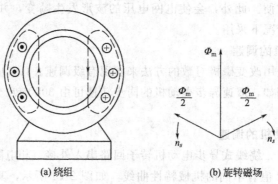

(a) 绕组　　　　　　　(b) 旋转磁场

图 2-16　单相异步电动机

起动时，鼠笼转子与这两个旋转磁场的切割速度相同，因此不会产生起动转矩。如鼠笼转子沿顺时针方向有一个初速，它与顺时针方向旋转磁场相互作用，所产生的电磁转矩要大于它与逆时针方向旋转磁场产生的转矩，因此电机将沿顺时针方向旋转，反之亦然。这也是三相异步电动机单相故障运行时，为什么会继续旋转的原因。为了能使单相电动机产生起动转矩，人们常采用分相和罩极等办法来解决。

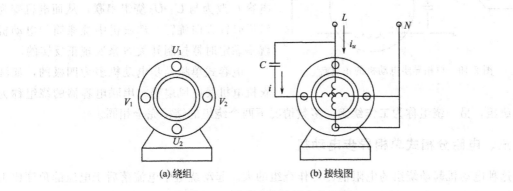

(a) 绕组   (b) 接线图

图 2-17 电容分相式异步电动机

二、电容分相式单相异步电动机

这种电机的绕组结构示意图和接线图，如图 2-17 所示。定子铁芯上有两个绕组 U_1-U_2 和 V_1-V_2，它们在空间上相隔 90°。V_1-V_2 绕组与电容 C 串联后，和 U_1-U_2 绕组一起并接在单相电源上。V_1-V_2 绕组中的电流 i_V 为 90°，如图 2-18 所示。这样分相得到的两相电流分别通过在空间上相隔 90° 的两个绕组，也会产生旋转磁场，其不同瞬时的磁场在空间分布如图 2-18 所示，分析方法与三相时相同。在此旋转磁场的作用下，鼠笼转子上就会产生起动转矩，并沿顺时针方向旋转。

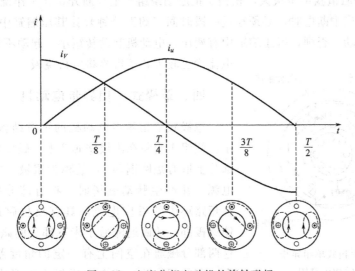

图 2-18 电容分相电动机的旋转磁场

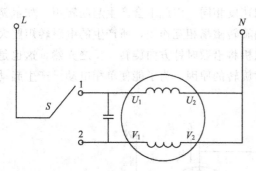

图 2-19　单相异步电动机的正反转

这种单相异步电动机的正反转是靠掉换电容器的两端与电源的接线来实现的，如图 2-19 所示。当开关 S 把"1"端与电源接通时，与图 2-17b 的接线相同，电机沿顺时针方向旋转；当开关 S 掉换到把"2"端与电源接通时，电容 C 改为与 U_1-U_2 绕组串联，从而电机变为沿逆时针方向旋转。洗衣机中洗涤筒的电动机就是靠定时器控制开关 S 来实现正反转的。

电容式单相异步电动机多为四极的，如洗衣机电机及电风扇等。串联电容器的绕组称为**起动绕组**，另一绕组称为**工作绕组**。多数情况下两个绕组的结构完全相同。

三、电阻分相式单相异步电动机

这种电动机起动绕组的电阻值比工作绕组的大。起动绕组中电流落后于电压的角度比工作绕组中的小，因而这两个电流间有一定的相位差，从而产生一定程度的旋转磁场，使电动机产生起动转矩。这种电动机起动转矩不大，宜于空载起动。

家用电动压缩式电冰箱常采用这种电动机起动绕组与 PTC 起动器串联，如图 2-20 所示。PTC 元件是一类敏感元件，其电阻值随着温度的变化阶梯式地增大。当电机起动时，PTC 元件的温度低，阻值小，相当于把起动绕组与电源接通，电动机起动。压缩机达一定温度后，把热量传给 PTC 起动器并使之温度升

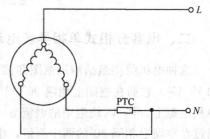

图 2-20　电阻分相式单相异步电动机电路

高，PTC 元件的阻值猛增至很大，相当于把起动绕组与电源断开，让工作绕组工作。

压缩机工作当中断电时，必须经过一段时间（约五分钟）让其压缩缸中的压力降下来，电动机才允许起动。否则，因压缩缸中有残压，电动机起动转矩小，起动不起来，导致起动电流增至较大，很容易将电机烧毁。

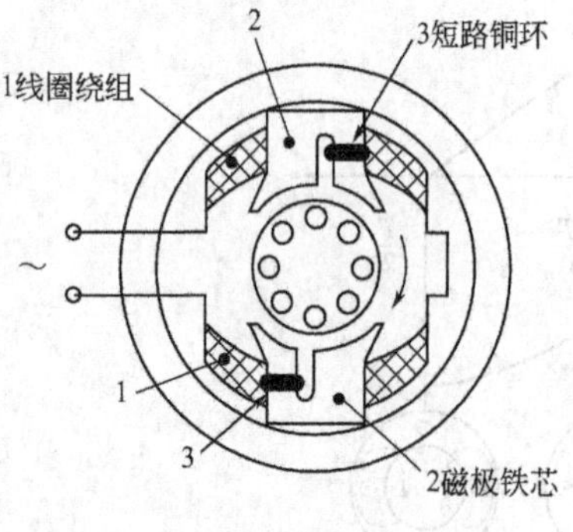

四、罩极式单相异步电动机

罩极式单相异步电动机的示意结构，如图 2-21 所示。绕组 1 套装在磁极铁芯 2 上。磁极分两部分，小的部分上嵌有短路铜环 3，故称为**罩极**。当定子绕组接通电源，并产生脉动磁场时，将有部分磁通穿过罩极。在短路环中的感应电流，具有反抗磁通变化的作用，使罩极部分的磁通滞后于未罩部分的磁通一个相位角。这两部分磁通在空间上有一定的角度差，在时间上又有一定的相位差，就会在磁极下面形成类似旋转磁场

图 2-21　罩极式单相异步
电动机结构示意图

的移动磁场。该磁场使电机产生起动转矩，并使转子自行起动。转子只能由磁极的未罩部分转向罩极部分，而不能任意改变转向。

罩极式电机的优点是结构简单，但起动转矩小，适用于电风扇及小型鼓风机中。台扇以四极的居多，吊扇的极数较多，有的可达 18 极。通常通过串联电抗器或通过自耦变压器来降压调速，有的还采用改变电动机内部绕组抽头来调速。

五、调速机构

单相异步电动机的调速，以电风扇为例，它的调速方法是根据所配的电动机选定的。交流电扇一般使用罩极式或电容式电动机，常用串联电抗法或绕组（可以是主绕组，也可以是副绕组或中间绕组）抽头法调速。罩极式电动机电抗法调速的电路如图 2-22a 和 2-22b 所示，电容式电动机电抗法调速的电路如图 2-23a 和 2-23b 所示。改变调速开关的位置，即可改变电感线圈的匝数，在电机的两端线间产生不同的电压降，从而改变电动机的转速，达到调节风量的目的，此种方法对单相罩极式电动机或电容运转式电动机均可适用。

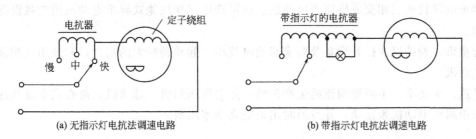

(a) 无指示灯电抗法调速电路　　　　　　(b) 带指示灯电抗法调速电路

图 2-22　罩极式电动机电抗法调速电路

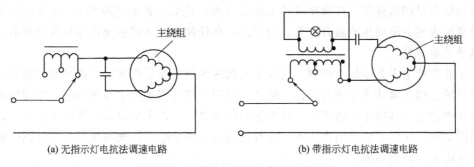

(a) 无指示灯电抗法调速电路　　　　　　(b) 带指示灯电抗法调速电路

图 2-23　电容式电动机电抗法调速电路

其他常用的电动机还有三相交流整流子电动机、同步电动机和直流电动机等，三相交流整流子电动机的转子铁芯上嵌放一套三相绕组和一套直流绕组。三相交流电经电刷和滑环引入三相绕组中并产生旋转磁场。同步电动机的定子绕组与异步电动机相同，转子则是一个电磁铁，其磁极数与旋转磁场的极数相同。定子绕组通电后，产生的旋转磁场吸着转子磁极一同旋转，其转速等于同步转速。直流电动机是利用转子上通有直流电流的绕组导体，在由定子直流绕组产生的空间静止的恒定磁场中，受到电磁力作用的原理工作的。此转子绕组称为**电枢绕组**，定子直流绕组称为励磁绕组。

第五节　电动机的选择

电动机的选择是根据生产的要求及生产环境，合理选择电动机的种类、容量及防护形式等。在满足生产要求的情况下，还要尽可能做到节约能源、减少投资和降低运行费用。

一、电动机种类的选择

电动机种类的选择主要是根据生产机械对起动、调速等工作性能的要求来进行选择。

三相鼠笼式异步电动机具有价格便宜、工作可靠、维护简单、控制方便等优点，对不要求调速的生产机械，例如各种泵、通风机、压缩机、破碎机、大部分机床及其他设备都优先采用它来拖动。

对于要求调速的生产机械，可根据调速的范围及转速的稳定性来选择直流电动机、电磁调速异步电动机或三相交流整流子电动机。也可选用三相鼠笼式异步电动机用变频设备来进行调速。

起重机、卷扬机及提升设备及要求起动电流小、起动转矩大的场合，常采用三相绕线式异步电动机。

低速、大功率、不需要调速的生产机械，如空气压缩机、球磨机、离心式水泵及送风机等常采用同步电动机来拖动，并可同时用来提高功率因数。

二、电动机容量的选择

电动机容量的选择和生产所要求的工作制（如：连续、短时或断续），以及在该工作制下由负载所决定的电动机的温升有关。简言之，在任何情况下都不允许超过电动机的允许温升。这是基本原则。

在工业生产中多为连续工作制，这时电动机的容量主要是根据生产机械和传动装置折算到电动机轴上的等效功率来进行选择。电动机的功率应适当地大于等效功率，既要留有一定的余量又要避免大马拉小车的现象，杜绝能源的浪费。在许多情况下，采用等效功率的方法是比较困难的。实际上常采用类比法，这就是通过对同类生产机械的调查，在总结经验的基础上来确定电动机的功率。

三、电动机防护形式的选择

所谓防护形式就是电动机外壳的结构形式，它是根据电动机的使用环境来设计的。主要有开启式、防护式、封闭式和防爆式多种。

一般说来，开启式的散热条件好，但易进入灰尘、水滴等，故宜用于干燥和清洁的场所，防护式的可防止一定方向的水滴和落尘；封闭式的电动机由于外壳完全封闭，防护性能好，可用于多粉尘的环境，Y 系列电机就是封闭式的，其缺点是散热条件差，故外壳上有散热筋片并装有风扇；防爆式电机的种类很多，宜用于有易燃易爆气体的工作场所。

除上述之外，还应对电动机的转速、电压、安装方式（立式、卧式）等进行选择。最后应说明，正确地选择一台电动机有时是个较复杂的问题，需要进行全面的经济技术比较。

本 章 小 结

1. 变压器的工作原理

$$i_1 N_1 + i N_2 = i_{10} N_1 \qquad 2\text{-}27$$

式 2-27 称为**磁势平衡方程式**。

2. 变压器的作用

$$\frac{U_1}{U_2} = \frac{E_1}{E_2} = \frac{N_1}{N_2} = K \qquad 2\text{-}28$$

式 2-28 中 K 称为**变压器的变比**。

$$\dot{I}_1 N_1 = -\dot{I}_2 N_2$$

如果只考虑有效值时，原、副边电流有效值关系为：

$$\frac{I_1}{I_2} = \frac{N_2}{N_1} = \frac{1}{K}$$

$$Z_1 = \frac{U_1}{I_1} = \frac{K U_2}{\frac{I_2}{K}} = K^2 \frac{U_2}{I_2} = K^2 Z_2$$

3. 熟悉三相鼠笼式异步电动机的基本构造、旋转磁场、转动原理。

4. 要正确理解电动机的铭牌及技术数据。掌握初步选择电动机容量的基本知识。

5. 根据变压器的容量确定起动方法。根据铭牌及电源电压确定电动机的接法。

6. 在任何情况下不要长时间超出其额定电流，避免电机长期过载。了解电源电压过低对电机电流的影响。防止单相故障运行烧毁电机。

习 题 二

2-1 今有一台 BK-150 控制变压器，额定容量为 150VA。原边电压为 380V。副边照明绕组电压为 36V、容量为 50VA；副边控制绕组电压为 127V、容量为 100VA。试求各绕组的额定电流。

2-2 某单位有一台 SSL-560/10 型电力变压器。在有三个心柱的铁芯上，如图 2-24a 所示，每个心柱分别绕有原、副绕组。原边 Y 接，副边 Y_0 接，如题图 2-24b 所示。原边线电压为 10 000V，副边线电压为 400V，变压器的额定容量 $S_N = \sqrt{3} U_{N1} I_{N1} = \sqrt{3} U_{N2} I_{N2}$ 为 560kVA。试求变压器原、副边的额定电流。

2-3 一交流信号源，内阻为 200Ω，电动势的有效值 $E = 18V$，负载电阻 $R = 10Ω$。

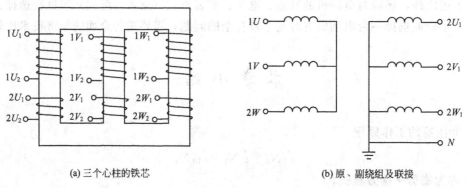

(a) 三个心柱的铁芯   (b) 原、副绕组及联接

图 2-24

试求：

（1）当负载直接接在信号源上时，负载得到的功率是多少？

（2）负载通过变比 $K=4$ 的变压器接到信号源上时，负载得到的功率又是多少？

2-4　有一台 Y-132S_1-2 型 5.5kW 电机，380V，△接，2900rad/min，堵转转矩/额定转矩＝2，最大转矩/额定转矩＝2.2。试计算额定转矩、堵转转矩和最大转矩；画出机械特性曲线，并画出该电机错接成星形联接时的机械特性曲线。

2-5　有一台 Y-160L-4 型 15kW 电机，电压 380V，△联接，电流 30.3A，效率 8.5%，功率因数 0.85，堵转电流/额定电流＝7。试求：

（1）电机的同步转速；

（2）起动电流 I_{st}；

（3）相绕组的额定电流 I_{PN}；

（4）从电源吸取的电功率 P_1。

2-6　JO$_2$-91-4 型三相异步电动机的功率为 55kW，电压 380V，△联接，转速 1470rad/min，电流 103A，堵转电流是额定电流的 6.5 倍，堵转转矩和最大转矩分别为额定转矩的 1.2 倍和 2 倍。在电网不允许起动电流超过 250A 的情况下，试问：

（1）电机能否直接起动？

（2）若采用星三角起动，起动电流和起动转矩各为多少？

（3）若该电机在电源线电压为 380V 时接成星形联接，能否加额定负载？为什么？

2-7　在什么条件下电动机工作在满载状态？都有哪些满载值？什么叫过载？长时过载和短时过载有什么不同？

2-8　Y-225M-2 和 Y-225M-4 型电动机的功率都是 45kW，堵转转矩也都是额定转矩的两倍，当带着生产机械空载，做星三角起动时，问哪一台电机容易起动？

第三章

电气照明与安全用电

第一节　电气照明

一、常用电光源

电气照明就是用电使物质发光，实现照明。常用的电光源有白炽灯、荧光灯和弧光灯等，其中白炽灯和荧光灯应用比较普遍。弧光灯的构造较为复杂，一般功率较大，常用于广场、建筑工地、体育场（馆）等大面积照明。

电气照明可分为一般照明和局部照明。一般照明指整个受光面积上的照明。通常都是两者混合使用，称为混合照明。一般照明光源装设在较高的地方，大都附有灯罩。工业照明中的局部照明（如车床照明灯、行灯）考虑到安全常采用 36V 安全电压。

一些不允许照明中断的重要场合（如发电厂、医院外科手术室等）设有工作照明和事故照明两套系统，由不同电源供电。前者是工作时的正常照明，后者在工作照明发生事故而中断时使用，称为**应急照明**，以便排除故障和继续工作。

1. 白炽灯

白炽灯就是平常所说的灯泡，也是应用最早、至今仍在广泛使用的电光源。它主要由玻璃壳、灯丝、灯口三部分组成，如图 3-1 所示，玻璃壳由玻璃吹制而成。根据不同的需要可由透明玻璃、乳白玻璃和磨砂玻璃制成。节日装饰灯泡则在玻璃壳内表面或外表面涂以各种透明颜料。一般 25W 及以下的灯泡玻璃壳内抽成真空，以减小热损耗。但使用日久，灯丝蒸发过甚，玻璃壳内表面会因附着沉积物而变黑。40W 以上的灯泡采取充气式，将玻璃壳内空气抽出，充入氮气及惰性气体（氩或氪、氮等）。由于壳

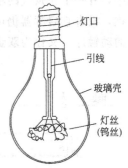

图 3-1　白炽灯构造

内气体分子的作用，灯丝的蒸发率降低，灯丝可以在更高温度下工作，提高了工作温度和发光效率，而又不致缩短寿命。缺点是气体从灯丝上传导热，玻璃壳内有气体热对流，热损耗加剧。灯丝用金属钨制成，钨做的灯丝具有极高的熔点（3410℃），较低的高温蒸发率及较好的机械强度。当电流通过钨丝时，钨丝温度升高到 2200℃～3000℃，达到白炽状态而发光。灯丝工作温度高时发光效率高，但使用寿命短。白炽灯消耗的电能绝大部分转化成热能散失掉，只有很小一部分（1%～2%）电能转化成光，发光效率很低。白炽灯的灯口有卡口和

螺口两种，螺口与灯头接触紧密，安装牢靠。

白炽灯上标注有两个重要技术数据，如 220V、40W。前者表示灯泡的额定工作电压，单位伏（V）；后者表示灯泡所消耗的电功率，单位瓦（W）。常用的灯泡有 220V、36V 两种，此外还有 110V、24V 等电压等级。使用时一定要辨别清楚，当灯泡额定电压与电源标称电压一致时，才可正常使用。

2. 荧光灯

荧光灯就是平时所讲的日光灯，它是气体放电电灯的一种，它利用气体放电来作光源，发光率比白炽灯高得多，一般要比同样瓦数的白炽灯亮 3 倍左右，而且发出的光近似日光，使用寿命也比白炽灯高一倍以上。因此，荧光灯成为人工采光的主要电光源，应用广泛。缺点是需要镇流器等配件，比白炽灯复杂，价格较高，功率因数低，工作的可靠性也不如白炽灯。

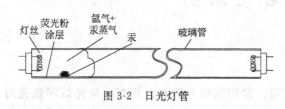

图 3-2　日光灯管

日光灯管构造如图 3-2 所示。灯管由玻璃制成，内壁涂有荧光粉碳酸钙（由于涂粉不同，发光也不一样，如硅酸锌可发绿色光，硼酸镉可发粉红色光）。管内抽成真空后，充入一定量的氩气和少量水银（汞），管内气体压力较低，因而日光灯又称为低压汞灯。管内两端各有一个彼此独立的灯丝，用钨丝绕成，用来发射电子。灯管多做成管形，根据不同需要，还可以做成 U 形或圆形。

日光灯管不能像白炽灯那样直接接在电源上，还要用镇流器和启辉器两个重要配件才能组成完整的线路，电路如图 3-3 所示。镇流器由电线绕在一个铁芯上制成。实质上是一个带铁芯的电感线圈。启辉器又称为**起动器**，俗称**跳泡**，其构造图如 3-4 所示，在铝质或塑料外壳中，有一个充氖气的小玻璃泡和一个小纸质电容。电容的作用只是消除日光灯对收音机的干扰，没有它启辉器仍可工作，氖泡内有一个静触片和一个用热膨胀系数不同的两种金属制成的动触片，又称为**双金属片**，双金属片呈 U 形，受热后便张开。

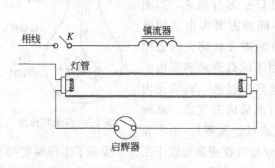

图 3-3　日光灯电路图

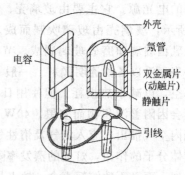

图 3-4　启辉器

日光灯的工作原理是这样的，当开关 K 合上时，电源电压全部加在启辉器氖泡中的静触片和动触片之间，造成氖气辉光放电，气体导通，于是整个日光灯线路（包括镇流器、灯丝、启辉器）中有电流通过，灯丝被加热，发射电子。与此同时，启辉器内氖泡辉光放电使

U形双金属片被加热而张开，当张开到碰到静触片时，二片间电压为零，氖泡辉光放电终止。于是管内温度下降，双金属片遇冷收缩，又脱离静触片，造成电路突然断电。这时，镇流器便产生一个很高的自感电动势，连同电源电压一起加在两个电丝间，导致灯管内氩气电离导电。氩气放电产生的热量又使灯管内水银蒸发，继而发生水银蒸汽电离导电。水银蒸汽电离导电发出大量紫外线，激发管壁上的荧光粉，便发出白光。这些过程都是在很短的时间内发生的，如果水银蒸汽没有被电离，启辉器内氖泡又要进行第二次辉光放电，镇流器再一次把高电压加在灯管两头。灯管点燃后，电流直接经灯管流过，启辉器内便不再有电流，这时如拿掉启辉器，日光灯将继续正常发光。日光灯工作时，灯管两端电压与电源电压相比是不高的，此时，镇流器仍接在线路中，相当于一个大阻抗，起降低电压、控制灯管工作电流的作用。这也就是镇流器名称的由来。

由上面的分析可以看出，日光灯不能这样简单地用在直流电源上。现在已研制出直流日光灯，但装置较为复杂。

日光灯电压一般为交流 50Hz、220V，也有 110V 的，但不多见。功率有 6、8、10、15、20、30、40、100W 等几个等级。有关日光灯管的技术数据见表 3-1。

表 3-1　　　　　　　　　　　　　日光灯管的技术数据

额定功率(W)	灯管尺寸(mm)		起动电流(mA)	灯管工作电压(V)	灯管工作电流(mA)	额定寿命(h)
	直径	总长度				
6	15±1	226.5-3.5	200	50±6	140	3000
8	15±1	301.6-3.5	220	60±6	160	3000
10	15±1.5	344.6-3.5	350	45±5	250	3000
15	38±2	405.6-3.5	500	50±6	330	5000
20	38±2	603.6-3.5	500	60±6	350	5000
30	38±2	908.6-3.5	620	81$^{+12}_{-10}$	405	5000
40	38±2	1313.6-3.5	650	108$^{+11}_{-10}$	410	5000
100	38±2	1213.6-3.5	1800	92±11	1500	3000

注：15W 和 30W 尚有 25mm 细管形。

日光灯管配用的镇流器的标称瓦数必须与灯管瓦数相同，否则会烧坏灯管或使灯管不能工作。这里，镇流器的标称瓦数，并非指它本身消耗的功率，而表明它所适用的灯管。

表 3-2 列出了几种规格的日光灯镇流器的技术数据。可以看出，有几种规格的镇流器铁芯截面和线圈匝数都是一样的，是靠调整铁芯气隙（即调整磁路间隙）来调整其工作电流。

表 3-2　　　　　　　　　　　　几种日光灯镇流器的技术数据

规格(W)	线径(mm)	匝数	铁芯截面(mm²)	铁芯气隙(mm)
8	0.17	2400	14×14	—
15	0.34	1230～1290	20×24	0.05～0.03
20	0.34	1230～1290	20×24	0.08～0.12
30	0.34	1230～1290	20×24	0.23
40	0.34	1230～1290	20×24	0.4～0.5

日光灯的发光机制是气体放电（其他气体放电灯也如此），当电压低到一定程度时，放电便会终止。而交流电每时每刻都在改变着大小，工频交流每秒钟要出现 100 个峰值（50 个正的，50 个负的）和 100 个零值，因此，接在工频电源的日光灯，实际上每秒钟亮 100 次，这被称为频闪效应。只是由于人眼有视觉暂留作用（每次闪光引起的视觉形象都能在人眼中暂留 0.1 秒左右），人对于这种高速断续的光才有连续的印象。白炽灯虽然也有电流到零值的情况，但由于灯丝的热惯性，灯丝温度还没有降多少，第二次加温已经开始，因而发出的光仍然是连续的。频闪效应会使人对高速运动的物体产生错觉。因而机床局部照明，高速摄影和舞台杂技表演等不能用气体放电灯照明。然而对频闪效应予以技术上的应用，却可以实现闪光测频或交光测速，这在测试技术中应用很多。

3. 高压水银荧光灯

高压水银荧光灯简称高压水银灯或高压汞灯。高压在这里指的是工作时气压较高，灯管水银蒸汽可达 3 个左右的大气压，而不是指电压。高压汞灯发光效率高，用电省，耐震耐热

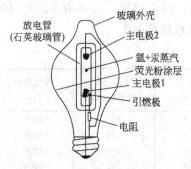

图 3-5　高压水银荧光灯

性好，已广泛用于街道、厂房、广场、车站、礼堂等处照明，也可作晒图机的光源。

高压汞灯的构造如图 3-5 所示。玻璃外壳内壁涂有荧光粉，壳内有一个透明的石英玻璃管，称为放电管。放电管内两端各有一个钨丝主电极，主电极一旁有一个引燃极或辅助极，引燃极还串联一个电阻。管内充有氩气和一定量的水银。起动时，主电极 1 和引燃极间首先放电，管内温度升高，促使水银蒸发，管内气压增高，达一定程度后，二主电极间便形成气体弧光放电。由于引燃极串了一个大电阻，在二主电极之间气体击穿后，

引燃极与主电极间便会停止放电。二主电极间的水银蒸汽弧光放电发出绿、蓝、黄三种可见光和紫外线，紫外线又激发荧光粉发出红光。这些光湿合起来，成为带有青蓝色的白光。

高压汞灯起动时间约 5 分钟左右。关闭后不能立即点燃，需间断 8 分钟左右，待温度下降、气压降低后，才可再次点燃。其主要技术数据见表 3-3 所示。

表 3-3　　　　　　　　　　　　　　　　高压水银荧光灯技术数据

电压 （V）	功率 （W）	起动电压 （V）	起动电流 （A）	工作电压 （V）	工作电流 （A）	起动时间 （min）	再起动时间 （min）	有效寿命 （h）
220	50	不大于180	1.0	95±15	0.62	4～8	5～10	2500
	80		1.3	110±15	0.85			2500
	125		1.8	115±15	1.25			2500
	175		2.3	130±15	1.50			2500
	250		3.7	130±15	2.15			5000
	400		5.7	135±15	3.25			5000
	700		10.0	140±15	5.45			5000
	1000		13.7	145±15	7.50			5000

高压汞灯也要配用相应的镇流器，只要串联一起接通电源就可以了。另外，有一种不需

外附镇流器的所谓自镇流高压水银荧光灯，它在内部串联限流用的钨丝，工作时钨丝白炽发光，因而又称为**复合灯**。用时只要像使用白炽灯泡一样将其旋入灯头即可。

4. 长弧氙灯

长弧氙灯是在一个透明的长石英玻璃管两端，各封入一个钍钨棒作电极，管内充有纯度较高的氙气。接通电源后，两电极间发生气体弧光放电，发出强烈白光。长弧氙灯功率很大，可达到几千瓦到十万瓦甚至更大，故而有人造小太阳之称。特别适合广场、港口、建筑工地、大型厂房、体育场（馆）等大面积照明。灯的冷却方式有自冷和水冷两种。

长弧氙灯是自持弧光放电灯，必须配用能生产高频、高压脉冲的触发器来引燃。

5. 碘钨灯

碘钨灯的构造如图 3-6 所示。灯管由石英玻璃制成，灯管内除充入氩气外，还放入适量纯碘。灯管点燃后，灯丝上因高温蒸发出来的钨脱离灯丝，与碘化合而成碘化钨。碘化钨不稳定，当它到达灯丝附近，而温度又高于 1700℃ 时分解成碘和钨。分解出来的钨又附着在钨丝上，以后又被蒸发出去，如此循环往复，形成钨-碘化钨-钨的循环。这样，钨蒸发造成的钨丝损耗就比普通白炽灯轻得多，因而可以提高工作温度和发光效率，这就使得碘钨灯功率很大而体积很小，寿命也较长。碘钨灯常用于厂房、礼堂、舞台、会场、广场照明，也是室内摄影、摄像的主要光源。

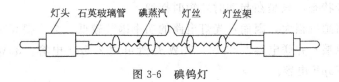

灯头　石英玻璃管　碘蒸汽　灯丝　灯丝架

图 3-6　碘钨灯

碘钨灯的缺点是表面温度太高。再有，使用时必须严格保持灯管在水平位置，若有偏离，就会破坏碘钨循环，导致灯管损坏。如果不放入碘而放入溴，也可达到同样效果。现在已有溴钨灯产品。

二、电气照明线路

1. 电气照明线路的构成

完整的电气照明线路包括电源、连接导线、控制开关和电光源及其配件。电源有直流和交流两种。白炽灯不但适用于交流，而且也适用于直流，各种气体放电灯通常只用于交流。交流照明电源有单相和三相两种，单相由单相变压器供电，三相一般是三相四线制。三相变压器供电，每一根相线和零线间都构成一个单相电源。三相四线制照明线路分配负载（电灯）时，应注意负载的对称问题，尽量做到三相平衡。其安全电流的选择，可以电流密度为原则，如明敷线路，铝线可取 $4.5\text{A}/\text{mm}^2$，铜线可取 $6\text{A}/\text{mm}^2$，软线可取 $5\text{A}/\text{mm}^2$。控制开关要接在电源火线上，气体放电灯的各种配件要按规定的接法接入线路。

2. 常用照明灯线路

（1）白炽灯线路

白炽灯线路很简单，将开关、灯头串联后接到电源上即可。但要注意两点：一是开关一定要串接在电源火线（相线）中；二是对于螺口灯泡，灯头螺口要接零线，接线原理，如图3-7所示。有时需要两个开关都能开、关一盏灯（如楼梯通道，要求在楼上、楼下都能开、关），这种开关称为双掷开关（亦称为**双联开关**），开关中动触头可分别接两个静触点，其接线原理如图3-8所示。

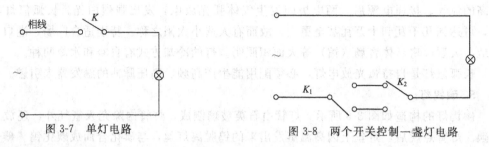

图3-7　单灯电路　　　　　　　　图3-8　两个开关控制一盏灯电路

（2）荧光灯线路

荧光灯的接线原理如图3-3所示，实际安装时，还要有一块比灯管稍长的木板或其材料做吊板，吊板上装上灯座，日光灯管就安在两个灯座之间。

从启辉器的作用可以看出，如果不用起辉器，而在接启辉器的地方接一只开关，开关接通对日光灯灯丝预热，预热后打开这个起动开关，同样能起到点燃日光管的作用，但起动开关应经常处于打开状态，只是在起动时才短时接通。

日光灯镇流器感抗很大，因而日光灯电路的功率因数较低。为了提高功率因数可在日光灯线路两端（电源端）并联电容。220V、20W灯管可用$2.5\mu F$电容，30W可用$3.75\mu F$电容，40W可用$4.75\mu F$电容。

（3）高压水银荧光灯线路

高压水银荧光灯安装比较简单，灯泡像白炽灯一样旋入灯头，只是灯头要串联一只镇流器，开关、镇流器要串接在火线上，如图3-9所示。

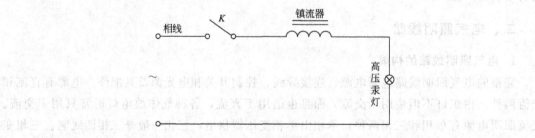

图3-9　高压水银荧光灯接线图

（4）长弧氙灯线路

长弧氙灯必须配用专门的起动装置——触发器进行引燃。触发器较为复杂，此处不做介绍。

（5）碘钨灯线路

碘钨灯（或溴钨灯）与普通白炽灯一样，是直接接在额定电压上。碘钨灯工作时表面温度很高，要把它置于合适的耐高温灯座上。

三、电气照明故障与检修

1. 白炽灯照明的故障与检修

白炽灯照明发生故障，若问题出在白炽灯本身（如灯丝烧断、灯口松动、灯泡漏气），则不难发现。有时问题出在线路上（包括灯头、开关、熔断器、电源线等），这就要逐步查找清楚，予以解决。表 3-4 汇总了白炽灯的故障及检查处理方法。

表 3-4　　　　　　　　　白炽灯照明的故障及检查处理

现　象	原　因	检查处理方法
灯泡不亮	(1)电源没电 (2)保险丝熔断 (3)开关接触不良 (4)灯头断线或螺口灯头内弹簧片太低 (5)螺口灯泡没有拧紧 (6)灯丝烧断或灯口松动灯泡漏气	检查电源 检查熔断原因,更换保险丝 检查开关如有接触不良修理之 检查灯头,断电后调整灯头内弹簧片 检查、拧紧灯泡 检查、更换灯泡
灯光忽亮忽暗或一亮一灭	(1)灯头、开关接线松动 (2)保险丝接触不良 (3)灯丝已断,但若即若离 (4)电源电压波动	检查接线,并接牢靠 检查保险丝,用螺丝刀拧紧 检查、更换灯泡 与照明线路本身无关,不要修理
灯泡发强烈白光	(1)部分灯丝短路(即搭丝) (2)电源电压高于灯泡额定电压	检查、更换灯泡 检查电压是否相符,若不符更换灯泡或检修电源线路
灯光暗淡	(1)灯泡玻璃壳内壁沉积物过多,灯泡使用过度 (2)灯泡使用日久,灯丝变细 (3)电源电压过低 (4)线路漏电	更换灯泡 更换灯泡 通知电业部门进行调整 检查绝缘电阻,如漏电要更换导线

2. 日光灯照明的故障与检修

日光灯工作的可靠性不如白炽灯，比较容易发生故障，但是，只要切实掌握了日光灯的发光机制和工作原理，经过认真的检查和周密的分析，故障原因并不难发现，表 3-5 汇总了日光灯照明的故障及检查处理方法。

表 3-5　　　　　　　　　日光灯照明的故障及检查处理

现　象	原　因	检查及处理方法
不能起动或起动困难	(1)电源电压低 (2)气温太低,管中水银不蒸发 (3)灯丝烧断 (4)灯管漏气 (5)启辉器失灵 (6)启辉器内电容击穿(短路),此时灯管两端有白光 (7)新装日光灯接线错误或接触不良	检查电压,向电业部门反映加以调整 设法提高温度或给灯管加温 用万用表欧姆挡检查灯丝通断(也可用电池串联小电珠的办法来检查),如一段灯丝烧断,可在该灯丝的两灯脚间连接一细铜丝,以继续使用 检查,更换灯管 检查,更换启辉器 检查,更换启辉器,作为临时措施,也可去除电容 检查接线

现　象	原　因	检查及处理方法
灯光抖动或闪烁	(1)个别新灯管初次点燃时,发生闪烁	开关几次后即自行消除
	(2)启辉器配用不合适或启辉器动、静触片时断时合	检查、更换启辉器
	(3)镇流器配用不合适	检查、更换镇流器
	(4)接线松动,接触不良	检查、加固
	(5)电源电压低	检查电压,太低时可向电业部门反映调整
	(6)灯管陈旧	更换灯管
	(7)气温过低	设法提高温度
灯管两头变黑或有黑色斑点	(1)灯管使用过度	更换灯管
	(2)启辉器氖管中动、静片闭合而不分开、灯丝加热过甚	更换启辉器
	(3)电压过高	检查电压,如高出额定值过多,向电业部门反映调整
	(4)镇流器配用不合适	检查、更换镇流器
出现不正常响声	(1)镇流器质量不佳,铁芯片未夹紧	检查、更换或修理镇流器
	(2)线路电压高过	检查电压,如过高,向电业部门反映调整
	(3)镇流器匝间短路	检查、更换镇流器
	(4)镇流器配用不合适	检查、更换镇流器
	(5)启辉器不良,起动时有不正常响声	检查、更换启辉器

第二节　安全用电

　　在药厂、医院及其他工矿企业中,广泛地使用着电机、变压器以及电动工具等各种各样的电气设备,随着电子技术在医疗上的应用,医院的电气设备也日趋增长,在家庭生活中,电冰箱、洗衣机等家用电器也日益普及,接触电气设备的机会也越来越多。如果超过电气设备的额定值来使用就会造成损坏,甚至引起火灾。近年来,由静电火花引起的火灾也屡见不鲜。如果不了解预防触电的措施,就有可能造成触电的人身事故。对于一名医药工作者,掌握安全用电的知识是十分必要的。

一、电气设备的额定值

　　为了使电气设备或用电器具能安全、经济地使用,并保证一定的使用寿命,制造厂家在设计制造电气产品时,规定了电压、电流、功率等一些参数的使用限额,称为电气设备的额定值。现将一些设备的额定值分述如下。

1. 电阻性负载的额定值

　　白炽灯、电炉、电阻加热器、变阻器都属于电阻性负载。它们都是用各种不同的电阻材料制成的。通电时电阻把电能转化为热能,使电阻材料的温度升高,有的具有很高的工作温度(例如,铁铬铝合金电热丝的最高使用温度可达1000℃以上)。当通过大电流致使电阻材料的温度超过其最高使用温度时,就会降低其使用寿命甚至烧断。故应规定工作电流的限额，并给出其额定值。但因电压 U、电流 I、功率 P 及电阻 R 之间存在着一定的关系，应当根据使用的方便来给出相应的额定值。

白炽灯、电炉、电阻加热器等，通常都是直接并到电源上来使用，所以给出额定功率是用来说明在额定电压下它吸取电功率多少的参数，而实际吸取的电功率与所加电压的大小有关。例如，额定电压为 220V，额定功率为 55W 的白炽灯，接在 220V 的电源上时，吸取 55W 的电功率。电压低时，吸取的电功率小于其额定值，达不到规定的照度；电压高时，电功率大于其额定值，降低了白炽灯的使用寿命或者烧断灯丝。可见，额定电压是关系到这一类负载能否正常使用的重要额定值，是起决定作用的。

实验室用的滑线变阻器，常串联在电路中使用，其阻值是可调的，所以用电流作为其额定值，用起来就很方便。阻值则是选用时的另一重要参数。

电阻器，如电子仪器中的小电阻，给出额定功率 P_N，用起来比较方便，而且便于系列化生产。常用的有 0.125W、0.25W、0.5W 等。应用时，除选取电阻值 R 外，还必须根据通过它的电流 I，选择额定功率 P_N，并应满足 $I^2 R < P_N$ 的关系。电位器的额定值则与电阻器相同。

2. 交流铁芯线圈电感性负载的额定值

日光灯上的镇流器、交流电磁电器、空载时的变压器、交流电动机等都是交流铁芯线圈电感性负载。它们主要由漆包铜（或铝）线、硅钢片及一些绝缘材料（如青壳纸、聚脂薄膜、玻璃漆布、绝缘清漆等）等制成。施加电压时，电流通过线圈中的电阻消耗电能，并产生焦耳楞次热，同时，硅钢片中的交变磁通引起的铁损耗（磁滞及涡流损耗）也转化为热能，两者都要使包绕在铁芯及线圈上的绝缘材料的温度升高。

交流铁芯线圈是一个非线性电感性元件。电压过高时，由于磁路饱和，会使线圈中的电流剧烈增大，而硅钢片中的铁损耗几乎与电压的平方成正比，这些都会使绝缘材料的温度猛增。任何种类绝缘材料的允许使用温度都是有一定限度的，如目前使用较多的 B 级绝缘材料的极限工作温度为 130℃。超过其温度使用，绝缘材料就会变脆，迅速老化，甚至烧毁。因此必须规定这类设备的电压的额定值，并应严格按此额定值来使用。

3. 电容器负载的额定值

用于提高功率因数的电力电容器以及用于电子线路中的小电容器都是纯电容性负载。电容器的损坏主要是由于在电压作用下，极板间的绝缘材料被击穿所造成的。因此，必须规定其电压的额定值。选用电容器时，除选择电容量外，还必须根据电路的电压选其额定电压。通常电容器都在低于其额定电压下工作。

4. 电压源及导线的额定值

电压源的额定输出电压，是由电源本身的性能所决定的，如发电机的极数和转速等，但其输出电流则决定于负载总阻抗的大小。空载时，没有输出电流；负载时，输出电流随着负载阻抗的减小而增大。电流通过电源内阻，产生焦耳楞次热，使电源绝缘材料的温度升高。为了避免损坏电源，制造厂规定了电流的额定值。输出电流等于其额定值时，称为满载，超过其额定值时，称为过载，长时间过载，就会使电源过热而损坏。

因此，在使用电压源时，要事先了解其额定电流是多少。且不可随意增加负荷，长时间过载使用，就会造成事故。

电源通过导线与负载相连接。无论是铜线还是铝线都有一定量的电阻。电流通过时，就会有一部分电能转换成热能，使包裹它的绝缘材料的温度升高，散热条件越差，温度就越高。超过绝缘材料的极限工作温度时，将导致绝缘材料的老化，久之就可能会引起电气火灾。因此，对不同材质、截面积、绝缘材料的导线及其敷设方式、工作环境温度等，规定了相应的额定电流值，称为**安全载流量**。

例如，截面积为 $25mm^2$ 的聚氯乙烯绝缘的单根铜线，在空气中明敷，环境温度为 25℃ 时安全载流量为 32A；铝线则为 25A。在实验室及日常生活中常用的聚氯乙烯绝缘铜芯软线，每芯由多股铜丝组成。截面积在 $0.8mm^2$ 以下的软线，每根的线径为 0.15mm，其安全载流量的参考值可取 0.35A。例如，截面积为 $0.3mm^2$ 的软线，由 16 根组成，因而其安全载流量可取 $16 \times 0.35 = 5.6A$。

随着家用电器的日益增多，家庭用电有逐渐上升的趋势。但必须注意，切不可超过电度表盘上标明的额定最大电流值使用。例如，标有 5（10）A 的电度表，5A 是标定电流值，10A 才是额定最大电流值。在有些电度表中，只给出一个电流值，那就是标定电流值，如果该电度表是直接接入电源来使用的，则其额定最大电流值应为标定电流值的 1.5 倍。

二、三相四线制低压电网与接地

接地就是将电力系统或电气设备需要接地的部分，通过有足够强度和截面积的导体与接地体进行可靠的联接，按其作用的不同，有工作接地、重复接地和保护接地等。

接地时应充分利用埋设在地下的金属管线等的自然接地体，或者装设人工接地体。人工接地体是由一定数量和尺寸的钢管、角钢、圆钢等按一定方式和深度埋在土壤中构成，最简单的一种垂直钢管接地体，如图 3-10 所示。

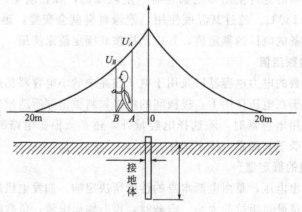

图 3-10　跨步电压触电

电流经接地体在土壤中向四周流散至无穷远处（20m 以外）时，所遇到的阻力称为**接地电阻**。接地电阻越小越好，但这样就会使造价升高。最简单的一种垂直钢管接地体，直径 $d = 3.8cm$，埋深 $L = 150cm$，泥土的电阻率为 $\rho_{泥土} = 2500\Omega \cdot cm$ 时，接地电阻仍可达 15Ω，如图 3-10 所示。

接地是保证电力系统和电气设备正常运行和人身安全而采取的重要措施。三相四线制低压电网的中线在变电所都要有工作接地，容量在 100kVA 以上时，其接地电阻应不大于 4Ω；100kVA 以下时，不大于 10Ω。为确保安全用电，低压架空线的终点，分支线超过 200m 的分支处，沿线每 1km 处以及进户点，中线均应重复接地，重复接地电阻一般不大于 10Ω。

三、电流对人体的伤害及触电事故

1. 电流对人体的伤害

人触及带电体时，将有电流过人体。人的生理反应程度决定于电流的大小和电流通过人体的路径。引起内部器官创伤时，称为**电击**，引起外部器官创伤时，称为**电灼伤**。

根据研究和事故统计资料表明，电流对人体的作用有一个从量变到质变的过程，通过人体的工频电流为 0.6～1.5mA 时，开始感到手指麻刺；5～7mA 时，手的肌肉痉挛；20～25mA 时，手迅速麻痹，不能摆脱带电体，剧痛，呼吸困难；50～80mA 时，呼吸麻痹，持续 3 分钟或更多时间，心脏麻痹并停止跳动。

2. 触电事故

触电事故是多种多样的，根据触及带电体方式的不同，大致可分为跨步电压触电、两线触电、单线触电和接触漏电设备的金属部分触电等四种情况。

触电时通过人体电流的大小，首先取决于降落在人体两点之间的电压，这一电压称为接触电压，也就是说，接触电压的大小是能否造成触电事故的根本原因，关于这一点必须十分明确，其次则是人体电阻。影响人体电阻大小的因素是很复杂的，在皮肤干燥的情况下，人体电阻相当大。皮肤潮湿、出汗、外伤使皮肤角质破坏后，人体电阻就显著下降到 800～1000Ω。在考虑安全用电问题时，通常按 1000Ω 来计算。

3. 跨步电压触电

当接地电流经接地体（或接地点）向四周土壤流散时，沿地表径向产生电压降，其电位分布曲线，如图 3-10 所示，无穷远处电位为零电位。实际上，离接地体 20m 处的电位就可认为是零。离接地点 20m 以外电位为零的地方称为**电气的"地"**。

如果人的两只脚分别站在图 3-10 中的 A、B 两点上（其距离按 0.8m 考虑），就有电压 U 作用于人体。电压 $U_A - U_B$ 作用于人体。电压 $U_A - U_B$ 称为**跨步电压**，离接地点越近跨步电压越大。

架空线路上的导线断落在地面上时，也会在其周围产生很高的跨步电压。遇到这种情况应当并紧双脚或用一只脚跳离危险区。10kV 的高压电网要远离接地点 8m 以外，低压电网也要远离 3～5m，方能避免伤害。此外应将故障点隔离，勿使人畜靠近，并应设法通知有关单位切除故障电源。

4. 两线触电

如果人体的不同部位同时分别接触电源的两根相线，如图 3-11a 所示，这时人体的接触电压就等于电源的线电压，如线电压为 380V，人体电阻为 1000Ω，通过人体的电流将达 380mA，这是能致人于死地的电流值。

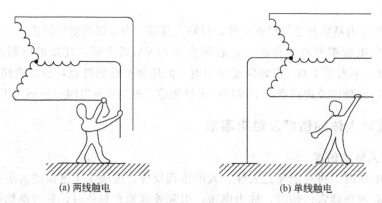

(a) 两线触电   (b) 单线触电

图 3-11　双、单线触电

5. 单线触电

当人站在地面上或人体某一部位接触到其他物体（如暖气管路，自来水管，机床床身，金属架等）而身体的另一部位（如手）接触到一根相线或电气设备中与相线相接的其他带电体时，所造成的触电情况如图 3-11b 所示，在三相四线制低压电网中，通过人体的电流：

$$I_0 = \frac{220}{R_b + R_1 + R_2} \qquad\qquad 3\text{-}1$$

式 3-1 中 R_b 为人体电阻，按 1000Ω 考虑，R_1 为人与地面或其他接触物对"地"的电阻，R_2 为地面或其他接触物对"地"的电阻。

如果赤脚站在潮湿的地面上或踏在暖气管道等金属物体上，若手触及相线时，降落在人体上的接触电压为 220V，这时通过人体的电流可达近 220mA，这也是致人死亡的电流值，如果穿着干燥的塑料底或胶底鞋并且站在干燥的水泥地或地板上时，则降落在人体上的接触电压很低，这时触电的危险性将大大减小。

6. 接触漏电设备的金属部分触电

电气设备的金属外壳，诸如电机、控制柜、手动电动工具、电子仪器的金属外壳，家用电器中的电冰箱、洗衣机、落地扇金属外壳以及电视机天线等，本应是不带电的，但用电笔测试时，往往会发现带电。为什么会带电呢？这主要是由于电气设备的带电部分与金属外壳之间存在着电容及因绝缘电阻下降所致。为简单起见，下面只考虑杂散电容的作用。

设某电气设备的金属外壳与电源相线 L 和中线 N 间的等效电容分别为 C_1 和 C_2，如图 3-12a 所示。显然，这相当于电容 C_1 与 C_2 串联后，并联在电源上，如图 3-12b 所示。这时金属外壳的"地"电压。

$$U = 220 \times \frac{\frac{1}{\omega C_2}}{\frac{1}{\omega C_1} + \frac{1}{\omega C_2}} = 220 \frac{C_1}{C_1 + C_2} \qquad\qquad 3\text{-}2$$

设 $C_1 = 9000\text{pF}$、$C_2 = 1000\text{pF}$，由式 3-2 得：

$$U = 220 \times \frac{9000 \times 10^{12}}{(9000 + 1000) \times 10^{12}} = 198\text{V}$$

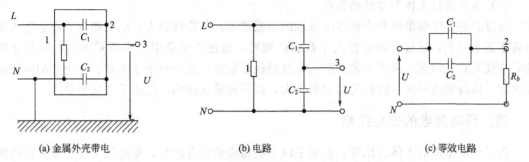

(a) 金属外壳带电　　　　　(b) 电路　　　　　(c) 等效电路

图 3-12　电器设备外壳的带电

1 负载　2 金属外壳　3 测试点　R_b 人体电阻

由此可见，用试电笔测试时，显然会显示带电。当人站在"地"上触及金属外壳时，根据有关定理，其等效电路，如图 3-12a 所示，则等效容抗为：

$$X_c = \frac{1}{C_1 + C_2} = \frac{1}{314 \times (9000 + 1000) \times 10^{12}} = 318 \text{k}\Omega \gg R_b$$

故在最坏的情况下，通过人体的最大电流只有 $I_b \approx \frac{198}{318} = 0.6 \text{mA}$。因此触及金属外壳时，只会有轻微的麻刺感；如果站在干燥的地面上，一般不会有什么感觉。若将该电气设备接到电源上的两根导线对调，金属外壳对"地"电压仅为 22V，就更安全了。

当导线绝缘老化、受潮或遭受机械损伤致使相线与金属外壳相连（俗称碰壳）时，就会像单线触电那样而触电。必须强调指出，这是一种最常发生的触电情况，因为人们常误认为电气设备的金属外壳是不会带电的。

7. 决定电击伤害程度的因素

（1）电流大小的影响

当工频交流电 1mA 或直流 5mA 的电流通过人体时，会引起麻或痛的感觉，但尚可自己摆脱电源。通过人体的工频交流超过 20～25mA 或直流超过 80mA 时，人感觉麻痹或产生剧痛，并且呼吸困难，自己无能力摆脱电源，有生命危险。而 100mA 的工频电流通过人体时，很短时间内人就会呼吸窒息，心脏停止跳动，失去知觉而死亡。

通过人体的电流决定于外加电压和人体电阻。人体各部分电阻不同，一般可在 1000Ω 左右。人体电阻值是变化的，与皮肤干燥程度、接触电压高低、接触面大小、电流值大小及持续时间的长短等有关。当人的手是潮湿时，36V 以上电压就有危险；而干燥的手，65V 以上电压才有危险。

（2）电流通过人体持续时间的影响

一方面当通电时间越长，人体电阻降低得越厉害，因而后果越严重。另一方面是人的心脏每收缩、扩张一次，其间有大约 0.1 秒的间歇时间，心脏在间歇时对电流最敏感。如果电流恰好在这一瞬间通过心脏，即使电流只有几十毫安，也会引起心脏震颤；相反，若电流不是在这一瞬间通过心脏，即使电流很大，也不致引起心脏麻痹。如果通过人体的电流持续 1 秒钟以上，那么，一定会赶上对电流敏感的间歇期，这将有生命危险。

（3）电流通过人体的途径的影响

通过心脏、呼吸系统和中枢神经系统的电流越大，危险性越大。电流通过头部会使人立即昏迷甚至死亡，通过脊髓会使人半截肢体瘫痪，通过心脏会引起心房震颤或心脏停止跳动，造成死亡。因此，从手掌通到脚的电流路径最危险，从一只手掌通到另一手掌的电流路径次之，从脚底通到另一脚底的危险虽不大，但可能导致摔伤、坠落等二次事故。

四、预防触电的安全措施

为了预防电流对人体的伤害，必须采取一些相应的安全措施。非电气工作者常见的措施如下。

1. 安全电压

在易于造成触电伤害的工作场所，对使用电压的数值必须加以限制。我国规定，安全电压为 36V、24V 和 12V，可根据工作场所的不同来选用。

机床上常采用 36V 或 24V 的安全电压。在一些特定场所（如金属容器内、防空洞内、地沟内）工作时，则限定使用 12V 的安全电压。

2. 单极开关的安装

单相用电器的单极开关必须装在相线一端，当开关断开时，用电器（如照明灯具）才不会带电；如果把开关装在中线上，即使在开关断开的情况下，用电器对"地"仍有 220V 的电压，由此造成的触电事故时有发生。

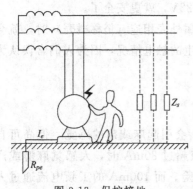

图 3-13　保护接地

3. 保护接地

在中性点不接地的电力系统中，电气设备的金属外壳必须通过接地体接地，称为保护接地，如图 3-13 所示。

当相线碰壳时，接地电流 I_e 通过接地电阻 R_{pe} 和电网对"地"的漏阻抗 Z_s 构成闭合回路，因电网对"地"绝缘良好，其漏阻抗远大于接地电阻 R_{pe}，故电机外壳对"地"电压 $U = I_e R_{pe}$，很小，从而大大降低了触电的危险性。

4. 保护接零

在中线有工作接地的三相低压电网中，把电气设备的金属外壳与电网的零线进行可靠的连接，称为**保护接零**，如图 3-14 所示，图中 R_{pe} 是工作接地电阻，F_U 是熔断器。当相线碰壳时，短路故障电流 I_R 就会很大，使熔断器 F_U 烧断或自动开关迅速断开，切断电源，从而保证了人身安全。

应强调指出，对个别电气设备，特别是容量较大的电气设备，绝不允许单纯采用保护接地，如图 3-15 所示（图中 R_e 保护接地电阻）。因为这样做，当相线碰壳时，设 $R_e = R_{pe} = 4\Omega$，相电压 $U = 220V$，则故障电流 $I_e = \dfrac{U}{R_e + R_{pe}} = \dfrac{220}{4+4} = 27.5A$。当熔断器的熔体额定电流大于 27.5A 时，就不能熔断，这时，电机外壳对"地"电压 $U = I_e R_{pe} = 110V$，当人触及外壳时就会触电，不仅如此，同时中线对"地"电压 $U_N = I_e R_{pe} = 110\text{V}$，使在同一电网中采用保护接零的其他电气设备的金属外壳，全部带有对"地"110V 的电压，危及多人的生命安全，这是绝对不允许的。保护接地电阻 R_e 越大，故障电流 I_e 越小，熔体越难熔断，这样，被保护电气设备的金属外壳对"地"电压就越高，触电的危险性也就越大。

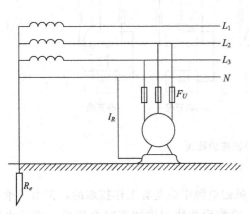

图 3-14　保护接零　　　　　　　图 3-15　单纯采用保护接地

还应指出，在保护接零导线上，绝不允许装熔断器或开关，反之，如果因需要已经在零线上装了熔断器或开关，则只可用作工作零线，绝不允许再用于保护接零线。接零保护线必须从保护零线上直接引出，如图 3-16a 所示，如图 3-16b 所示的接法是错误的，一旦零线上的熔断器熔断，相线的电位将通过负载窜到电气设备的金属外壳上，这样非常危险。

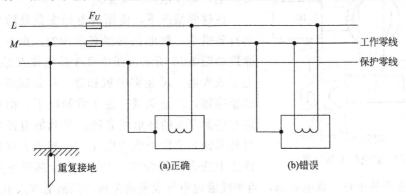

图 3-16　接零保护线

对于单相三眼插座或三相四眼插座，其接"地"孔（直径稍大）必须单独用导线直接接到保护零线上，"相"孔接到相线上，"中"孔接到中线（即工作零线）上。单相三眼插座的接法，如图 3-17 所示，图 a 和图 b "地"孔和"中"孔内部相连，共用一根导线与保护线相接，一旦该导线断开或熔断器的熔体熔断，相线电位将通过负载窜到设备的金属外壳上，同样很危险。

最后还应当说明，并不是所有情况都需要采取保护接零，当地面由木材或其他绝缘材料制成的干燥的公共场所及生活室内，触电的危险性较小（同时接触漏电设备的金属外壳和暖气管道或自来水管的情况除外），如采用保护接零，反而将零电位引入室内，增加了触电的可能性，因此在这类场所，一般可不采取保护接零的措施。

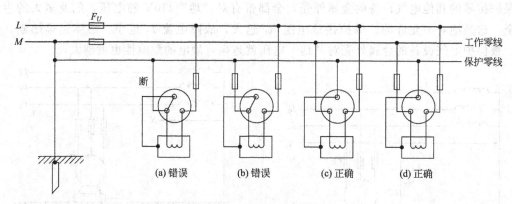

图 3-17 单相三眼插座的接线

5. 触电保安器

某些居民点原来低压公用电网和农村电网，虽然电源中线是有工作接地的，但由于难于

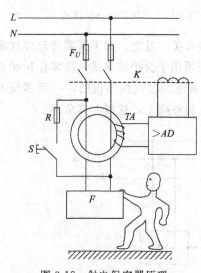

图 3-18 触电保安器原理

严格管理，检修后相线和中线有时会换位，线路也比较混乱，因此不宜采用保护接零。在没有正确安装单相三眼插座或三相四眼插座的地方，不宜采用自来水管或暖气管做接地或零线，因为这时如果碰壳故障电流不足以使熔断器的熔体熔断时，自来水管或暖气管会带电，危及他人的安全。

在这些情况下，使用触电保安器是防止触电事故的有效措施，触电保安器有单相的，也有三相的，其原理如图 3-18 所示，图中 TA 是电流互感器，AD 是电子放大器，K 是漏电脱扣器，R 是试验电阻，S 是试验按钮，F 是负载。在正常情况下，由相线穿过电流互感器 TA 的环形铁芯进入负载的电流和由负载穿过环形铁芯流回中线的电流大小相等方向相反，环形铁芯中的合磁通为零，TA 副边线圈中不产生感应电势，触电保安器处于正常供电状态，当相线通过电气设备的金属外壳漏电或人触及金属外壳通过人体有触电电流时，穿过环形铁芯流回中线的电流要小于由相线进入负载的电流。环形铁芯中的合磁通不为零。TA 副线圈产生感应电动势，经电子放大器 AD 放大后，就会使漏电脱扣器 K 动作，切断故障电路，从而保证了人身安全。触电保安器的额定漏电动作电流有 15mA 和 30mA 两种，为了检查触电保安器工作是否可靠，可按一下试验按钮 S，借以模拟漏电情况来检验。

五、静电的危害与预防

大家知道，静电主要是由于物体之间的相互摩擦而产生的，静电危害的预防是一种专门的技术。静电荷的聚集往往会产生几万伏的高压，它可以造成许多危害。纺纱机工作时产生的静电会影响到成纱。印刷机工作时产生的静电产生连续印刷。高压静电能够把计算机中的集成器件击穿，在有爆炸性混合物的场所，其浓度在爆炸极限之内，并且火花的能量超过爆炸性混合物的最小引燃能量时，就会引起爆炸和起火，造成人员及财产的巨大损失。例如，曾经有大型油轮和巨型飞机因静电引起爆炸和起火。

随着石油、化工、塑料、橡胶、化纤、造纸、印刷、面粉及金属粉尘等工业的发展，静电的问题日益突出，也越来越被人们重视了，为了预防静电的危害，必须了解静电的产生和聚集的条件。通常由三个条件所决定：首先必须有低导电性的生产物料，如油、纸、化纤等；其次必须有摩擦生电的生产工艺条件，如摩擦、高流速、冲击、过滤、粉碎等；最后还必须有聚集电荷的条件，如金属设备没有接地，空气干燥，电荷消失太慢等。

人们常针对静电的产生和聚集的具体情况，采取相应的措施来预防静电的危害，常用的措施有：

1. 控制静电的产生

在低导电性物质（如塑料、橡胶、化纤等）中掺入少量导电物质，以增加其导电性。改进生产工艺，如降低气体、液体的流速，减少摩擦。在大型计算机房安装防静电地板等。

2. 使静电荷从带电体上泄漏

对于一切可能产生静电的金属部件，如金属管口及容器、滚筒等金属旋转体、油罐车、导电地板等都应该接地，使电荷向大地泄漏，防止静电的聚集。另外，还可以适当增加空气的相对湿度等。

3. 利用异极性电荷中和静电

如装设消电器、向带电体吹入带异性电荷的"离子风"等。除此之外，在静电危险场所，工作人员还必须穿着防静电的衣服和鞋袜等。降低爆炸性混合物在空气中的浓度也是一个很重要的措施。

上面重点介绍了电气设备的额定值和电气设备的保护接零等问题，这些都是为了保护人身及设备的安全所必须具备的知识。必须强调，在使用电气设备之前，要先看铭牌或说明书，了解其额定值，检查电源电压是否符合该设备的额定电压。有的设备除施加额定电压外，还要限制其使用电流不要超过额定值。在使用电气设备时，根据工作场所触电危险性的大小，采取适当的预防触电的措施，学会使用单相三眼插座，但接线必须正确，否则反而会增加触电的危险性。不可采用自来水管或暖气管做接地、接零保护。

第三节　触电事故的紧急救护

一、触电事故的现场急救

1. 抢救原则

（1）若触电者未失去知觉或只是一度昏迷后已恢复知觉，应继续保持安静，观察 2～3

小时，并请医生治疗，尤其是对触电时间较长者，必须注意观察，以防意外。

（2）要有充分的抢救信念，由于触电或雷击造成的人身死亡事故中，应当认为绝大部分都处在"假死"状态，只要抢救及时、得法，其中大多数可以救活。

（3）要一直坚持抢救，直到触电者"复活"或经医生判断确实已死亡为止，有的触电者经抢救半小时甚至 4 小时后也有"复活"的。

（4）动作要快，方法、步骤要正确。

2. 抢救步骤

（1）解脱电源

这是首要的、必须的、关键的第一步，应用正确的方法以最快的速度使触电者解脱电源，并且应记住，当被断开的部分有足够的电容时必须先进行放电并接地。

在一般低压线路上的用电设备发生触电时，应优先考虑接线开关，切断用电设备电源，若无法迅速做到这一点，则可利用不导电的物体如干燥的木棒、衣服、绳子等使触电者脱离电源，也可穿绝缘鞋或站在干燥的木板上使触电者摆脱带电部分，最好用一只手裹上围巾、呢帽等绝缘物，再去接触被害者的身体裸露部分，用绝缘钳子剪断或用干燥竹子、木棒挑开触电者身上的电线也是一种迅速解脱电源的措施，即使拉触电者的衣服，也以一只手为宜。

当触电的人处于高处时，应防止脱离电源后从高处摔下来。

（2）实施抢救

立即将脱离电源后的触电者仰卧在硬木板上，检查其知觉、呼吸和心脏跳动情况。

① 对于神志清醒者，可让其静卧，观察一段时间应注意保暖。

② 对于已停止呼吸者，应立即进行人工呼吸。

③ 对于呼吸和心脏均已停止者，必须立即进行人工呼吸和体外心脏按摩。

④ 若触电者带有外部出血性外伤时，应首先及时包扎止血。

二、人工呼吸与体外心脏按摩

抢救触电者，应当牢记"时间就是生命"这句话，只要触电者一脱离电源就应立即进行现场抢救，若现场的人数有限时，就应保证进行抢救的需要，至于找医生、救护车等也只能在抢救的同时让其他人员去完成，更不能为一些枝节问题如事故的原因、想什么办法处理等等争论不休而耽误时间，即使来了救护车，也应在运送途中继续进行抢救，不能停止。

现代医学证明，心脏停止跳动与停止呼吸者，在 1 分钟内进行抢救，苏醒率可以超过95%，3 分钟内抢救，苏醒率为 75%，5 分钟后抢救，苏醒率为 25%，而经过 6 分钟后再抢救，苏醒率将低于 10%，并且，脑中血液若停止 5 分钟，则导致部分脑细胞损害而不能恢复，即使救活也会留下后遗症。

在现场，检查心脏有无搏动是首要的，由于触电造成死亡多数是心脏先停止跳动，然后再停止呼吸，因此一旦发现受害者的心脏停止跳动，就应毫不犹豫地立即同时进行体外心脏按摩与人工呼吸。

1. 人工呼吸法

在做人工呼吸前，应首先做以下准备工作：

（1）迅速解开触电者身上一切妨碍呼吸的衣物，打开领口，松开裤带，去掉围巾等。

（2）清除触电人口中的杂物，如有假牙也应去掉。

（3）在颈后部填入衣服等物，使头能尽量后仰，以确保呼吸道通畅。

（4）若触电者舌头缩入而妨碍呼吸，则必须将舌头拉至下颊。

（5）在触电者口上罩一个适当层数的纱布口罩。

实践证明，口对口人工呼吸法的效果要比传统的摆手扩胸法、挤压横膈膜法等有效得多，因此完全取代了传统的老方法。传统方法的人工呼吸每次换气量约为 130～150ml；而采用口对口呼吸每次换气量可达 1000～2000ml 之多，我们知道，一般正常人每次呼吸气量约为 5000ml 左右。口对口人工呼吸法也称为**对口吹气法**，在特殊情况下也可以口对鼻吹气，具体作法是：每隔 5 秒用力向触电者口中吹一口气，每分钟吹 12 次，吹气时应捏紧鼻子，吹完气后应迅速松开口、鼻，让患者自己呼气。

当人工呼吸进行到有好转的迹象时，应暂停人工呼吸数秒钟以等待病人自主呼吸，当确信病人已有自主呼吸时，则人工呼吸的频率应当与自主呼吸的频率一致。

在患者恢复了正常呼吸后，心脏还是很虚弱的，仍应静卧一段时间，以免因过早站立行走，而再次失去知觉。

2. 体外心脏按摩法

在认识到体外心脏按摩的有效性之前，对于心脏停止跳动的触电者往往束手无策或确定为死亡，只有到医院用剖开胸腔进行体内心脏按摩的方法抢救，但是，早在1700 多年前，我国的医书《华佗医经》中已有关于体外心脏按摩的记载，当时曾用这一办法救活过自缢致死的假死者。

1960 年，约翰·霍普金斯大学的克温霍文又论证了体外心脏按摩法的有效性，使得心脏停止跳动的触电者的死亡率大为降低，这是用于现场迅速抢救触电死亡的假死者较简单、易行而且有效的方法。

应用这种方法时要解开触电者的衣服，让患者仰卧在硬木板或硬地面上，用手掌根部压迫人体的心脏部位，直至身体表面皮肤下陷 4～5cm 为止，每分钟压 60～80 次，当部位和方法适当时，身旁的助手可感觉到受害者颈部脉搏的跳动。

一般情况下，体外心脏按摩必须与人工呼吸法同时进行。若由两人进行抢救则可以分工负责，一人进行人工呼吸，一人进行体外心脏按摩，相当于每按 5 次心脏向触电者口中吹一口气，也可用 7∶1 的配合方法。若只有一人进行抢救时，则每按 15 次心脏，再向触电者口中吹两口气比较好。若抢救见效时，触电者已经放大的瞳孔可以缩小，面色也会好转，但无论抢救是否有效，均应坚持到底。

若对儿童进行人工呼吸和体外心脏按摩时，吹气量和挤压量均应适当控制，以免损伤器官，心脏按摩速度为每分钟 100 次左右。

三、触电患者的护理

抢救见效、触电者恢复知觉后，要注意防止他突然起来狂跑，造成新的事故，必须静卧一段时间以待稳定情绪，防止体力不支而再度衰竭。

应当注意的是，对触电造成的"假死者"，千万不能用强心剂或升压药来抢救，否则只会导致无法抢救的局面。

本 章 小 结

1. 电气照明就是用电使物质发光，实现照明。常用的电光源有白炽灯、荧光灯、高压水银荧光灯、长弧氙灯、碘钨灯。并了解他们的工作原理，以及他们的优缺点。明白常用照明灯线路，掌握电气照明故障与检修。

2. 如果超过电气设备的额定值来使用就会造成损坏，甚至引起火灾，掌握安全用电的知识是十分必要的。

3. 掌握一些设备的额定值，如电阻性负载的额定值；交流铁芯线圈电感性负载的额定值；电容器负载的额定值；电压源及导线的额定值。

4. 引起内部器官创伤时，称为电击，引起外部器官创伤时，称为电灼伤。

5. 触电事故是多种多样的，根据触及带电体方式的不同，大致可分为跨步电压触电、两线触电、单线触电和接触漏电设备的金属部分触电等四种情况。

6. 决定电击伤害程度的因素有：电流的大小、电流通过人体的持续时间、电流通过人体的途径。

7. 为了预防电流对人体的伤害，必须采取一些相应的安全措施。非电气工作者常见的措施如下：安全电压；单极开关的安装；保护接地；保护接零；触电保安器。

8. 人们常针对静电的产生和聚集的具体情况，采取相应的措施来预防静电的危害，常用的措施有：控制静电的产生；使静电荷从带电体上泄漏；利用异极性电荷中和静电。

9. 在遵循触电事故现场急救原则的前提下，抢救步骤为：解脱电源；实施抢救。

10. 掌握人工呼吸法和体外心脏按摩法。处理好触电患者的护理。

习 题 三

3-1 常用的电光源有哪几种？

3-2 简述日光灯工作原理。

3-3 安装白炽灯线路要注意哪几点？

3-4 叙述白炽灯不亮和灯光暗淡的主要原因。

3-5 分析日光灯闪烁或抖动的故障原因。

3-6 若启辉器烧坏，如何应急起动日光灯？

3-7 某电子仪器的印刷电路板上，有个 510Ω 的电阻坏了。有人买了个 510Ω、$0.125W$ 的电阻换上之后，测得其工作电压为 $11.6V$。过了一会儿又坏了。请问这是为什么？应当怎样去购买电阻。

3-8　有一个 220V、15W 的白炽灯和另一个 220V、40W 的白炽灯串联起来，接在 380V 的电源上，请问这两个灯泡哪一个更亮些？它们能否正常工作？请用额定值的概念进行解释。

3-9　有一单相用电设备，其额定电流为 4A，接在 220V 的单相电源上，熔断器的熔体的额定电流为 5A，为防止触电，采用了接零保护。假设电源内阻为 0.05Ω，相线及中线电阻为 0.15Ω，试求相线碰壳时的故障电流。问接零保护能否起到保护作用？

3-10　如上题的用电设备采用接地保护，三相四线制电源的工作接地电阻为 4Ω。若取相线碰壳时的接地故障电流为 10A，试求接地电阻的最大值为多大？接地电阻大于 40Ω 时接地保护能否起到保护作用？其结果如何？（注：有人认为，当接地故障电流能使熔断器的熔体熔断或使开关切断，不得已时亦可采用接地保护）

3-11　有一台电子仪器通过单相双眼插座与电源相联接，用内阻为 10MΩ 的数字电压表测得其外壳对"地"电压为 165V，当用内阻为 40kΩ，量程为 300V 的交流电压表测量时，几乎测不出电压值，请问这是为什么？当人触及外壳时会不会触电？

3-12　简述触电事故的现场急救原则与步骤。

第四章

常用半导体器件

半导体器件是电子电路中的关键部件，在现代各类医药电子仪器设备中，都离不开半导体器件。它具有体积小、耗电少、寿命长和耐震动等特点，广泛应用于医药电子设备领域。本章将主要介绍常用半导体器件的基本结构、工作原理、运行特性和主要参数等，为进一步研究各种医药电子仪器设备打好基础。

第一节 半导体的基础知识

按照导电能力的不同，一般将物质分为导体、半导体和绝缘体三类。半导体的导电能力介于导体和绝缘体之间，大多呈晶体结构，因此通常把半导体称为**半导体晶体**。目前应用最多的半导体材料是硅（Si）和锗（Ge）。

一、半导体的导电特性

物质导电能力的强弱，是由物质内部原子间的结合方式和原子本身结构的不同所决定的。

1. 本征半导体

纯净且原子排列整齐的半导体称为**本征半导体**。如硅和锗的单晶体。以硅为例来说明半导体的导电机理。硅是四价元素，它有四个价电子，这些价电子分别与相邻的四个硅原子的价电子组成共价键结构。在绝对零度时，这些价电子都处于稳定状态，此时纯净的硅半导体中没有自由电子，可看成一个绝缘体。在常温下，由于物质的热运动，少数价电子将挣脱共价键的束缚，成为自由电子，那么在电子原来的位置处就留下一个空位，称为**空穴**，形成电子-空穴对，自由电子和空穴都可以在半导体中自由移动。温度越高，产生的电子-空穴对就越多。这种本征半导体在热和光的作用下产生电子-空穴对的过程称为**本征激发**。空穴的移动方式是由空穴的原子把相邻原子中的价电子吸引过来，填补这个空穴，同时在这个相邻原子中就出现一个新的空穴。有空穴的原子缺少一个价电子，带有正电荷，所以空穴的移动就像一个正电荷在移动。如果在外电场的作用下，自由电子和空穴就能做定向运动，形成电流。空穴和自由电子统称为载流子。自由电子在运动中填补空穴的过程称为**复合**。

2. 杂质半导体

在一定温度下，本征半导体的电子-空穴对数量较少，导电能力也较弱，使用价值不是很大。但电子-空穴对的产生对温度十分敏感，它随环境温度的升高而显著增加，其导电能力也显著增强。在本征半导体中掺入其他微量元素，掺入的这些元素对半导体基体而言称为**杂质**，掺有杂质的半导体，就称为**杂质半导体**。根据所掺入杂质的不同，杂质半导体分为两种类型，一种称为 **P 型半导体**，另一种称为 **N 型半导体**。

（1）P 型半导体

如在本征半导体硅中，掺入少量的三价元素硼（或铝、铟），由于掺入的硼元素很少，因此整个晶体的结构基本不变，只是某些位置上的硅原子被硼原子所代替。因为硼是三价元素，其外层只有三个价电子，当它与相邻硅原子组成共价键结构时，其中一个键上缺少 个电子，形成一个空穴，这样邻近的束缚电子如果获取足够的能量，有可能填补这个空位，从而产生新的空穴，因此 P 型半导体主要靠空穴导电。由于掺入的杂质硼的每个原子都可提供一个空穴，从而使掺硼的硅晶体中，空穴的数目大为提高，因此导电能力也大为提高。这种主要靠空穴导电的半导体称为**空穴型半导体**，简称为 **P 型半导体**。应该指出，在 P 型半导体中参与导电的，除数目很多的空穴外，还有少量由于本征激发而产生的自由电子，为了便于区别，在 P 型半导体中前者称为**多数载流子**，后者称为**少数载流子**。

（2）N 型半导体

如在本征半导体硅中掺入微量的五价元素磷（或砷、锑），一个磷原子与相邻四个硅原子组成共价键以后，还多余一个价电子，这个价电子受原子核的束缚很弱，很容易成为自由电子。相对而言，这种半导体中自由电子数目较多，它主要靠自由电子导电，称为**电子型半导体**，简称为 **N 型半导体**。在 N 型半导体中空穴是少数载流子，而自由电子是多数载流子。

必须指出，不论是 P 型半导体还是 N 型半导体，对整块半导体来讲都是呈电中性。例如，在 N 型半导体中，磷原子的一个多余的价电子成为自由电子后，使磷原子本身成为正离子，但就总体而言，还是电中性的。

二、PN 结的形成及其特性

1. PN 结的形成

当用一定的工艺方法把 P 型和 N 型半导体紧密地结合在一起的时候，就会在它们的结合处形成一层带电的空间电荷区，称为 PN 结，PN 结是晶体管最基本的结构。

由于 P 型半导体中空穴浓度高，N 型半导体中电子浓度高，因此当把 P 型半导体和 N 型半导体结合在一起时，自由电子就会从高浓度的 N 区向低浓度的 P 区扩散，并与 P 区空穴复合；同样 P 型半导体中的空穴也会向 N 型半导体中扩散，其结果在两类半导体的交界面附近就形成了一个空间电荷区，这一区域称为 PN 结。如图 4-1 所示。在空间电荷区形成一个电场，称为**内电场**，用 E_i 表示，其方向由 N 区指向 P 区。显然内电场将阻挡多数载流子的继续扩散。但 P 区的少数载流子（电子）和 N 区的少数载流子（空穴）却在内电场的作用下产生漂移运动，当扩散运动与漂移运动达到动态平衡时，空间电荷区即 PN 结的厚度也就固定下来了，这个厚度很薄一般为 $0.5\mu m$。由于 PN 结的内电场 E_i 有阻挡多数载流子扩散运动的作用，所以 PN 结又称为**阻挡层**。PN 结的电位差一般随半导体材料的不同而不同，对于锗半导体大约为 $0.2\sim0.3V$，硅半导体大约为 $0.5\sim0.7V$。

PN 结的两个离子层，分别带有正、负电荷，与平行板电容器带电时的作用相类似。通

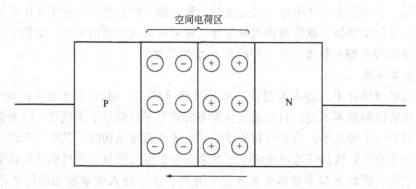

图 4-1　PN 结的形成

常将这种电容称为结电容，结电容的数值随外电压而变化，一般很小，只有几个 PF（皮法）。

2. PN 结导电性能的差异

（1）当在 PN 结两端加上正向电压时，PN 结处于导通状态。如图 4-2(a) 所示，当外电源的正极接 P 区，负极接 N 区时，称为 PN 结加**正向电压**，也称为正向偏置。如果用 E_o 来表示外电场，显然正向偏置时 E_o 与 PN 结的内电场 E_i 的方向相反，因而削弱了内电场，使空间电荷区变窄，有利于扩散运动的进一步进行，而不利于漂移运动，因此多数载流子可顺利地通过 PN 结，形成较大的电流，这个电流称为**正向电流**。在正向导电时，PN 结呈现的电阻，称为**正向电阻**，其值一般很小。

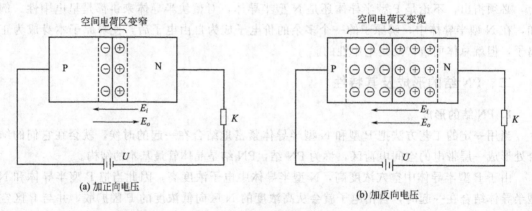

(a) 加正向电压　　　　　　　　　　　　　　　　(b) 加反向电压

图 4-2　PN 结的单向导电性

（2）当 PN 结两端加上反向电压时，PN 结处于截止状态，如图 4-2(b) 所示。当外电源的正极接 N 区，负极接 P 区时，称为 PN 结加反向电压，也称为**反向偏置**。此时外电场 E_o 与内电场 E_i 方向一致，使内电场进一步加强，导致空间电荷区进一步变宽，其内电场力远大于扩散力，扩散无法进行，没有正向电流。这时只有少数载流子受外电场的作用而越过 PN 结，电路中将出现微小的漂移电流，称为**反向电流**。当外加电压足够大时，全部少数载流子都参与了导电，这时即使再增加反向电压，反向电流也不再增大，达到了饱和状态，这个电流称为反向饱和电流。对于硅管，反向饱和电流一般约为 $0.1\mu A$。因为少数载流子是由热运动产生的，所以温度越高，反向饱和电流亦越大。

由此可见，当 PN 结处于正向偏置时，电阻值很小，有较大的正向电流，呈导通状态。反向偏置时电阻值很高，只有微小的反向电流（一般可略去），呈截止状态，这种正向导通，反向截止的特性，称为 PN **结的单向导电性**，它是 PN 结的最重要特性。

第二节　晶体二极管

一、晶体二极管的结构及特性曲线

1. 二极管的结构

晶体二极管是由一个 PN 结加上相应的电极引线和管壳做成的。通常用图 4-3(a) 的符号表示，箭头指向表示正向导通方向，即为电流方向。它具有两个电极，从 P 型半导体上引出的电极，称为**正极或阳极**，由 N 型半导体上引出的电极称为**负极或阴极**。按照半导体二极管的结构，可以把它分为点接触式和面接触式两种，图 4-3(b) 为点接触式，图 4-3(c) 为面接触式。

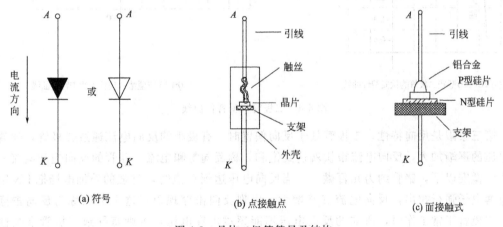

(a) 符号	(b) 点接触点	(c) 面接触式

图 4-3　晶体二极管符号及结构

点接触式结构，是由一根金属触丝与半导体晶片形成点接触，PN 结的面积很小，结电容很小，不能承受较大的正向电流和较高的反向电压，只能通过较小电流，一般适用于高频检波和脉冲电路。

2. 二极管的特性曲线和方程

二极管的性能用加到二极管两端的电压与流过二极管的电流之间关系的曲线来表示，称为**二极管的伏安特性曲线**，它反映了二极管的单向导电性。如图 4-4 所示，给出了一个硅和锗的二极管的伏安特性曲线。第一象限是正向特性，当二极管处于正向偏置时，外加电压很小（小于 0.5V）时，外电场还不足以克服内部电场对多数载流子扩散运动所造成的阻力，这时正向电流很小（OA 段），二极管呈现较大的电阻。这段虽有正向电压加入，但正向电流几乎为 0，该区域称为**死区**，相应的电压称为**死区电压**。对于硅管死区电压约为 0.5V 左右，对于锗管死区电压一般略低于 0.2V。当外加电压大于死区电压，内电场大大被削弱，二极管内阻变小，电流随着电压的增长而迅速上升，形成二极管的正常工作区（AB 段），在正常工作区的管压降，硅管通常为 0.7V 左右，锗管为 0.2～0.3V。同一种材料或同一种型号的各个二极管的管压降并不完全一致，这种情况反映了半导体器件参数的分散性。

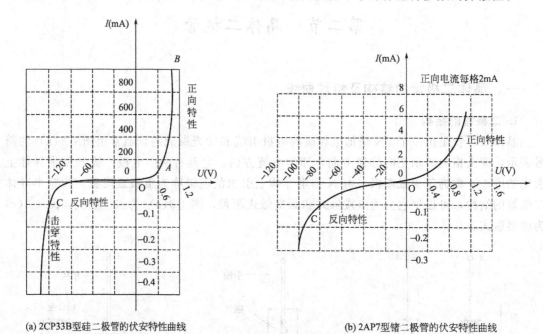

(a) 2CP33B型硅二极管的伏安特性曲线　　　　　　(b) 2AP7型锗二极管的伏安特性曲线

图 4-4　二极管伏安特性曲线

第三象限是反向特性，二极管处于反向偏置时，有极小的反向电流通过二极管，随着反向电压的逐渐加大，反向电流很快就达到饱和，称**反向饱和电流**，硅管的反向饱和电流一般在几十微安以下，锗管约为几百微安。当反向电压达到 C 点时，过强的外加电场把 PN 结中的束缚电子强行拉出，反向电流突然增大，出现反向击穿现象，这个电压称为**反向击穿电压**。二极管正常工作时，所加的反向电压不能超过击穿电压，否则将导致二极管永久性的损坏。

由于 PN 结是所有半导体器件的基础，所以它的伏安特性就具有普遍的意义，可以据此来描述二极管伏安特性的表达式（方程）。根据固体物理学中有关 PN 结的研究，晶体二极管电流与端电压的关系，可由下式表示：

$$I = I_s \left[e^{(qU/kT)} - 1 \right] \qquad 4\text{-}1$$

式 4-1 中，q 是电子的电量，等于 1.6×10^{-19}C，T 是绝对温度，单位为 K，k 是玻尔兹曼常数，等于 1.38×10^{-23}J/K。I_s 为反向饱和电流，是一个与外加电压无关的系数。在常温 25℃（$T = 298$K）时 $q/kT = \dfrac{1.6 \times 10^{-19}}{1.38 \times 10^{-23} \times 298} = 39$V^{-1}，因此常温下的电压当量 $U_T = kT/q \approx \dfrac{1}{39}$V ≈ 26mV。所以式 4-1 也可以写成：

$$I = I_s \left[e^{(U/T_T)} - 1 \right] \qquad\qquad 4\text{-}2$$

如果 U 是正数，即正向偏置时，若 U 比 26mV 大很多，则 $e^{(U/U_T)} \gg 1$，$I = I_s e^{(U/U_T)}$，说明管子的电流与电压成指数关系（见图 4-4a 正向特性 AB 段），此时只要二极管的端电压稍微增大一点，电流就会增大很多；若 U 为负数，即反向偏置时，且它的绝对值也比 26mV 大很多，则 $e^{(U/U_T)} \ll 1$，则 $I = -I_s$，基本上是一个常数，即前面所说的反向饱和电流与所加电压无关（见图 4-4b 反向特性 OC 段）。应当指出的是，式 4-2 不能描述二极管反向击穿的情况。

二、二极管的主要参数

1. 最大平均整流电流 I_F

最大平均整流电流是指二极管长期安全运行允许通过的最大正向平均电流。它由 PN 结的面积和散热条件所决定，使用时应注意通过二极管的平均电流不能大于这个数值，并满足散热条件，否则会导致二极管的损坏。

2. 最高反向工作电压 U_R

二极管反向电压若达到反向击穿电压时，反向电流剧增，二极管单向导电性被破坏。一般使用时最高反向工作电压约为击穿电压值的一半。

3. 反向饱和电流 I_S

这个电流越小，说明管子的单向导电性能越好，它对温度很敏感，温度升高，反向电流显著增大。例如硅二极管的环境温度从 25℃ 上升到 140℃ 时，它的反向饱和电流将增加 1000 倍。

4. 最高工作频率 F_M

最高工作频率取决于二极管的结电容。当频率较高时，PN 结电容的容抗变得很小，此时反向电流就不能忽略了。结电容的存在造成高频电流容易通过，失去了单向导电性，因此，每一种二极管都规定了最高的工作频率。

三、稳压管

1. 稳压管的结构和伏安特性

稳压管又称为**齐纳二极管**，它是经过一种特殊工艺制成的晶体二极管，它与普通二极管的区别在于工作在反向击穿区，因此在外电路中要设有限流措施，以保证 PN 结的击穿是可逆的，即当外加电压切断后，PN 结的阻挡层仍可恢复，只要反向电流小于它的最大工作电流 I_{Zmax}，管子就不会被烧坏。如图 4-5a 所示是硅稳压二极管的伏安特性，如图 4-5b 所示是硅稳压二极管的表示符号，从图中可以看出稳压二极管的正向特性与普通二极管完全一样。其反向特性则不同。当稳压二极管所加的反向电压小于 A 点反向击穿电压 U_{Zmax} 时，它的反向特性和通常的二极管一样，稳压二极管的反向电流也很小，以 I_{Zmin} 表示，当反向电压大于 U_{Zmin} 后，反向电流随反向电压的增大而急剧增加。稳压二极管工作在伏安特性曲线 AB 段上。尽管反向电流在很大范围内变化，但管子两端的电压基本上保持不变，这就是稳压作用。当然管子由击穿转化为稳压必需有一定的保障条件和措施，一是制作工艺上应加以保证，二是外部电路中应有限制电流的措施，当流过稳压管的反向电流超过 B 点的最大工作电流 I_{Zmax} 后，稳压管因过热而损坏。同样，与最大工作电流 I_{Zmax} 相对应的电压 U_{Zmax} 是它最高的工作电压。

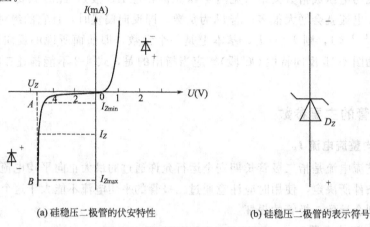

(a) 硅稳压二极管的伏安特性　　　　　(b) 硅稳压二极管的表示符号

图 4-5　稳压管的伏安特性和符号

2. 稳压管的主要参数

（1）稳定电压

它是指稳压管正常工作情况下的电压。因为制作工艺及环境温度的差异，会引起同一型号稳压管工作电压的分散性，例如 2CW18 型稳压管，其稳定电压范围为 10V 到 12V 左右。

（2）稳定电流

它是指稳压效果较好的一段工作电流，其变动范围在 I_{Zmin} 和 I_{Zmax} 之间，晶体管手册中给出的稳定电流多为推荐的使用值。

（3）电压温度系数

是指温度每增加 1℃ 时，稳压值所升高的百分数，表明稳压值受温度变化的影响。例如 2CW18 的电压温度系数是 ＋0.095％/℃，这就是说，温度每增加 1℃，它的稳压值将升高 0.095％，如果在 20℃ 时的稳压值是 11V，那么在 50℃ 时的稳压值将是：

$$11+\frac{0.095}{100}\times(50-20)\times11\approx11.3V$$

一般情况下，低于 6V 的稳压管，其电压的温度系数是负的（即当温度升高时，稳压值降低），高于 6V 的稳压管，电压温度系数是正的。而在 6V 左右的管子，稳压值受温度的影响就比较小。因此，在电压稳定度要求较高的情况下，一般常选用 6V 左右的稳压管。在要求更高的情况下，还用两个温度系数相反（一正一负）的管子串联作为温度补偿。例如 2DW7 这一类的稳压管内部就包含了一个硅稳压管和一个作为温度补偿用的硅二极管，如图 4-6 所示，1、2 两端可任意连接，中间引出的 3 端供单独使用一个稳压管时用。

（4）动态电阻

动态电阻 r 是衡量稳压管性能好坏的基本指标，其值为正常工作区的电压变化量 ΔU 与电流变化量 ΔI 的比值。即：

$$r=\frac{\Delta U}{\Delta I}$$

如图 4-5 所示，动态电阻 r 愈小，稳压管伏安特性曲线中的 AB 段愈陡，其稳压性能就愈好。

（5）最大耗散功率

稳压管反向电流通过 PN 结产生功率损耗的允许值，一般约为几百毫瓦到几瓦。

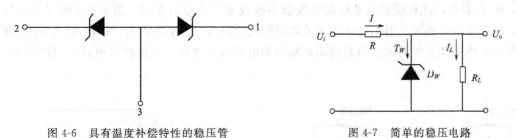

图 4-6　具有温度补偿特性的稳压管　　　　　图 4-7　简单的稳压电路

3. 简单的稳压电路

如图 4-7 所示，是一个最简单的稳压电路。由于该电路所用的元件少，又能取得一定程度的稳压效果，所以应用比较广泛。图中 R 为限流电阻，R_L 为负载电阻，D_W 为稳压管，由于稳压管是用来稳定负载电压，所以将稳压管与负载 R_L 并联，并且使稳压管处于反向偏置，使其工作在击穿区。稳压电路的输入电压 U_i 等于限流电阻 R 两端电压 U_R 与输出电压 U_o 之和，稳压电路的输入电流 I 等于稳压管的工作电流 I_W 与负载电流 I_L 之和。

一般情况下引起输出直流电压波动的原因主要有两个：一是电网电压的波动，二是负载电流的变化。

当电网电压的波动使输入电压 U_i 升高，造成输出电压 U_o 上升时，稳压管电压的微小上升导致电流 I_W 的较大增加，总电流随之有较大增加，电阻 R 两端电压降 U_R 也随之增加，几乎足以克服 U_i 的升高，从而保持 U_o 基本不变。

当负载电流 I_L 在一定范围内变化时，也可由稳压管的电流来补偿。若负载电流 I_L 增加导致 U_o 下降时，I_W 会相应减小来补偿 I_L 的增加，使 $I＝I_W＋I_L$ 基本不变，从而保持 U_o 基本不变。反之，I_L 减小时 I_W 相应增加，使 I 基本不变，从而保持 U_o 基本不变。

第三节　晶体三极管

一、晶体三极管的结构和符号

晶体三极管简称为**三极管**，它是通过一定的制作工艺将两个 PN 结紧密结合在一块半导体上的半导体器件，再引出三个电极，然后封装加固而成，根据 PN 结的组合方式不同，晶体三极管可分为 NPN 和 PNP 两种类型。根据使用的材料不同，有锗管与硅管之分，锗管多是 PNP 型，硅管多是 NPN 型。如图 4-8 所示，图的上部表示三极管的结构示意图，下部表示两种类型的三极管的符号。从图 4-8 中可以看出，无论是 PNP 型或是 NPN 型三极管，均分为三个区，即发射区、基区和集电区，从三个区分别引出三个电极，即发射极 e、基极 b 和集电极 c。

发射区和集电区都是同类型的半导体，均为 N 型或 P 型。发射区杂质的浓度要比集电区大，以便发射更多的载流子，集电区的面积较发射区大，以便收集载流子。基区总是做得很薄，约为几微米至几十微米，而且杂质浓度很低，这样就形成了两个靠得很近的 PN 结，基区和发射区之间的 PN 结，称为**发射结**，用 J_1 表示，基区和集电区之间的 PN 结，称为**集电结**，用 J_2 表示，这种结构使基极起着控制多数载流子流动的作用。图 4-8 中的三极管符号中，箭头方向均表示发射结处于正向偏置时的电流的方向。必须指出，PNP 型和 NPN 型三极管的工作原理是相同的，只是使用时所加的电源极性相反。在线路图中通常用符号 BG 表示三极管。

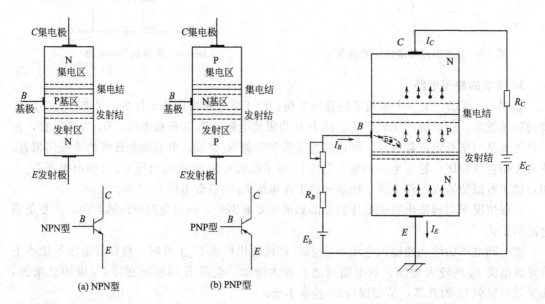

图 4-8 晶体三极管的结构示意图和符号　　　图 4-9 晶体管中载流子的运动情况示意图

二、晶体三极管的放大作用

晶体三极管具有放大作用和开关作用，下面主要讨论它的放大作用。开关作用在第八章直流电源中讨论。

1. 工作电压和电流分配

要实现三极管的电流放大作用，必须要给三极管各电极加上正确的电压，下面以 NPN型三极管为例进行重点分析。将三极管按图 4-9 进行连接，连接这种放大电路的原则是**发射结必须处于正向偏置，而集电结必须处于反向偏置，这是三极管的放大前提**。当这样连接时发射结处于正向导通，发射区的多数载流子，即电子能够大量涌入基区。同时基区的多数载流子，即空穴流入发射区，两者之和构成发射极电流 I_e，由于基区空穴浓度很低，可以认为发射极电流 I_e 主要是电子电流。电子进入基区以后，在基区中发射结附近的电子很多，在集电结附近的电子较少，这样就形成了电子浓度梯度，使电子继续向集电结扩散，因为基区很薄，电子的扩散很容易到达集电结。由于集电结上加上较大的反向电压（$E_c > E_b$），使扩散到集电结的电子受反向电压的吸引，大部分漂移到集电区，形成集电极电流 I_c。此外，还有少数进入基区的电子（大约 $1\% \sim 10\%$）与基区的空穴相遇而复合，被复合掉的这部分电子无法再继续扩散。由于基区的一部分空穴与电子复合，这样就需要电源 E_b 不断地向基极补充空穴，形成基极电流 I_b。显然发射极电流 I_e、基极电流 I_b、集电极电流 I_c 三者之间符合基尔霍夫第一定律。即

$$I_e = I_b + I_c \qquad\qquad 4\text{-}4$$

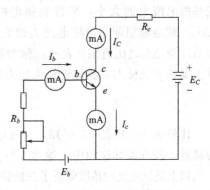

图 4-10　晶体管电流的测试电路

2. 三极管的放大作用

　　为了进一步了解三极管的各极电流 I_e、I_b、I_c 之间的关系和它的放大作用，在图 4-10 的偏置电路中，电阻 R_b 有调节电流的作用，称为**偏流电阻**，我们可以通过调节偏流电阻 R_b 的大小来改变偏置电路中的偏流，即 I_b 的数值。对于不同的 I_b 值，可测出对应的 I_c 和 I_e 的数值，如表 4-1 所列。再将表 4-1 中相邻二项相减，即得表 4-2 所列的基极电流变化量 ΔI_b 和集电极电流变化量 ΔI_c 的数值。

表 4-1	三极管各极电流的测量值及电流放大系数					
电流及放大系数	各电极的电流与放大系数值					
I_b(mA)	-0.001	0	0.01	0.02	0.03	0.04	0.05
I_c(mA)	0.001	0.01	0.56	1.14	1.74	2.33	2.91
I_e(mA)	0	0.01	0.57	1.16	1.77	2.37	2.96
$\bar{\beta} = I_c / I_b$			56	57	58	58	58

表 4-2	三极管各极电流的变化量			
电流及放大系数	各电极的电流与放大系数值			
ΔI_b(mA)	0.01	0.01	0.01	0.01
ΔI_c(mA)	0.58	0.60	0.59	0.58
$\beta = \dfrac{\Delta I_c}{\Delta I_b}$	58	60	59	58

　　从表 4-1 和表 4-2 可以得出如下结论：

　　(1) 由表 4-1 可得 $I_e = I_b + I_c$，即发射极电流等于基极电流与集电极电流之和。其中 $I_b \ll I_c$，故 $I_e \approx I_c$。因为基区的厚度和它的掺杂浓度在管子制作时就已确定，故扩散和复合的载流子数的比例关系也随之固定，因而集电极电流 I_c 和基极电流 I_b 总保持一定的比例关系。即对于一个特定的三极管来说，I_c 与 I_b 的比值几乎是固定的。如果用 $\bar{\beta}$ 来表示 I_c 与 I_b 的比值，$\bar{\beta}$ 称为**晶体管的直流电流放大系数**。从表 4-1 可见，直流电流放大系数 $\bar{\beta}$ 的数值几乎是恒定不变的。

　　(2) 当 $I_b = 0$ 或 $I_e = 0$ 时，集电极电流 I_c 并不等于零，$I_e = 0$ 时，$I_c = -I_b$（负值表示与图中 I_b 方向相反），此时的集电极电流称为**集电极反向饱和电流**，用 I_{cbo} 表示。当 $I_b = 0$ 时，$I_c = I_e$，此时的集电极电流称为**穿透电流**，用 I_{ceo} 表示，当温度升高时，它的数值随之增大，因此一般可用穿透电流 I_{ceo} 来衡量三极管受温度影响的程度和大小。

　　(3) 因为集电极电流 I_c 和基极电流 I_b 之间总保持一定的比例关系，这样就可以通过改

变基极电流 I_b 的大小，来控制集电极电流 I_c 的变化。实验发现，基极电流 I_b 的微小变化（ΔI_b）就能够引起集电极电流 I_c 较大的变化（ΔI_c），这种现象称为**晶体管的电流放大作用**。将 ΔI_c 与 ΔI_b 之比值用 β 表示，称为**晶体管的交流**（或动态）**电流放大系数**，因此交流电流放大系数 β 是标志着晶体管放大能力的一个基本参数，即：

$$\beta = \frac{\Delta I_c}{\Delta I_b}$$

4-5

比较表 4-1 和表 4-2 可知，直流电流放大系数 $\bar{\beta}$ 的数值与交流电流放大系数 β 的数值较为接近，故在实际应用中，通常 $\bar{\beta}$ 与 β 两者之间不必严格区分。

以上是从电流的角度分析了三极管的放大作用，下面我们从电压的角度来分析三极管的放大作用。调节偏流电阻 R 的阻值，使基极电流产生 ΔI_b 的变化，实际上就是使晶体管基极和发射极之间的电压产生 ΔU_{be} 的变化。从前面叙述的晶体管的电流放大作用得知，基极电流变化了 ΔI_b 就会引起集电极电流 ΔI_c 很大的变化，它在集电极负载电阻 R_c 上产生的电压变化为 $\Delta U_{Rc} = R_c \Delta I_c$。因此只要选用适当的 R_c，就能使 ΔU_{Rc} 比 ΔU_{be} 大很多倍，这样就实现了电压放大。

三、晶体三极管的特性曲线

晶体三极管的特性曲线，就是描述晶体三极管各极电流和电压之间相互关系的曲线。在任意一个三极管的放大电路中，都有输入端和输出端，共四个端点，而三极管只有三个极，因此必须将其中的一个极作为公共端。依据公共端的不同，三极管有以下三种不同的接法。

如图 4-11 所示，图中（a）是共发射极接法，（b）是共基极接法，（c）是共集电极接法。图 4-11 所示的电路是 NPN 型三极管三种不同的接法。对于 PNP 型三极管，只需把电源的正、负极与 NPN 型三极管接法相反就可以了。在实际设备中，常将输入输出和电源的公共端与机壳相连，作为零电位的参考点，称为接地。需要指出的是，当晶体三极管的公共端接法不同时，其特性曲线是不同的。这些特性曲线可以用专门的仪器（如晶体管特性图示仪）加以显示，也可以通过具体的实验电路进行测试。

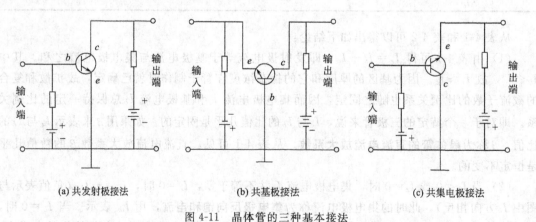

(a) 共发射极接法　　　　　(b) 共基极接法　　　　　(c) 共集电极接法

图 4-11　晶体管的三种基本接法

由于共发射极接法的放大电路最为常见，下面就以共发射极接法为例，讨论晶体三极管的特性曲线。

如图 4-12 所示的共发射极晶体管特性曲线测试电路，通过调节电位器 W_1，可以改变晶体三极管的输入电压 U_{be} 和输入电流 I_b；通过调节 W_2 可以改变输出电压 U_{ce} 和输出电流 I_c，这样就可以得出它们之间的关系，将测量的对应各点描绘成曲线，即为该晶体管电路的输入与输出特性曲线。

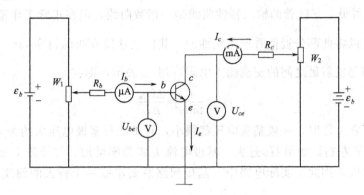

图 4-12 测量晶体三极管特性曲线的电路

1. 输入特性曲线

输入特性曲线是指当输出电压 U_{ce} 保持一定值（即 U_{ce}＝常数）时，晶体三极管的基极电流 I_b 与发射结电压 U_{be} 间的函数关系，即：

$$I_b = f(U_{be})$$

如图 4-13a 所示，是测得的输入特性曲线图，可分为以下两种情况加以分析：

（1）U_{ce}＝0 时，即集电极与发射极短路，三极管相当于两个正向偏置的并联二极管，如图 4-13b 所示。此时 I_b 与 U_{be} 的关系曲线（1）与二极管的正向特性曲线的形状相似。

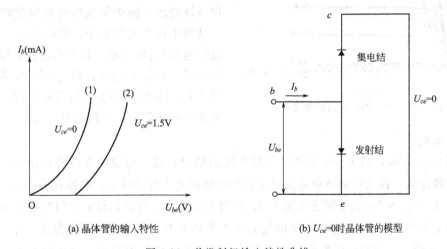

(a) 晶体管的输入特性　　　　(b) U_{ce}＝0时晶体管的模型

图 4-13 共发射极输入特性曲线

（2）U_{be}＞0 时，将 U_{ce}＝1.5V 的曲线（2）和曲线（1）进行比较发现，曲线（2）较曲线（1）向右移，说明在相同 U_{be} 的条件下，曲线（2）的 I_b 值减小；当 U_{ce}＞1.5V 时，所得曲线基本上与曲线（2）重合。这是因为只要 U_{be} 保持不变，则由发射区注入基区的自由电子数目就是一定的，同时集电结上的反向电压已经把基区中自由电子的绝大部分都吸引到集电极，此时即使再增加 U_{be} 的数值，I_b 值也不会有明显的变化，输入特性曲线的位置和形状基本不变，因此在晶体管手册中，给出的输入特性曲线，往往只有一二条就可以代表 U_{ce} 为更高值时的基本情况。

由图 4-13a 可见，三极管的输入特性曲线是一指数曲线，但在正常工作范围内，即曲线的上面部分，可以将此部分近似看作是线性的。我们把这段直线的斜率 $\tan\alpha = \dfrac{\Delta I_b}{\Delta U_{be}}$ 的倒数，称为三极管基极与发射极之间的交流输入电阻，用 r_{be} 表示，即：

$$r_{be} = \frac{1}{\tan\alpha} = \frac{\Delta U_{be}}{\Delta I_b} \qquad\qquad 4\text{-}6$$

在三极管正常工作时，一般基极电压都很小，对于硅管基极电压大约为 0.7V 左右，对于锗管约为 0.3V 左右。如果 U_{be} 过大，基极电流 I_b 将急剧增加，并导致 I_c 变得很大，会使三极管过热而烧毁，因此在实际电路中，基极回路总要串联一个较大的偏流电阻 R_b 以限制基极电流。

2. 输出特性曲线

输出特性曲线是指在基极电流 I_b 一定（当 $I_b=$ 常数）的情况下，晶体三极管的集电极电流 I_c 与集电结电压 U_{ce} 之间的函数关系，即：

$$I_c = f(U_{ce})$$

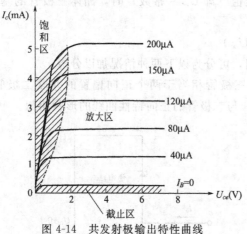

图 4-14 共发射极输出特性曲线

可用图 4-12 所示的电路测得三极管的输出特性曲线。图 4-14 是在不同的基极电流 I_b 的情况下，共发射极晶体管的一簇典型的输出特性曲线。图中每条特性曲线反映出在某一基极电流 I_b 的数值下，集电极电流 I_c 与集电结电压 U_{ce} 的关系。每一条特性曲线形状基本相似，只是 I_b 越大，对应的 I_c 就越大。在图 4-14 所示的晶体管三极管输出特性曲线中通常将晶体管的工作状态分为三个区域。

（1）截止区

如图 4-14 所示，当 $I_b=0$（相当于基极开路的情况）时，对应的那条特性曲线以下的阴影区称为**截止区**。截止区的特点是发射结和集电结都处于反向偏置，晶体管失去了放大的能力。此时 $I_c = I_{ceo} \approx 0$，就是穿透电流为 0，相当于集电极 c 与发射极 e 之间存在着极大的阻抗，即使集电极电压 U_{ce} 再增加，集电极电流 I_c 也基本不变，这种状态称为截止。当温度升高时，I_{ceo} 也增加，使整个特性曲线向上移动，晶体管特性受到影响。截止状态下，晶体管相当于一个断开的开关。

（2）饱和区

如图 4-14 所示，随着 U_{ce} 的减小，特性曲线族中每条曲线都向左下弯曲，当 U_{ce} 减小到一定程度时，不同 I_b 的输出特性曲线重合。I_b 不同，而 I_c 基本不变，说明 I_c 不受 I_b 的控制，晶体三极管失去放大作用，这种状态称为**饱和**。晶体管处于饱和状态时，U_{ce} 降到 0.5V 以下，$U_{be} > U_{ce}$，发射结和集电结都处于正向偏置，这时晶体管相当于一个开关处于接通的状态，输出特性曲线中 I_c 近于直线上升的左侧，称为**饱和区**。

（3）放大区

在基极电流 I_b 为正的不同数值时，各条输出特性曲线彼此平行，而且几乎平行于横轴。基极电流 I_b 有微小的变化，就会引起 I_c 较大的变化。即 I_c 主要受 I_b 的控制，而与 U_{ce} 基本无关。输出特性曲线中具有这种特性的区域，称为**放大区**，如图 4-14 所示的无阴影区。

晶体管工作在放大区才有放大作用。要使晶体管工作在放大区，必须使晶体管的发射结处于正向偏置，集电结处于反向偏置。

四、晶体三极管的主要参数

晶体管的参数是晶体管特性的简单描述，它是用来描述晶体管各方面的性能和其所适用范围的参数，在设计和调试电路时通常需参考这些参数，下面介绍几个主要的晶体管参数。

1. 电流放大系数

（1）直流电流放大系数 $\bar{\beta}$

当 U_{ce} 固定在某一数值时，I_c 与其对应的 I_b 的比值，用 $\bar{\beta}$ 表示，即：

$$\bar{\beta} = \frac{I_c}{I_b} \qquad (U_{ce} = 常数) \qquad\qquad 4\text{-}7$$

（2）交流放大系数 β

晶体管集电极电流的变化量 ΔI_c 与基极电流变化量 ΔI_b 的比值，称为**交流电流放大系数**，用 β 表示，即：

$$\beta = \frac{\Delta I_c}{\Delta I_b} \qquad (U_{ce} = 常数) \qquad\qquad 4\text{-}8$$

如果基极电流的变化量是正弦交流电流，则：

$$\beta = \frac{I_c}{I_b} \qquad\qquad\qquad 4\text{-}9$$

式 4-9 中，I_c 与 I_b 分别表示集电极电流和基极电流中的交流成分的有效值。

由于 $\bar{\beta}$ 和 β 的值很接近，因此在对电路参数做近似估算时，常用直流电流放大系数 $\bar{\beta}$ 来代替交流放大系数 β，一般晶体管的电流放大系数在十几至 200 之间。

2. 极间反向电流 I_{cbo} 和 I_{ceo}

（1）集电极-基极反向饱和电流 I_{cbo}

它是发射极开路时，集电结在反向电压作用下的集电极反向电流。它与单个 PN 结的反向电流一样，数值一般很小。小功率锗管的 I_{cbo} 约为 $10\mu A$ 左右，而硅管的 I_{cbo} 则小于 $1\mu A$。

必须指出，I_{cbo} 与温度的关系极大。温度一定时，它基本上是一个常量；当温度升高时，少数载流子随之增加，反向饱和电流 I_{cbo} 也随之增大。所以 I_{cbo} 是衡量晶体管温度稳定性的参数，通常它标志着晶体管集电结质量的好坏。

（2）集电极-发射极反向电流 I_{ceo}

它是基极开路时，集电极与发射极之间的电流。由于该电流从集电区穿过基区，到达发射区，故又称为**穿透电流**。I_{ceo} 与 I_{cbo} 有如下关系：

$$I_{ceo} = (1+\beta)I_{cbo} \qquad 4\text{-}10$$

由于 I_{cbo} 与温度的关系极大，加之 β 的放大作用，所以 I_{ceo} 对温度就更为敏感，它将直接影响晶体管电路的温度稳定性。因此穿透电流 I_{ceo} 也是衡量晶体管质量的一个重要指标，一般穿透电流 I_{ceo} 越小越好。在室温下，小功率锗管的穿透电流 I_{ceo} 约为几十微安至几百微安，硅管在几微安以下。

3. 共发射极晶体管的截止频率 f_β 和特征频率 f_T

晶体管的电流放大系数 β 在频率较低时不变，但在频率较高时，却随着频率 f 的增加而显著地下降，如图 4-15 所示，在低频时的 β 值，用 β_0 表示。当频率 f 增高，β 下降到 β_0 的 $\frac{1}{\sqrt{2}}$ 时，对应的这一频率称为这个管子的**共发射极截止频率**，用 f_β 表示。当频率 f 进一步增高，β 下降为 1 时的频率，称为这个管子的**特征频率**，用 f_T 表示。晶体管 β 随频率变化的关系，可用下式近似地表示：

$$\beta = \frac{\beta_0}{\sqrt{1+(f/f_\beta)^2}} \qquad 4\text{-}11$$

显然，当 $f \ll f_\beta$ 时，$\beta = \beta_0$；当 $f \gg f_\beta$ 时，则

$$\beta = \frac{\beta_0 f_\beta}{f} \qquad 4\text{-}12$$

或

$$\beta f = \beta_0 f_\beta$$

即 β 与频率 f 的乘积不变。当 $f = f_T$ 时，$\beta = 1$，由此得到

$$f_T = \beta_0 f_\beta \qquad 4\text{-}13$$

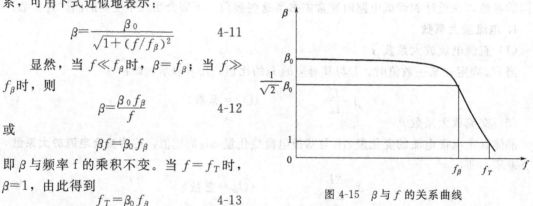

图 4-15 β 与 f 的关系曲线

4. 晶体管的输入电阻

晶体管基极与发射极间电压的变化量 ΔU_{be} 与基极电流的变化量 ΔI_b 之比，称为**晶体管的输入电阻**。

$$r_{be} = \frac{\Delta U_{be}}{\Delta I_b} \qquad 4\text{-}14$$

式 4-14 中，晶体管的输入电阻 r_{be} 的值可以由输入特性曲线求得。

如图 4-16a 所示，用 Q 点表示晶体管的工作状态，则自 Q 点的切线得到的三角形中，求出 ΔI_b 与 ΔU_{be} 之值，按式 4-14 即可求出 r_{be}。对于小功率低频管，r_{be} 还可以按下式 4-15 估算。

$$r_{be} \approx \left[300 + \beta \frac{26(\text{mA})}{I_c(\text{mA})}\right]\Omega \qquad 4\text{-}15$$

式 4-15 中 I_c 的值通常取 1～2mA。

5. 晶体管的输出电阻

当基极电流保持不变时，集电极与发射极之间电压的变化量 ΔU_{ce} 与集电极电流的变化量 ΔI_c 之比，称为**晶体管的输出电阻**，用 r_{ce} 表示

$$r_{ce} = \frac{\Delta U_{ce}}{I_c}$$

4-16

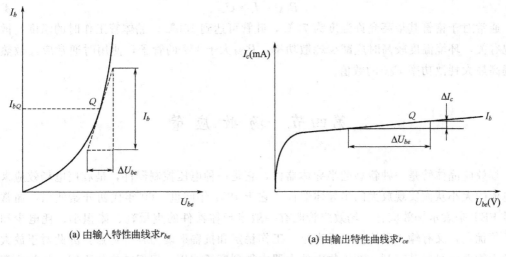

(a) 由输入特性曲线求 r_{be}

(a) 由输出特性曲线求 r_{ce}

图 4-16   晶体管的输入电阻 r_{be} 和输出电阻 r_{ce}

r_{ce} 的值可以由晶体管的输出特性曲线求出，如图 4-16b 所示。在图中 Q 点的附近，输出特性曲线是一段斜率很小的直线，r_{ce} 就是其斜率的倒数。在放大区中，这个线段接近于水平，斜率很小，所以 r_{ce} 很大，一般约为几十千欧姆。

6. 极限参数

极限参数规定了晶体管要在一定的极限范围内使用，否则将影响晶体管的正常工作，甚至导致管子的损坏。这些极限参数主要有以下几个参数。

（1）集电极最大允许电流 I_{CM}

当集电极电流 I_c 超过一定值时，晶体管的电流放大系数 β 就要下降。通常把 β 值下降到原来的 2/3 时的集电极电流，称为**最大允许集电极电流**，用 I_{CM} 表示。

（2）集电极-发射极击穿电压 BU_{ceo}

当基极开路时，加在集电极和发射极之间的最大允许电压，称为**集电极-发射极击穿电压**，用 BU_{ceo} 表示。集电极和发射极之间加上电压 U_{ce}，使集电结处于反向偏置，发射结处于正向偏置。若 $U_{ce} > BU_{ceo}$，则会导致集电结反向击穿，使晶体管损坏。

（3）发射极-基极反向击穿电压 BU_{ebo}

当集电极开路时，发射结所允许的最大反向电压，称为发射极-基极反向击穿电压，用 BU_{ebo} 表示。当超过这个极限值时，发射结将被击穿。BU_{ebo} 一般为几伏，有些高频管甚至不到 1V。晶体管在使用时如果处于截止状态，反向电压一般不应达到这个数值，更不能超过这个数值。

（4）集电极最大耗散功率 P_{CM}

由于集电结处于反向偏置，阻挡层的电压降很大。所以电流通过晶体管产生的热量主要是在集电结，它使晶体管的温度升高。当温度升高到晶体管的最高允许温度时，在集电极上耗散的功率值，就被规定为**集电极最大耗散功率** P_{CM}。显然最大耗散功率 P_{CM} 与集电极电流 I_c 和集电结电压 U_{ce} 的关系是：

$$P_{CM} = I_c \cdot U_{ce}$$ 4-17

通常对于锗管其最高允许温度为 70℃，硅管可达到 150℃。晶体管工作时的温度与散热情况有关，环境温度较高时应减少耗散功率，P_{CM} 大于 1W 的管子，使用时通常应加散热片以提高最大耗散功率 P_{CM} 的数值。

第四节 场 效 应 管

场效应晶体管是一种新型的半导体器件，它是一种电压控制器件，是利用电场效应来控制电流的大小从而实现放大的半导体器件。它于 1957 年问世，60 年代初开始使用，通常用符号 FET 来表示场效应管。场效应管既有一般半导体器件的重量轻、体积小、耗电少和寿命长等优点，又有输入阻抗高、噪声小、工作稳定和抗辐射能力强等特点，因此对于放大微弱的生物电信号极其有利，在生物电放大器中得到广泛应用。根据结构的不同，场效应管可分为两大类：一类是结型场效应管，简称 JFET，另一类是金属-氧化物-半导体场效应管，称为绝缘栅场效应管，简称 MOS 场效应管。

一、结型场效应管的工作原理

结型场效应管的结构如图 4-17 所示，场效应管（field-effect transistor）简写为 FET。

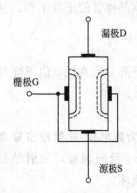

漏极D

栅极G

源极S

图 4-17 结型场效应管

在一块 N 型半导体材料的两侧，分别扩散有高浓度的 P 型区，从而形成两个 PN 结。从 P 区引出两个电极并连接在一起，称为**栅极**，用 G 表示。在 N 型材料的两端，各引出一个电极，分别称为**源极**（用 S 表示）和**漏极**（用 D 表示）。栅极、源极和漏极分别与晶体三极管的基极、发射极和集电极相对应。

如果在源极与漏极之间接有电源 E_D（源极接负极，漏极经负载 R_D 接正极），N 型半导体中的自由电子，将通过两个 PN 结之间的通道（也称为沟道）由源极向漏极运动，形成恒定的漏极电流 I_D。

由于 PN 结间阻挡层的宽度，是随 PN 结所加反向电压大小的不同而变化的，如果在栅极和源极之间再接上电源 E_G，源极接正极，栅极接负极，如图 4-18 所示，这样，两个 PN 结就都处于反向偏置状态。栅极和源极之间的电压一般简称为栅源电压，此时如果调节电源 E_D 使栅极和源极之间的反向电压增大，则阻挡层即随之加宽，载流子能通过的沟道就变窄，使得沟道电阻增大。在 E_D 电压不变的情况下，漏极电流 I_D 就减小；反之，当栅极和源极之间的反向电压减小时，阻挡层随之变窄，载流子通过的沟道增宽，沟道电阻减小，漏极电流 I_D 增大。可见，只要调节栅极和源极之间电压的大小，就能够通过栅极和源极之间电场的强弱变化来控制漏极电流的大小。

由于结型场效应管工作时，输入端加的是反向电压，故栅流极小，输入电阻很高，一般可以达到 $10^6 \sim 10^8 \Omega$。因所用的沟道半导体材料不同，结型场效应管分有 N 沟道和 P 沟道两种，以 N 型半导体为沟道材料的场效应管，称为 **N 沟道结型场效应管**，电路符号如图 4-19a 所示，N 沟道结型场效应管符号中的箭头，表示由 P 区指向 N 区。

反之，以 P 型半导体为沟道材料的场效应管，称为 **P 沟道结型场效应管**，电路符号如图 4-19b 所示。P 沟道结型场效应管，所加的工作电压与 N 沟道结型场效应管的电压极性相反。

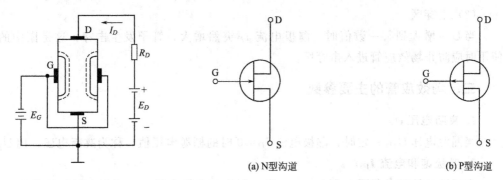

图 4-18 结型场效应管的工作原理　　　　　图 4-19 结型场效应管的符号

二、结型场效应管的特性曲线

场效应管工作时，栅极的反向电流 $I_G \approx 0$，所以 I_G 与 U_{GS} 曲线没有意义。场效应管是依靠改变栅源电压 U_{GS} 来控制漏极电流 I_D 变化的电压控制器件，漏极电流 I_D 与栅源电压 U_{GS} 的关系曲线，称为**转移特性曲线**。

图 4-20 是 $U_{DS} = 10V$ 时的转移特性曲线。图中 I_{DSS} 是栅源电压 $U_{GS} = 0$ 时，漏极电流的饱和值，称为饱和漏极电流。当栅源电压向负方向不断增大时，漏极电流 I_D 随之不断减小，最后减小至零。$I_D = 0$ 时的栅源电压，称为**夹断电压**，用 U_P 表示。

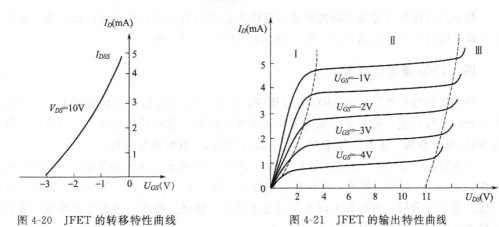

图 4-20 JFET 的转移特性曲线　　　　　图 4-21 JFET 的输出特性曲线

场效应管的输出特性曲线，称为**漏极特性曲线**，它是当 U_{GS} 为一定值时，漏极电流 I_D

与漏源电压 U_{DS} 之间的关系曲线，如图 4-21 所示。场效应管的漏极特性曲线，分为三个区。

（1）可变电阻区

当 U_{DS} 比较小时，漏极电流 I_D 随漏源电压 U_{DS} 非线性地增长。这是图中的 I 区，称为**可变电阻区**。

（2）线性放大区

当 U_{DS} 继续增大时，漏极电流 I_D 随栅源电压 U_{GS} 近似线性地增长。而与 U_{DS} 几乎无关，这是图中的 II 区，称为**线性放大区**。场效应管在起放大作用时，必须工作在这一区域。

（3）击穿区

当 U_{DS} 增大到某一数值时，漏极电流 I_D 突然增大，管子发生击穿，这是图中的 III 区，使用时应防止场效应管进入击穿区。

三、场效应管的主要参数

1. 夹断电压 U_p

当漏源电压 U_{DS} 一定时，漏极电流 $I_D \approx 0$ 时的栅源电压值，称为**夹断电压**，用 U_p 表示。

2. 漏极饱和电流 I_{DSS}

在栅源短路的条件下，即 $U_{GS}=0$ 时，漏极与源极之间加上规定电压时的漏极电流，称**漏极饱和电流**，用 I_{DSS} 表示。通常取 $U_{DS}=10\text{V}$，测出的漏极电流就是 I_{DSS}。

3. 直流输入电阻 R_{GS}

当漏源电压一定时，栅极与源极之间的直流电阻，称为直流输入电阻，用 R_{GS} 表示。结型场效应管的 R_{GS} 一般在 $10^8\,\Omega$ 以上。

4. 跨导 g_m

当漏源电压 U_{DS} 一定（即 $U_{DS}=$ 常数）时，漏极电流的微小变化 ΔI_D 与引起这个变化的栅源电压的微小变化 ΔU_{GS} 之比，称为**跨导**，用 g_m 表示，即：

$$g_m = \frac{\Delta I_D}{\Delta U_{GS}} \qquad\qquad 4\text{-}18$$

跨导反映栅极与源极之间的电压对漏极电流的控制能力，是衡量场效应管放大作用的重要参数。跨导的单位是西门子（S），$1\text{S}=1\text{A}/1\text{V}$。$1\text{mS}=10^{-3}\text{S}$。

四、绝缘栅场效应管

绝缘栅场效应管简称为 **MOS 场效应管**，它也分为 N 沟道和 P 沟道两类。根据管子制成时是否已具有沟道，每类又分成耗尽型和增强型两种。制成时已具有原始沟道的，称为**耗尽型 MOS 场效应管**，不具有原始沟道的，**称为增强型 MOS 场效应管**。

N 沟道耗尽型 MOS 场效应管的结构，如图 4-22 所示。在一块掺杂较少的 P 型硅片上，制作两个高浓度的 N^+ 型区，分别作为源极 S 和漏极 D。隔离两个 N^+ 区的 P 型硅表面覆盖一层二氧化硅薄层，再在其上覆盖一层金属铝作为栅极。栅极与其他电极绝缘，故称为**绝缘栅场效应管**，其电路符号如图 4-23 所示。

制造绝缘栅场效应管时，在二氧化硅绝缘层中形成相当数量的正离子。这些正离子所形成的内电场将吸引 P 型硅中的自由电子，在靠近绝缘层处感应出一个自由电子薄层。这个负电荷层与 P 型区的性质相反，称为**反型层**。反型层能够导电，它在两个 N^+ 区间构成一条 N 型导电通道。有了这一原始通道，只要漏极与源极之间加上正向电压 U_{DS}，即使栅源电压 $U_{GS}=0$，也能形成漏极电流 I_D。

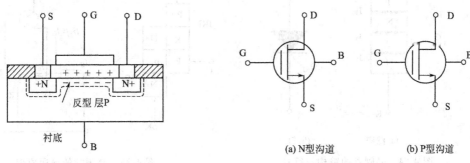

图 4-22 　N 沟道耗尽型 MOSFET 结构　　　　　图 4-23 　耗尽型 MOSFET 的符号

如果在栅极与源极之间再加上负电压，衬底与栅极之间的外电场与内电场的方向相反，使沟道变薄，漏极电流 I_D 减小。反之，若在栅源间加上正电压，则沟道增厚，I_D 增大，这样，通过改变栅极与源极之间的电压 U_{GS}，以控制沟道的厚薄，就能控制漏极电流的大小。而且无论栅极电压是正或是负，栅极电压都能发挥控制漏极电流的作用，动态范围也较大。绝缘栅场效应管的栅极与其他电极绝缘，工作时几乎没有栅极电流，输入直流电阻极高，可达 $10^9 \Omega$ 以上。

第五节　晶　闸　管

晶体闸流管简称为晶闸管，俗称可控硅，它是一种大功率开关型的半导体器件。在所有放大特性的半导体器件中，闸流管占有非常特殊的地位，它是唯一能够打开强电领域大门的半导体器件，近些年来它已发展成为现代电力电子学的重要基础，而且应用到电工技术的各个领域。晶闸管具有硅整流器件的特性，能在高电压、大电流条件下工作，且其工作过程可以控制、被广泛应用于可控整流、交流调压、无触点电子开关及变频等电子电路中。

一、晶闸管的结构

晶闸管是由两层 P 型半导体和两层 N 型半导体交替构成的四层 PNPN 三端半导体器件。它的结构如图 4-24a 所示，它的三个电极分别称为阴极，用 K 表示；阳极，用 A 表示；门极，用 G 表示。其电路符号如图 4-24b 所示。

在这个 PNPN 器件的中间，形成三个 PN 结 J_1、J_2、J_3，它相当于三个二极管正反向相间串联而成。如果只在阳极 A 与阴极 K 之间加上电压，不管加的电压极性如何，只要门极是开路，这三个二极管中，至少有一个是处于反向偏置，因而不会导通，晶闸管处于截止状态，就是在阳极 P 区和阴极 N 区加上正向电压时，它也具有阻断和导通两个稳定状态。这一特性已被用于电流的接通或切断。

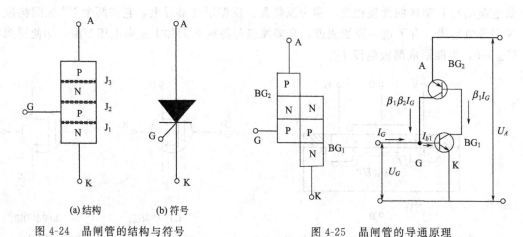

图 4-24　晶闸管的结构与符号　　　　图 4-25　晶闸管的导通原理

二、晶闸管的工作原理

为了便于理解晶闸管的工作原理，可以把它看成是由一个 PNP 型和一个 NPN 型三极管组成的双三极管，如图 4-25 所示。中间 PN 两层为两个晶体管所共有，晶闸管的阴极 K 是 BG_1 的发射极，阳极 A 是 BG_2 的发射极，门极 G 既是 BG_1 的基极，又是 BG_2 的集电极。

当晶闸管加上正向阳极电压 U_A，即 A 接正极，K 接负极时，BG_1 和 BG_2 都加上正向电压。如果在门极 G 上也加上正向控制电压 U_G，BG_1 发射结 J_1 处于正向偏置，那么就有门极电流 I_G 通过。I_G 经 BG_1 放大，在 BG_1 的集电极就有电流 $\beta_1 I_G$，这个电流同时也是 BG_2 的基极电流，经过 BG_2 的再次放大，在 BG_2 的集电极就形成了更大的电流 $\beta_1 \beta_2 I_G$，而这一电流又流入 BG_1 的基极，再一次被放大。经过这样的不断循环放大过程，由于每个晶体管的集电极电流同时又是另一个晶体管的基极电流，因此只要门极所加的正向偏压大于触发电压，门极电路开通，构成晶闸管的两个晶体管，因内部载流子的传输现象，而相互供给基极电流，以维持晶闸管的导通状态，使两个晶体管迅速进入饱和状态，直到晶闸管完全导通为止。

晶闸管一旦导通，BG_1 的基极电流 I_{b1} 总比门极电流 I_G 大得多，此时门极控制电压作用消失，晶闸管仍将保持导通状态。若想使晶闸管转为阻断状态，只有降低阳极电压 U_A，或者给阳极加入反向电压，使阳极电流小于维持电流。维持电流是指晶闸管维持导通的最小的阳极电流。当阳极电流减小到维持电流以下时，晶闸管恢复阻断状态。

由上可知，晶闸管的导通条件，是阳极和门极都加上正向电压，门极电流起着触发信号的作用，一旦晶闸管导通，门极 G 便失去控制作用。

三、晶闸管的特性曲线

晶闸管的特性曲线，如图 4-26 所示。当晶闸管加上反向电压时，即阳极为负、阴极为正时，其反向特性与普通二极管的特性相似，反向电压较小时，仅有很小的反向电流。但当反向电压增加到一定值时，反向电流急剧增大，特性曲线开始下弯。这时的阳极电压称为**反**

向转折电压，用 U_{RO} 表示，若再增大反向电压，就会造成反向击穿，导致器件永久性损坏。

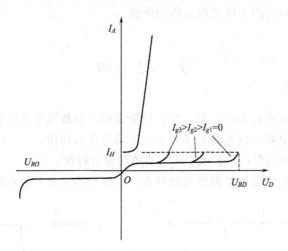

图 4-26　晶闸管的特性曲线

当晶闸管加上正向阳极电压，在门极未加电压时，尽管阳极正向电压较大，但阳极电流仍然很小，这时晶闸管处于阻断状态，若阳极正向电压增大到某一定值时，晶闸管便由阻断状态转变为导通状态，这时的阳极电压，称为**正向转折电压**，用 U_{BD} 表示。晶闸管导通后，其内阻急剧下降，显示出低电压、大电流的特性，曲线很陡。当门极加上正向电压时，门极电流能使正向转折电压值降低。门极电流愈大，正向转折电压愈小，晶闸管愈容易导通。晶闸管从导通状态到断开状态的最小阳极电流，称为**维持电流**，用 I_H 表示。

本 章 小 结

1. 本征半导体

纯净且原子排列整齐的半导体称为本征半导体。如硅和锗的单晶体。

2. 杂质半导体

杂质半导体分为两种类型，一种称为 P 型半导体，另一种称为 N 型半导体。

3. PN 结的导电性能

当 PN 结处于正向偏置时，电阻值很小，有较大的正向电流，呈导通状态。反向偏置时电阻值很高，只有微小的反向电流（一般可略去），呈截止状态，即正向导通，反向截止。

4. 三极管的放大前提，三极管的放大作用。

$$\beta = \frac{\Delta I_c}{\Delta I_b}$$

5. 晶体二极管、晶体三极管、结型场效应管和晶闸管的构造。

6. 晶体二极管、稳压管、晶体三极管的工作原理。

7. 晶体二极管、稳压管和晶体三极管的特性曲线。

8. 晶体二极管、稳压管和晶体三极管的主要参数。

9. 场效应管和晶闸管的工作原理及特性曲线。

习 题 四

4-1 半导体分为哪两种类型？每一种类型要靠哪一种载流子导电？

4-2 什么叫做内电场？内电场对载流子的运动有什么作用？

4-3 试简述 PN 结的形成过程及 PN 结的单向导电特性。

4-4 晶体二极管的伏安特性曲线有何特点？二极管的主要参数有哪些？

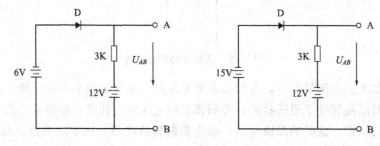

图 4-27

4-5 二极管电路如图 4-27 所示，试判断图中二极管是导通还是截止？求出 AB 两端的电压 U_{AB}。

4-6 晶体三极管是由两个 PN 结构成的，将两个二极管背靠背连接起来能否作为晶体三极管使用？为什么？

4-7 晶体三极管的输入和输出特性曲线各具有哪些特点？晶体三极管的参数有哪些？

4-8 晶体三极管在截止、放大和饱和状态下的偏置条件有何不同？

4-9 若使晶体三极管电路具有放大作用，对发射结和集电结的电压有何要求？

4-10 用什么方法可以判别一个三极管是 PNP 型还是 NPN 型？是硅管还是锗管？

4-11 有一个看不出型号的三极管接在电路中，也没有其他标志，但可测出它的三个电极的对地电位。设电极 A 的 $U_A = -9V$，电极 B 的 $U_B = -6V$，电极 C 的 $U_C = -6.2V$，试分析基极 b、发射极 e 和集电极 c 各是哪一个？

4-12 如图 4-28 所示的各晶体管电路中，哪些电路具有放大作用？哪些电路没有放大作用？为什么？

4-13 实验测得晶体三极管电路的基极电流和集电极电流分别是 $100\mu A$ 和 $2mA$，求：(1) 发射极电流及该电路的电流放大系数；(2) 若测得反向饱和电流是 $2\mu A$，求穿透电流。

4-14 有一继电器接于晶体管集电极回路中，若晶体管的电流放大系数 $\beta = 50$，基极电流为 I_b，问需要多大的继电器才会吸合？设继电器的吸动电流为 $6mA$。

4-15 场效应管和晶体三极管都有放大作用，它们的工作原理有何不同？

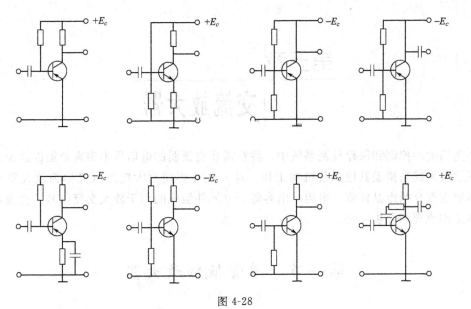

图 4-28

4-16　对 P 沟道结型场效应管，应怎样安排漏源电压和极性才能起放大作用？

4-17　某场效应管在漏源电压保持定值的情况下，栅源电压 U_{GS} 变化 2V 时，相应的漏极电流变化 3mA，问该管的跨导 g_m 是多大？

4-18　晶闸管也是用小的控制电流来控制大的阳极电流，它能否像晶体三极管一样用作放大器？为什么？

4-19　晶闸管有哪些应用？简述晶闸管的结构和工作原理。

4-20　场效应管一般分为几类？简述场效应管的工作原理。

4-21　何谓结型场效应管的转移特性曲线和漏极特性曲线？

第五章

交流放大器

在药品生产控制和医疗检测系统中，往往需要将微弱的电信号不失真地加以放大，然后才能显示出来或去推动其他执行机构工作。这一任务要用放大电路（又称为放大器）来完成。本章主要介绍由晶体管、电阻、电容等分立元件组成的用于放大交流信号的交流放大器的基本工作原理和分析方法。

第一节　单管低频放大器

用于放大频率在 $200\sim20000\,\mathrm{Hz}$ 范围内交流信号的单管低频放大器是交流放大器中最基本的电路，通过它可以了解放大器的一些基本知识。

一、电路的组成

图 5-1 所示为由硅 NPN 型晶体管组成的单管低频放大器。

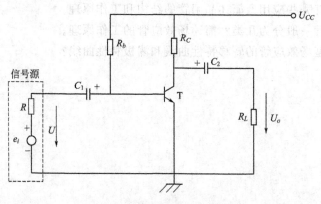

图 5-1　单管低频放大器

电路中晶体管是放大元件，它是放大器的核心。集电极电源 U_{CC} 通过基极偏置电阻 R_B，给晶体管的发射结提供正向电压，U_{CC} 通过集电极电阻 R_C 使集电结获得反向电压，以保证晶体管工作在放大区。当输入信号引起晶体管基极电流变化时集电极电流随之产生一个较大变化，集电极电流的变化通过 R_C 转变成电压的变化量。C_1、C_2 称为**耦合电容**。由于电容的"隔直"作用，隔断了放大器与输入端信号源及输出端负载电阻 R_L 之间的直流联系，又由于电容具有"通交"的作用（选用 C 值时让耦合电容在工作信号频率下 $X_C\rightarrow0$），保证了交流信号能顺利输出到负载上。放大器中晶体管本身并不提供能量，能源是电源 U_{CC}。

二、静态分析

放大器在没有信号输入（$u_i=0$）时的状态称为静态，此时放大器中各处的电压和电流均为恒定的直流量。我们主要讨论静态时 I_B、I_C 和 U_{CE} 的一些有关问题（用大写字母、大写下标表示静态量）。I_C 和 U_{CE} 在晶体管输出特性曲线上可找到一个对应点，该点称为静态工作点，用 Q 表示。

1. 静态工作点的估算

对图 5-1 所示电路，当放大器静态时，电路中各电压、电流的情况如图 5-2a 所示。电路处于稳定状态后，耦合电容 C_1、C_2 两端分别充有直流电压 U_{BE} 和 U_{CE}，充电电流为零，因此含有耦合电容的支路相当于断路状态，据此画出静态时放大器内部恒定的直流电流流动的路径，称为放大器的直流通路。图 5-1 所示放大器的直流通路如图 5-2b 所示。由放大器的直流通路来估算静态 I_B、I_C、U_{CE}。

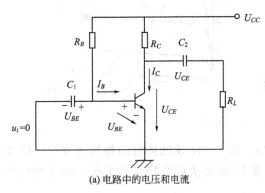 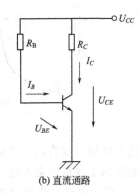

(a) 电路中的电压和电流　　　　　　　　　(b) 直流通路

图 5-2　交流放大器的静态

先从 I_B 入手，由图 5-2b 可以写出：

$$I_B=\frac{U_{CC}-U_{BE}}{R_B}\approx\frac{U_{CC}}{R_B} \qquad 5\text{-}1$$

这里由于 U_{BE} 只有零点几伏，通常 $U_{BE}\ll U_{CC}$，故可忽略不计。在忽略 I_{ceo} 时

$$I_C=\beta I_B \qquad 5\text{-}2$$

$$U_{CE}=U_{CC}-I_C R_C \qquad 5\text{-}3$$

【例 5-1】　在图 5-2 所示电路中，已知 $R_B=300\text{k}\Omega$，$R_C=3\text{k}\Omega$，$\beta=50$，$U_{CC}=12\text{V}$。估算静态 I_B、I_C、I_{CE}。

解：根据图 5-2b 所示的直流通路可得出：

$$I_B\approx\frac{U_{CC}}{R_B}=\frac{12}{300\times10^3}=4\times10^{-5}\text{A}=40\mu\text{A}$$

$$I_C=\beta I_B=50\times4\times10^{-5}=2\times10^{-3}\text{A}=2\text{mA}$$

$$U_{CE}=U_{CC}-I_C R_C=12-2\times10^{-3}\times3\times10^3=6\text{V}$$

如果已知放大器中所用晶体管的特性曲线，可以结合放大器的直流通路，通过作图的方

法在特性曲线上找出静态工作点，该方法称图解法。例如上例中所用晶体管的特性曲线如图 5-3 所示，我们已估算出静态 $I_B = 40\mu A$，据此在输入特性曲线上对应找到静态时 $U_{BE} = 0.65V$，如图 5-3a 所示。再找 I_C 和 U_{CE}，对于晶体管而言，I_C 和 U_{CE} 一定在 $I_B = 40\mu A$ 这条输出特性曲线上。对于放大器，静态时 I_C 和 U_{CE} 一定满足电压方程：$U_{CE} = U_{CC} - I_C R_C$。该方程在晶体管输出特性曲线的坐标中画出是一条直线，如图 5-3b 中所示。其中 M 点为 $U_{CE} = 0$，$I_C = \dfrac{U_{CC}}{R_C}$，$N$ 点为 $I_C = 0$，$U_{CE} = U_{CC}$，直线 MN 称为直流负载线。I_C 和 U_{CE} 一定在上述两条线的交点 Q 上，对应在图中可找到 $I_C = 2mA$，$U_{CE} = 6V$ 与估算法计算结果一致。图解法比较直观、准确，但估算法比较简便，我们主要使用估算法计算静态值。

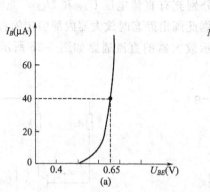 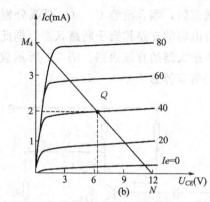

图 5-3 图解法

由以上分析可以看出，当电路参数 R_B、R_C、U_{CC} 及晶体管的特性改变时，图 5-1 所示放大器的静态工作点均会改变。通常用改变 R_B 的方法调节静态工作点，R_B 不变时 I_B 不变，所以图 5-1 所示电路又称为固定偏置电路。

2. 静态工作点的设置

放大器设置一个合适的静态工作点的目的，就是要保证放大器有信号输入后，晶体管始终在线性放大区工作，这样放大器才能将信号不失真地加以放大。例如图 5-4 所示电路，静态时 $I_B = 0$，$I_C = 0$，晶体管处于截止状态。当输入的交流正弦信号电压直接加到晶体管的发射结上时，由图 5-5 所示的晶体管输入特性曲线可以看出，在输入电压 u_i 较小时，u_i 的正半周处在输入特性的"死区"中，基极电流为零。u_i 的负半周使晶体管的发射结加上反向电压，基极电流同样为零。因此输入信号 u_i 不能引起晶体管基极电流变化，放大器没有信号输出。即使 u_i 的峰值很大，使其在正半周时超过"死区"，产生一定的基极电流，但负半周时晶体管仍然截止，基极电流的变化波形显然与 u_i 的波形不同，称为失真。放大器输出信号由于晶体管截止造成的失真称为截止失真。同样，

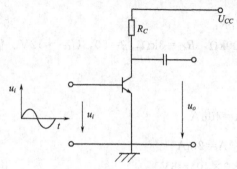

图 5-4 不设 Q 点的电路

如果静态工作点设置靠近晶体管的饱和区，当信号输入后引起基极电流和集电极电流增大，集电极电流增大到等于集电极饱和电流 I_{CS} 后，它将不再随基极电流的增大而增大了，又造成了放大器输出信号失真。这种由于晶体管饱和造成的失真称饱和失真。由以上分析可以看出，放大器不设静态工作点不行，静态工作点设置不合适也不行。

合适的静态工作点可以保证晶体管始终工作在线性放大区。反映在晶体管输入特性曲线上，应在直线段，如图 5-5 中的 BC 段，避免在其弯曲段，如图 5-5 中的 AB 段。这样可以防止由于在弯曲段时，基极电流的变化与发射结电压的变化不成线性关系，从而造成输出波形非线性失真。

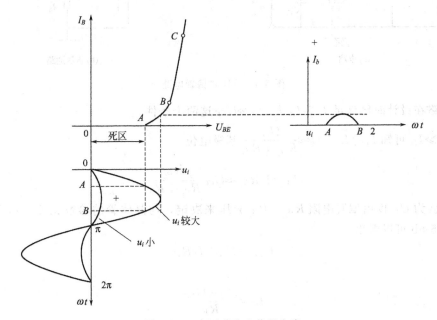

图 5-5　Q 点不当产生信号失真

能否粗略地判断放大器的静态工作点是否合适呢？以图 5-1 所示的放大器为例，静态时如果晶体管截止，则 $I_B = 0$，$I_C = 0$，$U_{CE} = U_{CC}$；如果晶体管饱和，$I_C = I_{CS} \approx \dfrac{U_{CC}}{R_C}$，$U_{CE} \approx 0$。

测量 U_{CE}，若 $0 < U_{CE} < U_{CC}$，其值适中就可认为静态工作点大致合适。如果要准确判断，还要结合信号情况进行作图或计算分析。对于输入信号很小的放大器，静态 I_C 可以小些，这样可以减小电路的静态损耗。

3. 静态工作点的稳定

当我们设置了一个合适的静态工作点后，希望它稳定不变，否则会造成放大器的饱和或截止失真。由前面的分析，我们知道静态工作点与很多因素有关。如电阻 R_B、R_C，电源 U_{CC} 及晶体管的特性，其中任一个值发生变化，工作点就会改变。为此应选用稳定性好并经过老化处理的电阻元件。使用稳压电源，选用温度稳定性较好的硅晶体管。尽管采取了以上措施，晶体管的特性受温度的影响还是难免的，必须再从电路结构上想办法。如图 5-6a 所示，为一种常用的稳定静态工作点的交流放大器。该电路称为分压式偏置电路，图 5-6b 为其直流通路。

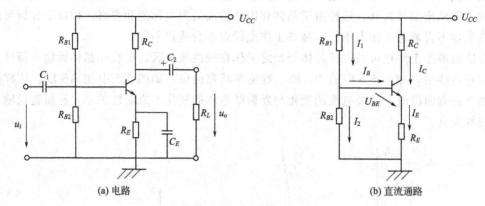

(a) 电路　　　　　　　　　　　　　(b) 直流通路

图 5-6　分压式偏置电路

该电路在设计时已满足 $I_2 \gg I_B$ 及 $U_B \gg U_{CE}$ 这两个条件。

由 $I_2 \gg I_B$ 可知 $I_1 = I_B + I_2 \approx \dfrac{U_{CC}}{R_{B_1} + R_{B_2}}$ 基极电位

$$U_B = I_2 R_{B_2} \approx U_{CC} \frac{R_{B_2}}{R_{B_1} + R_{B_2}} \qquad 5\text{-}4$$

可以认为 U_B 仅由偏置电阻 R_{B_1}、R_{B_2} 分压来决定，与晶体管的参数无关，不受温度影响。由图 5-6b 可以看出

$$U_{BE} = U_B - I_E R_E \qquad 5\text{-}5$$

因此

$$I_E = \frac{U_B - U_{BE}}{R_E} \qquad 5\text{-}6$$

若 $U_B \gg U_{BE}$ 则

$$I_C \approx I_E \approx \frac{U_B}{R_E} \qquad 5\text{-}7$$

由此可认为 I_C 稳定不变，不受温度影响。

$$U_{CE} = U_{CC} - I_E R_E - I_C R_C \approx U_{CC} - I_C (R_E + R_C) \qquad 5\text{-}8$$

由上述分析可以看出，该电路的静态工作点（I_C、U_{CE}）与温度无关，比较稳定。

下面分析一下电路稳定静态工作点的物理过程。由第四章介绍的温度对晶体管性能的影响可知，在 I_B 没有变化的情况下，温度升高时 I_C 随之变大。在该电路中 I_E 将随温度升高而变大，当然 $I_E R_E$ 也随之增大。由于基极电位 U_B 值由偏置电阻分压固定，与温度无关，所以由式 5-5 知 U_{BE} 将变小，由晶体管输入特性可知 U_{BE} 变小，I_B 随之变小，I_B 减小必然导致 I_C 减小，结果是 I_C 基本不变。该过程可表示为：$T \uparrow \rightarrow I_C(I_E) \uparrow \rightarrow I_E R_E \uparrow \rightarrow U_{BE} \downarrow \rightarrow I_B \downarrow \rightarrow I_C(I_E) \downarrow$。

这种电路是在固定基极电位的条件下，利用发射极电流随温度的变化去自动调节晶体管发射结的正向电压，使 I_B、I_C 向相反的方向变化，从而使 I_C、U_E 趋于不变，实现了稳定

静态工作点的目的。这实质上是利用了直流负反馈的原理，所以这种电路又称为分压式电流负反馈偏置电路。其中 R_E 越大，电路稳定静态工作点的能力越强。

【例 5-2】 如图 5-6a 所示，已知电路中，$U_{CC}=20$A，$R_{B_1}=30$kΩ，$R_{B_2}=10$kΩ，$R_C=4$kΩ，$R_E=2$kΩ，$R_L=6$kΩ，硅管 $\beta=50$，试估算放大器静态 I_C、I_B、U_{CE}。

解： 根据式 5-4～式 5-8 得：

$$U_B=U_{CC}\frac{R_{B_1}}{R_{B_2}+R_{B_1}}=20\times\frac{10\times10^3}{(30+10)\times10^3}-5\text{V}$$

$$I_C=I_E=\frac{U_B-U_{BE}}{R_E}=\frac{5-0.7}{2\times10^3}=2.15\text{mA}$$

$$I_B=\frac{I_C}{\beta}=\frac{2.15\times10^{-3}}{50}=43\mu\text{A}$$

$$U_{CE}=U_{CC}-I_ER_E-I_CR_C\approx U_{CC}-I_C(R_E+R_C)=20-2.15\times10^{-3}\times(2+4)\times10^3=7.1\text{V}$$

三、动态分析

当放大器有交流信号 u_i 输入时，放大器中各处电压和电流将相应发生变化，这种状态称为**动态**。这些电压电流是如何变化的？为了简化分析过程，我们先讨论固定偏置放大器空载（$R_L=\infty$）时的工作情况，电路如图 5-7 所示。

1. 对电压、电流总量的分析

首先分析放大器中发射结电压、基极电流、集电极电流及晶体管压降，随输入交流信号的变化情况。

设 $u_i=U_{im}\sin\omega t$

由于静态时耦合电容 C_1 两端已充有电压 u_{BE}，对于交流信号 u_i，$X_{C_1}\to0$，所以由图 5-7 可以看出，当 u_i 输入后，发射结两端总电压 u_{BE}（总量用小写字母，大写下标表示）是在原静态量 U_{BE} 的基础上叠加了输入的交流量 u_i，即

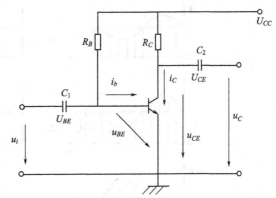

图 5-7 放大器空载时动态分析

$$u_{BE}=U_{BE}+u_i$$

如果晶体管工作在输入特性曲线的线性段，u_i 的变化引起 u_{BE} 变化，必定会引起基极的电流 i_b（交流分量用小写字母，小写下标表示）按相同规律变化，即 i_B 在原静态 I_B 的基础上叠加一个交流分量 i_b，基极电流总量 i_B 为

$$i_B=I_B+i_b$$

如果晶体管工作在输出特性曲线的放大区，$i_C=\beta i_B$，则 i_B 的变化必定引起集电极电流按相同规律变化，集电极电流总量 i_C 为静态量 I_C 叠加一个交流分量 i_c

$$i_C=I_C+i_c$$

对于集-射极之间的总电压 u_{CE}，放大器空载时，根据电路方程

$$u_{CE} = U_{CC} - i_C R_C = U_{CC} - (I_C + i_c)R_C$$
$$= (U_{CC} - I_C R_C) - i_c R_C$$
$$= U_{CE} - i_c R_C$$
$$= U_{CE} + u_{ce}$$

集电极总电流增大时，晶体管压降必定减小。u_{CE} 也是在静态量 U_{CE} 的基础上叠加一个交流分量 u_{ce}，$u_{ce} = -i_c R_C$，说明 u_{ce} 与 i_c 相位相反。u_{ce} 通过耦合电容 C_2 隔直后，输出其交流分量 $u_{ce} = u_0$。

放大器中各电压电流总量随输入信号 u_i 变化的波形如图 5-8 所示。

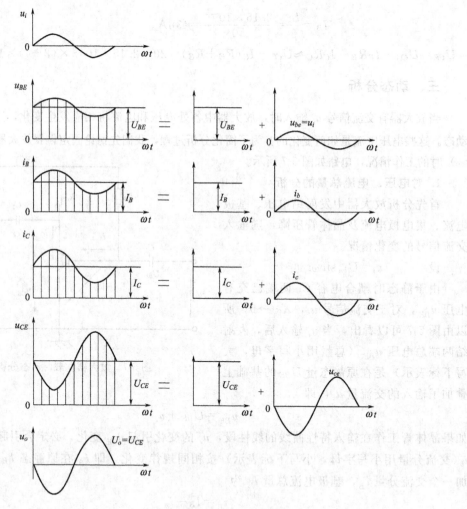

图 5-8 放大器中电压电流变化波形

综上所述，放大器静态时各电压电流均为恒定不变的直流量（I_B、U_{BE}、I_C、U_{CE}），当有交流信号输入后，放大器正常工作时，各电压电流均在原静态值的基础上起伏变化，总量为变化的直流量（i_B、u_{BE}、i_C、u_{ce}），将各总量分解，可以看出它们是各自在静态量上叠加了一个交流分量（i_b、u_{be}、i_c、u_{ce}）。对于交流放大器最关心的是各交流分量的大小和相位关系。由图 5-8 可看出，各交流分量之间的相位关系：u_i 即 u_{be} 与 i_b、i_c 同相，u_i 与 u_0 反相。也就是说图 5-7 所示的单管电压放大器输出的交流电压 u_0 与输入的交流电压 u_i 相位相反，所以这种放大器又称为反相器。

下面对放大器中各交流分量做进一步的分析。

2. 对交流量的分析

（1）放大器的交流通路

放大器中交流分量流经的路径称为放大器的交流通路。对于交流分量，耦合电容 C_1、C_2 容抗可以忽略，可视为短路，直流电源在忽略其内阻时，有交流电流流过电源也不会产生交流压降，所以直流电源对交流分量也可视为短路，根据以上两点可以画出 5-7 所示放大器的交流通路，如图 5-9 所示。

（2）晶体管及放大器的微变等效电路

由交流通路我们虽然可以清楚地知道 $u_0 = u_{ce} - i_c R_C$，$u_i = u_{be}$，但仍无法根据 u_i 计算出 u_0，因为晶体管是非线性元件。但是如果晶体管在小信号（微变量）情况下工作，可以把它线性化，用一个线性电路等效代替，这样就可以运用学过的线性电路的知识计算各交流量了，这种方法称为微变等效电路法。

1）晶体管的微变等效电路

微变等效就是指在小信号条件下，把晶体管视为图 5-10 所示的四端网络，用一个线性电路来替代它，而保持两个端口上的交流电压 u_{be}、u_{ce}，交流电流 i_b、i_c 不变。由图 5-11a 所示的晶体管输入特性曲线来寻找交流量 u_{be} 与 i_b 的关系。

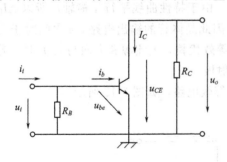
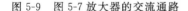

图 5-9　图 5-7 放大器的交流通路

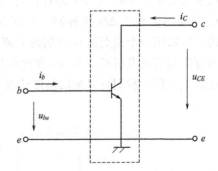

图 5-10　共发射接法的晶体管

晶体管的输入特性曲线是非线性的，但在静态工作点（I_B、U_{BE}）附近很小的范围内的曲线可以用过静态点的切线来代替。当 u_{CE} 是常数时，u_{be} 和 i_b 的变化量之间的关系可以写为：

$$r_{be} = \frac{\Delta u_{BE}}{\Delta I_B}\bigg|_{u_{CE}} = \frac{\Delta u_{be}}{\Delta i_b}\bigg|_{u_{CE}} \qquad 5\text{-}9$$

r_{be} 称为晶体管的输入电阻。对于低频小功率晶体管的 r_{be} 可用下式估算：

$$r_{be} = 300\Omega + (1+\beta)\frac{26\text{mV}}{I_E} \qquad 5\text{-}10$$

式 5-10 中，I_E 为发射极电流的静态值。r_{be} 一般为几百欧姆到几千欧姆。

由上述分析可知，对于微小的交流量，晶体管输入电路 b-e 之间可以用电阻 r_{be} 等效代替。由图 5-11b 所示的晶体管输出特性曲线来寻找交流量 i_c 和 i_{be} 及 u_{ce} 的关系。

在晶体管输出特性曲线的线性放大区中，输出特性是一组近似与横轴平行的直线。在 U_{CE} 一定时 ΔI_C 与 ΔI_B 之比为 β：

$$\beta = \frac{\Delta I_C}{\Delta I_B}\bigg|_{u_{CE}} = \frac{\Delta i_c}{\Delta i_b}\bigg|_{u_{ce}} \qquad \text{5-11}$$

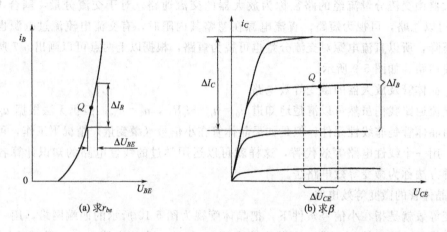

(a) 求 r_{be} (b) 求 β

图 5-11　由晶体管的特性曲线求 r_{be} 和 β

在静态工作点（I_C，U_{CE}）附近，当 u_{CE} 变化时，由于特性曲线平行于横轴，所以 $\Delta I_C = 0$。也就是说 ΔI_C 仅受 ΔI_B 的控制，与 ΔU_{CE} 无关，因此晶体管的输出电路 c-e 之间对于交流量来讲，可以用一个受交流 i_b 控制的电流源 βi_b 来等效代替，电流源和方向与 i_b 并联，若 i_b 的参考方向为流向发射极，则 βi_b 方向也是流向发射极。

据以上分析，我们可以画出晶体管的简化微变等效电路，如图 5-12 所示。

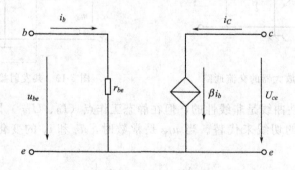

图 5-12　晶体管简化微变等效电路

2）放大器的微变等效电路

将放大器交流通路中的晶体管用晶体管的微变等效电路替代，便画出了放大器的微变等效电路。图 5-13a 为图 5-7 所示固定偏置放大器空载时的微变等效电路，图 5-13b 为放大器带有负载时的微变等效电路。

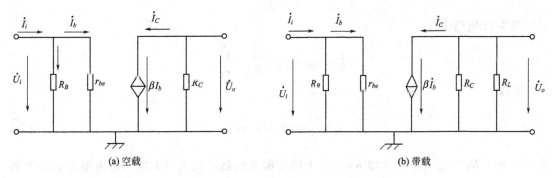

(a) 空载　　　　　　　　**(b) 带载**

图 5-13　固定偏置放大器的微变等效电路

（3）电路计算

1）放大器的电压放大倍数 $\dot{A}_u$

$$\dot{A}_u = \frac{\dot{U}_o}{\dot{U}_i}$$

5-12

由图 5-13 的微变等效电路可写出：

输入的交流电压　　　　　　　　$\dot{U}_i = \dot{U}_{BE} = \dot{I}_b r_{be}$

放大器空载时输出电压

$$\dot{U}_o = \dot{U}_{CE} = -\dot{I}_C R_C = -\beta \dot{I}_b R_C$$

故空载时放大器的电压放大倍数为：

$$\dot{A}_u = \frac{\dot{U}_o}{\dot{U}_i} = \frac{-\beta \dot{I}_b R_c}{\dot{I}_b r_{be}} = -\beta \frac{R_C}{r_{be}}$$

放大器带载时输出电压

$$\dot{U}_o = -\dot{I}_C (R_C /\!/ R_L) = -\beta \dot{I}_b R'_L$$

5-13

式 5-13 中，$R'_L = R_C /\!/ R_L$。所以，当带载时放大器的电压放大倍数为：

$$\dot{A}_u = \frac{\dot{U}_o}{\dot{U}_i} = -\beta \frac{(R_C /\!/ R_L)}{r_{be}} = -\beta \frac{R'_L}{r_{be}}$$

5-14

显然 $R'_L < R_C$，因此放大器带载后的电压放大倍数比空载时小。换句话说，在同样的输入电压 $\dot{U}_i$ 的情况下，放大器带载后，输出电压 $\dot{U}_o$ 的值减小。$\dot{A}_u$ 为负值表示 $\dot{U}_o$ 与 $\dot{U}_i$ 反相。放大器的放大倍数也称为**增益**，以分贝为单位。

2）放大器的输入电阻

由图 5-13 的等效电路中可以看出，放大器要从信号源获取输入电压 $\dot{U}_i$ 和输入电流 $\dot{I}_i$。放大器对信号源而言，是信号源的负载，该负载电阻称为放大器的输入电阻 r_i

$$r_i = \frac{\dot{U}_i}{\dot{I}_i} \qquad\qquad 5\text{-}15$$

图 5-13 电路中

$$\dot{I}_i = \dot{I}_{RB} + \dot{I}_B = \frac{\dot{U}_i}{R_B} + \frac{\dot{U}_i}{r_{be}}$$

所以

$$r_i = \frac{\dot{U}_i}{\dot{I}_i} = R_B /\!/ r_{be} \approx r_{be} \qquad\qquad 5\text{-}16$$

式 5-16 中，$R_B \gg r_{be}$，故可忽略 R_B。对于固定偏置电路，放大器的输入电阻值近似等于晶体管的输入电阻值，但二者的意义不同。

放大器的输入电阻实际是由放大器输入两端看进去的等值电路，对于简单电路很容易直接计算出来。

3）放大器的输出电阻 r_o

放大器要给负载输出电压和电流，所以放大器对负载而言，是负载的信号源，该信号源的内阻就称为放大器的输出电阻。

令放大器的输入信号为零时，从放大器输出端看进去的等效电阻（当然不包括负载电阻 R_L）即为放大器的输出电阻。如图 5-13 中，令 $\dot{U}_o = 0$，则 $\dot{I}_b = 0$，$\beta \dot{I}_b = 0$（电流源开路），从输出端看放大器的等值电阻仅为 R_C，所以该放大器

$$r_o = R_C \qquad\qquad 5\text{-}17$$

3. 对放大器的总体认识

在对放大器中各交流分量进行讨论的基础上，将放大器与信号源，放大器与负载连在一起，对放大器就可以有一个总体认识。

一个放大器只要电路参数合理，静态工作点合适，它对信号就有一定的放大能力，但是放大器输出信号的大小，还与信号源及负载情况紧密相关。放大器与信号源、负载之间的关系如图 5-14 所示。

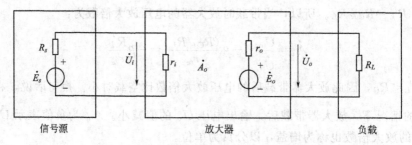

图 5-14　放大器与信号源及负载之间的关系

设信号源的电动势为 $\dot{E}_s$，内阻 R_s，则进入放大器的输入电压 $\dot{U}_i$ 的大小就与放大器的输入电阻 r_i 有关，由图 5-14 可以看出：

$$\dot{U}_i = \dot{E}_s \frac{r_i}{R_s + r_i} \qquad 5\text{-}18$$

如果放大器的输入电阻 r_i 对 R_s 很小，则 U_i 值就很小，也就是说尽管信号源的电动势可能较大，但放大器从信号源取不出足够电压，当然放大器输出的信号电压 $\dot{U}_o = \dot{U}_i \dot{A}_u$ 值也就比较小。所以当信号源的内阻较大时，必须采用输入电阻大的放大电路，才能获得较大的输入电压。

由图 5-14 还可以看出，当把放大器作为负载的信号源时，负载电阻 R_L 上所获得的电压 $\dot{U}_o$ 与放大器的输出电阻 r_o 有关。

$$\dot{U}_o = \dot{E}_o \frac{R_L}{r_o + R_L} \qquad 5\text{-}19$$

由式 5-19 可看出，当 r_o 很小时，即使 R_L 很小，$\dot{U}_o$ 值仍可较大，同时 R_L 在一定范围内变化时，$\dot{U}_o$ 的值变化较小，这表示放大器带负载能力强。故当 R_L 值小且变化时，为获得较大且较稳定的电压时，应采用 r_o 小的放大器。

以上两点在实际选用放大器时应加以注意。我们前面学习过的交流放大器的输入电阻较小（$r_i \approx R_{be}$），而输出电阻又较大（$r_o \approx R_C$），本章第三节将介绍的负反馈放大器便可满足不同的电路要求。

【例 5-3】 图 5-15 所示的分压式偏置放大电路中，已知 $R_{B_1} = 60\text{k}\Omega$，$R_{B_2} = 20\text{k}\Omega$，$R_E = 2\text{k}\Omega$，$R_C = 3\text{k}\Omega$，$R_L = 6\text{k}\Omega$，$U_{CC} = 12\text{V}$。$\beta = 50$，$\dot{E}_s = 10\text{mV}$，$R_S = 1\text{k}\Omega$。

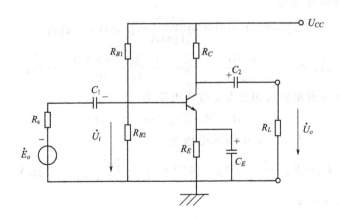

图 5-15 分压式偏置放大电路

（1）画出该放大器的微变等效电路；

（2）计算放大器的电压放大倍数 $\dot{A}_u = \dfrac{\dot{U}_o}{\dot{U}_i}$；

（3）计算放大器的输入电阻 r_i；

（4）计算放大器的输入电压 $\dot{U}_i$ 及输出电压 $\dot{U}_o$。

解：（1）该放大器的微变等效电路如图 5-16 所示。电路中 R_E 被电容 C_E 短路，C_E 称为旁路电容。

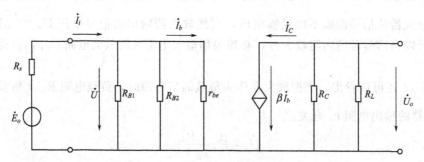

图 5-16　放大器的微变等效电路

（2）由图 5-16 可以得出

$$\dot{A}_u = -\beta \frac{(R_C /\!/ R_L)}{r_{be}}$$

欲得到 r_{be} 的数值，应先计算出放大器静态 I_E 值。根据式 5-4、5-6 可得出 I_E：

$$U_B = U_{CC} \frac{R_{B_2}}{R_{B_1} + R_{B_2}} = 12 \times \frac{20 \times 10^3}{(60+20) \times 10^3} = 3\text{V}$$

$$I_E = \frac{U_B - U_{BE}}{R_E} = \frac{3-0.7}{2 \times 10^3} = 1.15\text{mA}$$

根据式 5-10 可以算出 r_{be}：

$$r_{be} = 300\Omega + (1+\beta) \frac{26\text{mV}}{I_E\text{mA}} = 1405\Omega \approx 1.4\text{k}\Omega$$

所以

$$\dot{A}_u = -\beta \frac{(R_C /\!/ R_L)}{r_{be}} = -50 \times \frac{3 \times 10^3 /\!/ 6 \times 10^3}{1.4 \times 10^3} = -71.4$$

（3）由图 5-16 等效电路可知放大器输入电阻为：

$$r_i = R_B /\!/ R_{B_1} /\!/ r_{BE} \approx r_{be} = 1.4\text{k}\Omega$$

（4）根据式 5-17 可知放大器的输入电压为：

$$\dot{U}_i = \dot{E}_s \frac{r_i}{R_s + r_i} = 10 \times 10^{-3} \times \frac{1.4 \times 10^3}{(1+1.4) \times 10^3} = 5.8\text{mV}$$

放大器的输出电压为：

$$\dot{U}_o = \dot{U}_i \dot{A}_u = 5.8 \times 10^{-3} \times (-71.4) = -414.1\text{mV}$$

第二节　多级阻容耦合放大器

当输入的信号很微弱，经过一级放大器放大后仍不能满足要求时，可以采用"接力"的办法，连接成多级放大器，将信号逐级放大。级间连接时注意两点，第一要使信号能顺利有效地传递，第二要保证各级有合适的静态工作点。交流放大器级间的连接（耦合）方式有多种，如变压器耦合方式、直接耦合方式及常用的阻容耦合方式。图 5-17 所示为两级阻容耦合放大器。

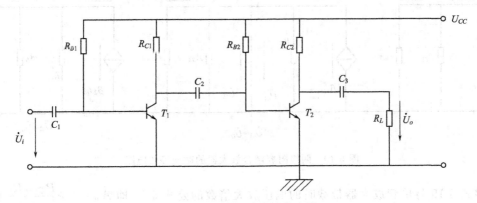

图 5-17 两级阻容耦合放大器

如图 5-17 所示的电路中，由于两级放大器之间通过耦合电容 C_2 连接，静态时耦合电容相当于开路状态，互不影响。图 5-18 为这个两级阻容耦合放大器的直流通路。

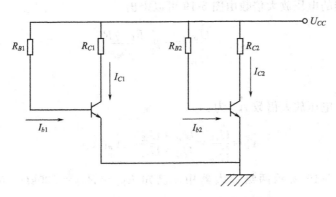

图 5-18 两级阻容耦合放大器的直流通路

下面主要分析一下这两级放大器之间的交流关系。画出两级放大器的微变等效电路，如图 5-19 所示。由图 5-19 等效电路可以看出，第一级放大器的输出电压 $\dot{U}_{o1}$ 等于第二级放大器的输入电压 $\dot{U}_{i2}$。

$$\dot{U}_{o1} = -\dot{I}_{C1}(R_{C1} /\!/ R_{B2} /\!/ r_{be2}) = -\beta_1 \dot{I}_{B1}(R_{C1} /\!/ R_{B2} /\!/ r_{be2}) \qquad 5\text{-}20$$

式 5-20 中，$R_{B_2} /\!/ r_{be_2} = r_{i_2}$ 是第二级放大器的输入电阻。

故
$$\dot{U}_{o1} = -\beta_1 \dot{I}_{B1}(R_{C_1} /\!/ r_{i_2})$$

第一级放大器的电压放大倍数为：

$$\dot{A}_{u_1} = \frac{\dot{U}_{o1}}{\dot{U}_{i1}} = -\beta_1 \frac{(R_{C1} /\!/ r_{i2})}{r_{be1}} \qquad 5\text{-}21$$

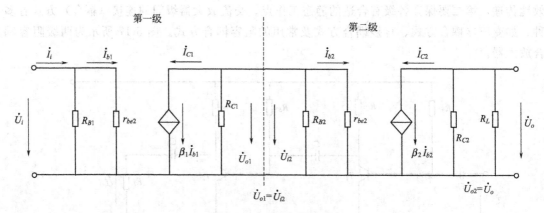

图 5-19　两级阻容耦合放大器的微变等效电路

将式 5-19 与单管放大器带载时的电压放大倍数的公式 5-14 即 $\dot{A}_u = -\beta \dfrac{R_{C1}/\!/R_L}{r_{be}}$ 相比，可以清楚地看到，两个单级放大器连起来后，后级放大器是前级放大器的负载，其负载电阻值等于后级放大器的输入电阻 r_{i2}。r_{i2} 越小，使得 $\dot{A}_{u_1}$ 的值也就越小，这反映出级间的影响。

第二级放大器的电压放大倍数由图 5-19 可以得出

$$\dot{U}_{u2} = \frac{\dot{U}_{o2}}{\dot{U}_{i2}} = -\beta_2 \frac{R_{C2}/\!/R_L}{r_{be2}}$$

该式同式 5-13

两级放大器总电压放大倍数 $\dot{A}_u$ 为：

$$\dot{A}_u = \frac{\dot{U}_{o2}}{\dot{U}_{i2}} = \frac{U_{o1} \cdot U_{o2}}{U_{i1} \cdot U_{i2}} = \dot{A}_{u1}\dot{A}_{u2} \qquad 5\text{-}22$$

【例 5-4】　图 5-19 所示两级放大器中，已知 $R_{B1} = R_{B2} = 500\text{k}\Omega$，$R_{C1} = R_{C2} = 6\text{k}\Omega$，$R_L = 3\text{k}\Omega$，$U_{CC} = 15\text{V}$，$\beta_1 = 30$，$\beta_2 = 50$。试求两级放大器总电压放大倍数 $\dot{A}_u = \dfrac{\dot{U}_{o2}}{\dot{U}_{i1}} = ?$

解：先利用放大器的直流通路计算静态时 I_{E1}、I_{E2}，以便进一步计算出 r_{be1}、r_{be2}。

$$I_{B1} \approx \frac{U_{CC}}{R_{B1}} = \frac{15}{500 \times 10^3} = 0.03\text{mA}$$

$$I_{E1} \approx I_{C1} = \beta_1 \cdot I_{B1} = 30 \times 0.03 \times 10^{-3} = 0.9\text{mA}$$

$$I_{B2} \approx \frac{U_{CC}}{R_{B2}} = \frac{15}{500 \times 10^3} = 0.03\text{mA}$$

$$I_{E2} \approx I_{C2} = \beta_2 \cdot I_{B2} = 50 \times 0.03 \times 10^{-3} = 1.5\text{mA}$$

$$r_{be1} = 300 + (1+\beta_1)\frac{26}{I_{E2}} = 300 + (1+30) \times \frac{26}{0.9} \approx 1.2\text{k}\Omega$$

$$r_{be2} = 300 + (1+\beta_2)\frac{26}{I_{E2}} = 300 + (1+50) \times \frac{26}{1.5} \approx 1.2\text{k}\Omega$$

考虑级间影响，分别计算各级电压放大倍数。

由式 5-21 得

$$\dot{A}_{u1} = -\beta_1 \frac{R_{C1} /\!/ r_{i2}}{r_{be1}} = -\beta_1 \frac{R_{C1} /\!/ R_{B2} /\!/ r_{be2}}{r_{be1}}$$

$$\approx -\beta_1 \frac{R_{C1} /\!/ r_{be2}}{r_{be1}} = -30 \times \frac{6 \times 10^3 /\!/ 1.2 \times 10^3}{1.2 \times 10^3} = -25$$

由式 5-14 得

$$\dot{A}_{u2} = -\beta_2 \frac{R_{C2} /\!/ R_L}{r_{be2}} = -50 \times \frac{6 \times 10^3 /\!/ 3 \times 10^3}{1.2 \times 10^3} = -83.3$$

两级总电压放大倍数

$$\dot{A}_u = \frac{\dot{U}_{o2}}{\dot{U}_{i1}} = \dot{A}_{u1} \dot{A}_{u2} = (-25) \times (-83.3) = 2087.5$$

第三节 负反馈放大器

为了改善放大器的工作性能，在电子技术中普遍采用了负反馈的办法。本节只简单介绍负反馈的概念及负反馈对放大器性能的影响。

一、负反馈

把放大器输出端的信号（电压或电流）的一部分或全部，通过一定的电路（反馈电路）反送到放大器的输入端，这种现象称为反馈。如果反送回的信号（反馈信号）削弱了输入信号，使放大器的放大倍数下降，则这种反馈称为负反馈。本节只讨论对交流信号的负反馈问题。

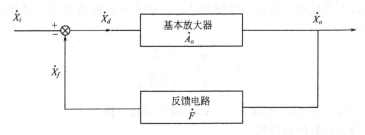

图 5-20 负反馈放大器的组成

二、负反馈放大器的组成

负反馈放大器由两大部分组成，结构如图 5-20 所示。一部分是不带负反馈的基本放大器，它可以是单级的或多级的，其放大倍数为 $\dot{A}_o$；另一部分是反馈电路，它连接于放大器的输出和输入电路。图 5-20 中，$\dot{X}$ 可表示电压也可表示电流，并设为正弦量。$\dot{X}_i$、$\dot{X}_o$、$\dot{X}_f$、$\dot{X}_d$ 分别为输入、输出、反馈及引入反馈后放大器的净输入信号。×是表示比较环节的符号，根据图中标出 $\dot{X}_i$ "+" 和 $\dot{X}_f$ "－" 的极性，得知 $\dot{X}_f$ 削弱 $\dot{X}_i$ 为负反馈。$\dot{F}$ 为反馈系数

$$\dot{F} = \frac{\dot{X}_f}{\dot{X}_o}$$ 5-23

三、负反馈放大器的分类

根据反馈信号取自输出电流还是输出电压来定为是电流反馈还是电压反馈；根据反馈信号与输入信号的连接方式是串联还是并联来定为是串联反馈还是并联反馈。

由上述四种反馈形式可以组合成下列四种类型的负反馈放大器，即电流串联负反馈放大器、电压串联负反馈放大器、电流并联负反馈放大器、电压并联负反馈放大器。

四、负反馈对放大器工作性能的影响

1. 对放大倍数的影响

（1）降低了放大倍数

图 5-20 中，基本放大器不带反馈，称开环状态，它的放大倍数称为开环放大倍数 $\dot{A}_o$，由图 5-20 可以看出：

$$\dot{A}_o = \frac{\dot{X}_o}{\dot{X}_d}$$

引入负反馈后，净输入信号 $\dot{X}_d = \dot{X}_i - \dot{X}_f$。由式 5-21 可知 $\dot{X}_f = \dot{F}\dot{X}_o$，因此 $\dot{A}_o$ 为：

$$\dot{A}_o = \frac{\dot{X}_o}{\dot{X}_d} = \frac{\dot{X}_o}{\dot{X}_i - \dot{X}_f} = \frac{\dot{X}_o}{\dot{X}_i - \dot{F}\dot{X}_o}$$ 5-24

基本放大器带上负反馈，构成一种闭环状态，成为负反馈放大器。其闭环放大倍数 $\dot{X}_f$ 由式 5-24 可以推导出：

$$\dot{A}_f = \frac{\dot{X}_o}{\dot{X}_i} = \frac{\dot{A}_o}{1 + \dot{A}_o\dot{F}}$$ 5-25

负反馈时 $\dot{X}_f$ 与 $\dot{F}$ 同相，所以 $\dot{A}_f < \dot{A}_o$，放大倍数下降。

（2）提高了放大倍数的稳定性

放大器未引入负反馈时的放大倍数 $\dot{A}_o$，由于外界条件变化，如环境温度变化引起晶体管特性变化，元件参数变化，电源电压变化等原因使放大倍数产生一个变化量 $\Delta\dot{A}_o$，放大倍数的相对变化量 $\frac{\Delta\dot{A}_o}{\dot{A}_o}$。引入反馈后，放大器的放大倍数为 $\dot{A}_f$，相对变化量为 $\frac{\Delta\dot{A}_f}{\dot{A}_f}$。现分

析这两种放大倍数相对变化量之间的关系，以比较这两种放大倍数的稳定性。由式 5-25 得 $\dot{A}_f$ 值为：

$$\dot{A}_f = \frac{\dot{A}_o}{1 + \dot{A}_o \dot{F}}$$

经数学处理可得：

$$\frac{\Delta \dot{A}_f}{\dot{A}_f} = \frac{1}{1 + \dot{A}_o \dot{F}} \cdot \frac{\Delta \dot{A}_o}{\dot{A}_o} \qquad\qquad 5\text{-}26$$

由式 5-26 可以看到引入负反馈后放大倍数的相对变化量，仅是没引入负反馈时放大倍数相对变化量的 $\dfrac{\dot{A}_o}{1 + \dot{A}_o \dot{F}}$ 倍，显然引入负反馈后放大器放大倍数的稳定性提高了。这是用降低了放大倍数的代价换取了放大倍数的稳定性的提高。

【例 5-5】　有一个负反馈放大器，它的开环放大倍数 $\dot{A}_o = 10^3$，反馈系数 $\dot{F} = 0.1$，求闭环放大倍数 $\dot{A}_f$。若环境温度的变化使 $\dot{A}_o$ 变化 $\pm 5\%$，求 $\dot{A}_f$ 相对变化量是多大？

解：由式 5-26 计算出 $\dot{A}_f$ 值为：$\dot{A}_f = \dfrac{\dot{A}_o}{1 + \dot{A}_o \dot{F}} = \dfrac{10^3}{1 + 10^3 \times 0.1} = 9.9$

$\dot{A}_f$ 值显然比 $\dot{A}_o$ 值小得多。

由式 5-26 计算出 $\dfrac{\Delta \dot{A}_f}{\dot{A}_f}$：

$$\frac{\Delta \dot{A}_f}{\dot{A}_f} = \frac{1}{1 + \dot{A}_o \dot{F}} \cdot \frac{\Delta \dot{A}_o}{\dot{A}_o} = \frac{1}{1 + 10^3 \times 0.1} \times (\pm 5\%) = \pm 0.05\%$$

$\dfrac{\Delta \dot{A}_f}{\dot{A}_f}$ 显然比 $\dfrac{\Delta \dot{A}_o}{\dot{A}_o}$ 小多了。

2. 对放大器输入电阻的影响

负反馈对放大器输入电阻的影响与反馈信号和输入信号的连接方式有关，规律是：串联负反馈使放大器的输入电阻增大；并联负反馈使放大器的输入电阻减小。

3. 对放大器输出电阻的影响

负反馈对放大器的输出电阻的影响与反馈信号是取自输出电压还是输出电流有关，规律是：电压反馈可以稳定输出电压，使输出电阻减小；电流反馈可以稳定输出电流，使输出电阻增大。

4. 改善了波形的失真程度

由于工作点选择不当或信号过大均会造成放大器输出波形失真，如图 5-21a 所示。但放大器引入负反馈后，将失真的信号反送回输入端与输入信号叠加后，使放大器的净输入信号

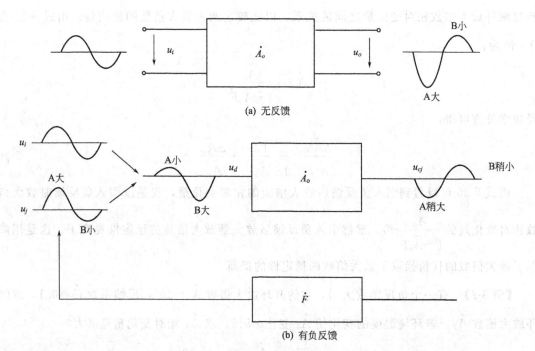

(a) 无反馈

(b) 有负反馈

图 5-21　利用负反馈改善波形失真

u_d 产生失真，经放大后使输出波形的失真程度得到改善，如图 5-21b 所示。它是用失真了的波形去改善波形的失真，故只能改善而不能消除失真。

5. 展宽了放大器的工作频率范围

阻容耦合放大器，随着工作频率的下降，电路中耦合电容，旁路电容的容抗将不可忽略，其上的交流压降使输出电压下降并且与输入电压产生一定的相移。随着工作频率的上升，晶体管极间的电容及与负载相并联的导线分布电容将对放大器的输入、输出信号产生影响，使输出电压下降，并与输入电压产生相移。因此放大器有一定的工作频率范围。通常规定，放大器在中频范围内工作时放大倍数为 $\dot{A}_0$，随着频率的升高或降低，放大倍数下降，

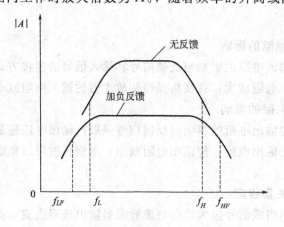

图 5-22　负反馈展宽了通频带

当降至 $0.707\dot{A}_0$ 时，相对应的频率分别称为**放大器的上限频率** f_H 和下限频率 f_L，二者之间称为**放大器的通频带**。

当放大器引入负反馈后，放大倍数下降了，但放大倍数的稳定性提高了，放大倍数 $\dot{A}_f$ 受频率的升高或降低的影响所发生的变化小了。所以放大倍数要降至 $0.707\dot{A}_f$ 的上、下限频率都延伸了，进而展宽了放大器的通频带，如图 5-22 所示。

五、射极输出器

射极输出器是负反馈放大器中的一个特例，应用很广。

1. 电路的组成

图 5-23a 为一个射极输出器的电路图。交流信号从晶体管的发射极输出，集电极电阻可以短路。图 5-23b、图 5-23c 分别为其直流通路和微变等效电路。

由图 5-23b 直流通路可以估算出静态工作点，列电压方程：

$$U_{CC}=I_B R_B+U_{BE}+I_E R_E=I_B R_B+U_{BE}+(1+\beta)I_B R_E$$

$$I_B=\frac{U_{CC}-U_{BE}}{R_B+(1+\beta)R_E}\approx\frac{U_{CC}}{R_B+(1+\beta)R_E} \qquad 5\text{-}27$$

式 5-27 中 $U_{CC}\gg U_{BE}$

$$I_C\approx I_E=(1+\beta)I_B \qquad 5\text{-}28$$

$$U_{CE}=U_{CC}-I_E R_E \qquad 5\text{-}29$$

由图 5-23c 等效电路可以看出，射极输出器输出的交流电压 $\dot{U}_o$ 全部送回到输入电路中，$\dot{U}_f=\dot{U}_o$，称为**百分之百的反馈**。在放大器的输入电路中反馈电压 $\dot{U}_f$ 与输入电压 $\dot{U}_o$ 串联相减，所以，射极输出器是电压串联负反馈放大器的特例。

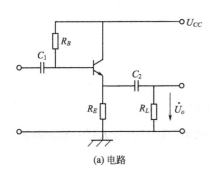
(a) 电路

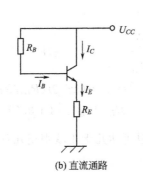
(b) 直流通路

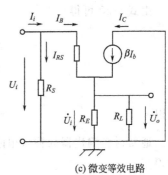
(c) 微变等效电路

图 5-23　射极输出器

2. 电路的特点

(1) 电压放大倍数小于又近似等于 1

由图 5-23c 等效电路可写出：

$$\dot{U}_i = \dot{U}_{BE} + \dot{U}_o = \dot{I}_B r_{be} + \dot{I}_E (R_E /\!/ R_L) = \dot{I}_B r_{be} + (1+\beta)\dot{I}_B R'_L = \dot{I}_B [r_{be} + (1+\beta)R'_L] \quad 5\text{-}30$$

$$\dot{U}_o = \dot{I}_E (R_E /\!/ R_L)$$

$$= (1+\beta)\dot{I}_B R'_L \quad\quad 5\text{-}31$$

式 5-31 中，$R'_L = R_E /\!/ R_L$。

射极输出器电压放大倍数

$$\dot{A}_u = \frac{\dot{U}_o}{\dot{U}_i} = \frac{\dot{I}_B(1+\beta)R'_L}{\dot{I}_B[r_{be} + (1+\beta)R'_L]}$$

$$= \frac{(1+\beta)R'_L}{r_{be} + (1+\beta)R'_L} \quad\quad 5\text{-}32$$

式 5-32 中，$r_{be} \ll (1+\beta)R'_L$。

由式 5-32 可知射极输出器的输出电压与输入电压不仅大小基本相等，而且相位相同，即 $\dot{U}_o \approx \dot{U}_f$。所以，射极输出器又称为射极跟随器。该电路采用了百分之百的负反馈。所以放大倍数很稳定，基本近似为 1，但永远小于 1。

（2）放大器输入阻抗高

由图 5-23c 等效电路中输入端看进去

$$\dot{I}_i = \dot{I}_{R_B} + \dot{I}_B$$

输入电阻

$$r_i = \frac{\dot{U}_i}{\dot{I}_i} = \left(\frac{\dot{U}_i}{\dot{I}_{R_B}}\right) /\!/ \left(\frac{\dot{U}_i}{\dot{I}_B}\right)$$

其中

$$\frac{\dot{U}_i}{\dot{I}_{R_B}} = R_B$$

由式 5-30 可得

$$\frac{\dot{U}_i}{\dot{I}_B} = r_{be} + (1+\beta)R'_L$$

$$= r_{be} + (1+\beta)(R_E /\!/ R_L)$$

所以

$$r_i = R_B /\!/ [r_{be} + (1+\beta)(R_E /\!/ R_L)] \quad\quad 5\text{-}33$$

通常射极输出器的输入电阻可达几十千欧姆至几百千欧姆，比一般放大器的输入电阻要大得多。

（3）放大器的输出电阻低

我们直接给出 r_o 的计算公式，不再推导。

$$r_o = R_E /\!/ \frac{r_{be} + R'_s}{1+\beta} \quad\quad 5\text{-}34$$

式 5-34 中，R'_s 是考虑信号源内阻 R_s 时，R_s 与基极偏流电阻 R_B 的并联值，即 $R'_s =$

$R_s /\!/ R_B$。

通常射极输出器的输出电阻为几十欧至几百欧，比一般放大器的输出电阻要小得多。这点我们也可以通过电压源与其输出电压的关系来理解，电压源只有其内阻很小时，负载在一定范围内变化，负载所获电压（即电压源输出电压）才会基本不变。射极输出器是负载的信号电压源，其内阻为 r_o。而射极输出器电压放大倍数很稳定，负载发生一定的变化仍可维持 $\dot{U}_o \approx \dot{U}_i$，这反过来说明了射极输出器的输出电阻 r_o 很小。

3. 用途

射极输出器在电路中主要起阻抗连接或变换作用。常利用其 r_i 高，作为测量电路的输入级，这样可以减少测量电路对被测电路的影响，同时也能使测量电路获得较大的被测电压。在放大器中也常利用其 r_o 低，作为输出级以提高放大器的带负载能力。在多级放大器中，射极输出器也常作为中间的缓冲级，利用 r_i 高，减少对前级的影响，利用 r_o 低与低输入电阻的电路配合，起到中间阻抗变换作用。

【例 5-6】（1）如图 5-24a 所示为一个单管放大器，已知 $R_{B1} = 40\text{k}\Omega$，$R_{B2} = 10\text{k}\Omega$，$R_{E1} = 1.2\text{k}\Omega$，$R_{C1} = 3\text{k}\Omega$，$R_L = 3\text{k}\Omega$，$U_{CC} = 15\text{V}$，$\beta_1 = 50$，$\dot{U}_i = 2\text{mV}$，求 $\dot{U}_o$。

（2）图 5-24a 的放大器通过一级射极输出器后再接负载电阻 R_L，如图 5-24b 所示。射极输出器的电路参数为 $R_{B3} = 200\text{k}\Omega$，$R_{E2} = 2\text{k}\Omega$，$\beta_2 = 50$，输入电压不变，$\dot{U}_i = 2\text{mV}$，求 $\dot{U}_o$。

（3）比较图 5-24a 和 5-24b 两个电路的输出电压的大小，说明射极输出器在此发挥的作用。

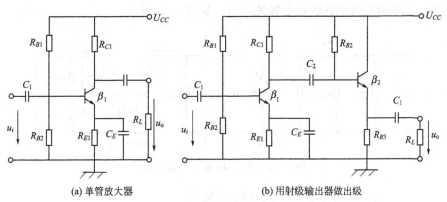

(a) 单管放大器 (b) 用射级输出器做出级

图 5-24 射极输出器作用

解：（1）计算图 5-24a 的 $\dot{U}_o$。

先估算图 5-24a 的静态 I_E，根据式 5-4 和式 5-6 得：

$$U_{B1} = U_{CC} \frac{R_{B2}}{R_{B1} + R_{B2}} = 15 \times \frac{10 \times 10^3}{(40+10) \times 10^3} = 3\text{V}$$

$$I_{E1} = \frac{U_{B1} - U_{BE1}}{R_{E1}} = \frac{3 - 0.7}{1.2 \times 10^3} = 1.9\text{mA}$$

计算 r_{be1}，据式 5-10 得：

$$r_{be1}=300+(1+\beta)\frac{26}{I_{E1}}$$

$$=300+(1+50)\times\frac{26}{1.9}\approx1k\Omega$$

计算 $\dot{A}_{u1}$，由式 5-14 得

$$\dot{A}_{u1}=\frac{\dot{U}_o}{\dot{U}_i}=-\beta\frac{(R_{C1}//R_L)}{R_{be1}}=-50\times\frac{3\times10^3//3\times10^3}{1\times10^3}=-75$$

$$\dot{U}=\dot{A}_{u1}\dot{U}_i=-75\times2\times10^{-3}=-150mV$$

(2) 计算图 5-24b 的 $\dot{U}_o$

先估算射极输出器的静态 I_{E2}，据式 5-27 得：

$$I_{B2}=\frac{U_{CC}}{R_{B3}+(1+\beta_2)R_{E2}}$$

$$=\frac{15}{200\times10^3+(1+50)\times2\times10^3}\approx50\mu A$$

$$I_{E2}=(1+\beta_2)I_{B2}\approx\beta_2 I_{B2}$$

$$=50\times50\times10^{-6}=2.5mA$$

计算 r_{be2} 得：

$$r_{be2}=300+(1+50)\frac{26}{2.5}\approx0.8k\Omega$$

画出图 5-24b 两级放大器的微变等效电路，如图 5-25 所示。

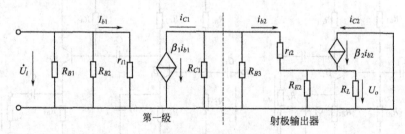

第一级　　　　　　　　射极输出器

图 5-25　图 5-24b 微变等效电路

$$r_{i2}=R_{B3}//[r_{be2}(1+\beta_2)(R_{E2}//R_L)]$$

$$=200\times10^3//[0.8\times10^3+(1+50)\times(2\times10^3//3\times10^3)]$$

$$=47k\Omega$$

考虑级间影响，据式 5-21，计算出第一级的电压放大倍数 $\dot{A}_{u1}$

$$\dot{A}_{u1}=-\beta\frac{(R_{C1}//r_{i2})}{r_{be1}}=-50\times\frac{(3\times10^3//47\times10^3)}{1\times10^3}\approx-150$$

射极输出器电压放大倍数 $\dot{A}_{u2}$ 据式 5-30 得：

$$\dot{A}_{u2}=\frac{(1+\beta_2)(R_{E2}/\!/R_L)}{r_{be2}+(1+\beta_2)(R_{E2}/\!/R_L)}=\frac{(1+50)\times(2\times10^3/\!/3\times10^3)}{0.8\times10^3+(1+50)\times(2\times10^3/\!/3\times10^3)}\approx1$$

两级放大器总电压放大倍数

$$\dot{A}_u=\dot{A}_{u1}\dot{A}_{u2}=-150\times1=-150$$

输出电压
$$\dot{U}_o=\dot{A}_u\dot{U}_i=-150\times2\times10^{-3}=300\text{mV}$$

（3）比较上述计算结果

在同样的输入条件下显然电路 b 的输出比电路 a 要大。原因是图 b 中的射极输出器发挥了作用，虽然它自身电压放大倍数近似为 1，似乎不影响电路总电压放大倍数，实质上应考虑级间影响，射极输出器输入阻抗高，提高了前级放大器的电压放大倍数，从而使电路总电压放大倍数增大，同时也正是因为射极输出器输出阻抗低，带负载能力强，带上 3kΩ 的电阻后，其电压放大倍数仍近似为 1。

第四节　场效应管放大器

场效应管放大电路也有三种接法：共源、共漏和共栅。这里仅介绍共源放大电路。如图 5-26 所示，是由一个 N 型沟道结型场效应管所集成的共源极低频放大电路，是用得最广泛的一种基本放大电路。电路中电阻 R_G 称为栅极电阻，栅极经 R_G 接地。当未加输入信号 R_G 时，电路中没有电流通过，因此 $U_G=0$。电阻 R_S 称为源极电阻，用来提高源极对地的电势。当漏极电流 I_D 通过 R_S 时，源极对地的电势等于 I_D 在 R_S 上所产生的电压降，即 $U_S=I_DR_S$。因此栅极与源极之间有一个偏置电压

$$U_{GS}=U_G-U_S=I_DR_S \qquad\qquad 5\text{-}35$$

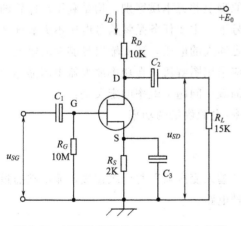

图 5-26　N 型沟道结构场效应管放大电路

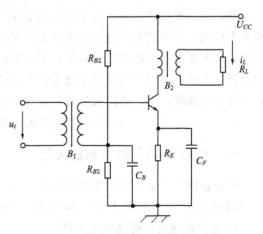

图 5-27　变压器耦

这种不用另加一个直流电源而获得栅偏压称为自给栅偏压。

为了防止交流信号在 R_S 产生交流压降，导致加到栅极-源极上输入信号降低，所以在

R_S 上并联一个旁路电容 C_S。

根据推导，场效应管放大器的电压放大倍数为：

$$\dot{A} = -g_m R'_L$$

5-36

式 5-36 中，$R'_L = R_D /\!/ R_L$。由 5-36 式可见，共源极低频放大器的电压放大倍数与场效应管的跨导成正比，并且与总负载电阻有关。式中负号表示输出电压与输入电压的位相相反。

又因为放大器的输入电阻 r_i 和输出电阻 r_o 的数值可按它们的定义求出。放大器的输入电阻是从输入端看进去的交流等效电阻。由图 5-26 可见，场效应管共源极放大器的输入电阻 r_i 等于 R_G 与 R_{GS} 的并联值。由于 R_{GS} 很大，所以输入电阻 $r_i \approx R_{GS} = 10\mathrm{M}\Omega$。

放大器的输出电阻是从输出端看进去的交流等效电阻。由图可见，r_o 等于 R_D 与 R_{DS} 的并联值。由于 $R_{DS} \gg R_D$，所以输出电阻 $r_o \approx R_D = 10\mathrm{k}\Omega$。

由于场效应管的输入电阻很高，所以经常用它作为多级放大器的输入级。但是它的跨导不大，所以放大能力比较小，而晶体三极管正与此相反，其电流放大系数大，因此，在实用电路中常将场效应管与晶体三极管组合使用，输入级用共源极放大器，保证有较高的输入电阻；输出级用共射极放大电路，得到较大的放大倍数。这种组合使用，取长补短，从而获得性能优异的放大电路。

第五节　功率放大器

将微弱的电信号放大的最终目的是要用放大了的电量去推动负载工作，如使扬声器发声，电机旋转，继电器动作，仪表显示等等。这些负载工作需要有足够的功率，因此多级放大器的末级应采用功率放大电路。本节简单介绍几种常用的功率放大器。

功率放大器与前面学习的电压放大器在工作原理上并无本质区别，均是利用晶体管的电流放大作用，所不同的是电压放大器工作在小信号下，主要任务是将信号电压不失真地加以放大，功率放大器工作在大信号下，不仅要输出足够大的电压，还要输出足够大的电流，因此分析功率放大器时不能使用微变等效电路法，应采用图解法。在功率放大器中因晶体管通常工作在极限状态下，要注意失真问题和放大器的效率问题。效率的定义是：

$\eta =$ 放大器输出的交流功率/电源供给的功率

一、变压器耦合的功率放大器

变压器耦合，就是放大器的输入端通过一个"输入变压器"与前级连接，输出端通过一个"输出变压器"与负载相接。常用的有下列两种电路。

1. 变压器耦合单管功率放大器

如图 5-27 所示为一个变压器耦合单管功率放大器，B_1、B_2 分别为输入、输出变压器。采用变压器耦合方式是由于变压器除了具有传递交流信号的能力外还具有阻抗变换的能力。当变压器变压比为 K，次级接有电阻 R_L，则从初级看进去的等值阻抗为 $R'_L K^2 R_L$，只要选择合适的变压比，就可以把次级负载变成初级所需的负载值。

由前面学过的单管放大器可知，放大器输出交流电压的大小不仅与集电极电流的变化量有关，还与负载电阻的大小有关。负载电阻越小，输出电压越小；但若负载电阻太大则负载电阻所获得的输出电流太小，因此功率放大器要输出足够大的电压和电流就需要有单管功率放大器适合的负载电阻。而功率放大器通常所接的负载有扬声器、继电器、电机等，这些负载的等效电阻一般很小，大约只有几欧姆至几十欧姆，无法满足功率放大器对负载的要求，为此需借助输出变压器进行阻抗配合（匹配）。功率放大器的输入端同样需借助输入变压器与前级相连并使功率放大器获得足够的输入信号。

变压器耦合的单管功率放大器，在输入信号的整个周期内，晶体管均在放大区工作，这称为甲类工作状态。为实现上述要求，放大器应有适中的静态电压、电流值，因此放大器静态时就有较大的功率损耗，该种功率放大器最高效率理论上为 50%，实际上达不到。为提高功率放大器的效率，减小波形失真，常采用推挽功率放大器。

2. 乙类推挽变压器耦合功率放大器

乙类推挽变压器耦合功率放大器简称推挽放大器，如图 5-28 所示。

图 5-28 中，T_1、T_2 是性能参数完全相同的两只晶体管（又称推挽管），B_1、B_2 是有中心抽头的输入、输出变压器，R_{B1}、R_{B2} 是直流偏置电阻，设置两只晶体管的静态工作电流 I_C 稍大于零。

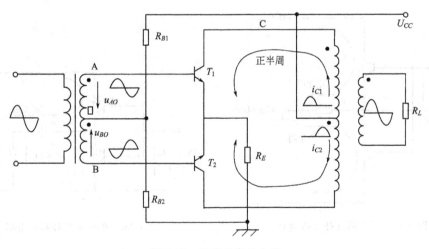

图 5-28　推挽功率放大器

当有信号输入时，输入变压器将两个大小相等相位相反的信号 u_{AO}、u_{BO} 分别送入晶体管 T_1、T_2，这两个信号称推挽信号。在信号的正、负半周内 T_1、T_2 轮流工作，产生各自半个周期的工作电流 i_{C1}、i_{C2} 流经输出变压器，到负载上为一个完整的输出波形。

这种放大器每只晶体管只在信号的半个周期内工作，称为乙类工作状态，同时两管又是轮流工作，称为**推挽式**。

由于晶体管静态时 $I_C \approx 0$，放大器静态损耗近似为零，所以放大器的效率比较高，理论值可达 78.5%。

上述变压器耦合的功率放大器由于变压器笨重，效率低，不适于集成等等，所以无变压器的功率放大器得到了广泛的应用。

二、无变压器功率放大器

无变压器的功率放大器电路种类很多，在此仅介绍互补对称电路的原理。图 5-29 为一个双电源互补对称电路。电路由 PNP 型和 NPN 型的两只特性对称的晶体管 T_1、T_2 组成射极输出器的电路结构。由于射极输出器输出电阻小，带负载能力强，所以阻值比较小的负载电阻可以直接接在放大器的输出端，而不需要采用输出变压器进行阻抗转换了。所以这种电路又称为无输出变压器的功率放大器，简称 OTL 电路。

在图 5-29 电路中，在输入信号的正半周时，T_1 导通，T_2 截止，i_{c1} 流过 R_L，i_{c2} 等于零；输入信号的负半周，T_1 截止，T_2 导通，i_{c2} 流过 R_L，i_{c1} 此时为零。i_{c1} 与 i_{c2} 流过 R_L 的方向相反，大小相等，因而在 R_L 上合成为一个完整的输出波形。

如图 5-30 所示为一个单电源互补对称电路。在该电路中，利用信号正半周时流过 R_L 电流 i_{c1} 同时向 C 充电，在信号负半周时，电容 C 代替 5-29 电路中 U_{CC2} 的作用，通过 T_2 向负载放电。电路参数合适可使 C 两端的电压为 $\frac{1}{2}U_{CC}$，这样在负载电阻 R_L 上可以获得一个不失真的完整电流波形。

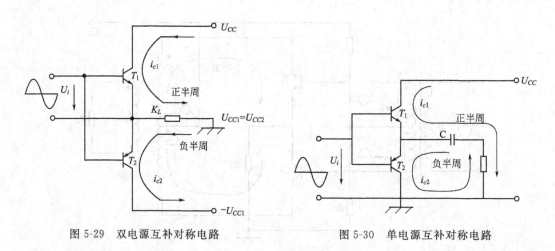

图 5-29 双电源互补对称电路   图 5-30 单电源互补对称电路

上述两种电路，在信号的一个周期内，两只特性对称的管子轮流工作，相辅相成互相补足，所以称为互补对称式电路。为使电路有尽可能大的输出功率且不失真，通常要加前置放大级及其他辅助电路。

三、集成功率放大器

集成功率放大器体积小、失真小、噪声低且静态工作点无需调整，只要根据实际要求去选用合适产品，按照产品说明正确进行外部连接，即可方便地使用。如国产 D2002 型集成功率放大器，输出级是互补对称电路形式，并有推动级。它有五个引脚，外形如图 5-31a 所示。使用时按图 5-31b 接线，即可向 4Ω 的扬声器负载提供 5W 的不失真功率。在图 5-31b 中 C_1 为输入端的耦合电容，C_2 为输出端的耦合电容，R_1、R_2、C_3 组成负反馈电路，用以改善放大器性能，R_3、C_4 可防止高频自激，用以改善放大器的频率特性。

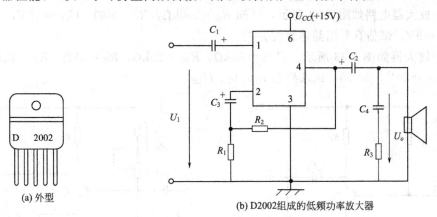

(a) 外型

(b) D2002组成的低频功率放大器

图 5-31　D2002 型集成功率放大器

使用集成功率放大器，一定要按照产品要求，保证散热条件。通常需将集成功率放大器紧固在合适的散热片上。

本章小结

1. 本章主要通过对单管低频放大器在静态和动态时电压及电流的状态分析，介绍了交流电压放大器的基本工作原理和基本分析方法。

2. 一个放大器需设置一个合适的静态工作点，并应采取措施来稳定它。分压式偏置电路是一种常用的稳定静态工作点的电路。

3. 使用一个放大器时，除关注它自身的放大能力外，还应注意到放大器通过它的输入、输出电阻与信号源及负载之间的联系，并处理好其间的关系。

4. 本章还简要介绍了负反馈的概念及其对放大器性能的影响。射极输出器是一种常用的负反馈放大器。

5. 放大器在进行信号放大时，电路中采用负反馈以使电路稳定工作，一旦出现正反馈，电路便可能出现自激振荡，放大器将无法正常工作，但利用足够大的正反馈再加之适当的选频环节，便可以组成一种很有用的正弦波振荡器。

习　题　五

5-1　图 5-32 所示放大器中，已知 $R_B = 500\text{k}\Omega$，$R_C = 5\text{k}\Omega$，$R_L = 5\text{k}\Omega$，$U_{CC} = 10\text{V}$，$\beta =$

50。试求静态 I_B、I_C、U_{CE}（晶体管为硅管，以下同）。

5-2　在题 5-1 电路中，如果将晶体管换成 $\beta=150$ 的，问此时静态 I_B、I_C、U_{CE} 为何值？

5-3　在题 5-1 电路中，如果将 R_C 改为 20kΩ，问此时静态 I_B、I_C、I_{CE} 为何值？

5-4　放大器电路如图 5-32 所示，已知 $R_B=500$kΩ，$R_C=5$kΩ，$U_{CC}=15$V，并测出静态时 $U_{CE}=9$V。试估算所用晶体管的 $\beta=$？

5-5　放大器如图 5-33 所示。已知 =80kΩ，$R_{B2}=20$kΩ，$R_E=3$kΩ，$R_C=9$kΩ，$R_L=18$kΩ，$U_{CC}=20$V，$\beta=50$，试求静态 I_B、I_C、U_{CE}。

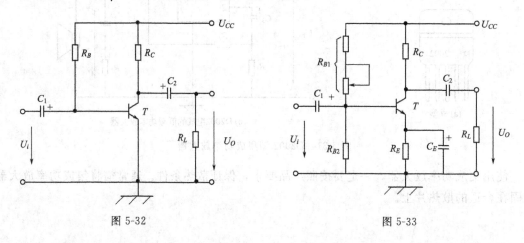

图 5-32　　　　　　　　　　　　　　　　图 5-33

5-6　如果题 5-5 中仅将晶体管换成 $\beta=100$ 的硅管，其余电路参数不变，问静态 I_B、I_C、U_{CE} 是否改变，若有变化，变为何值？

5-7　如果将题 5-5 电路中的静态 U_{CE} 通过改变 R_{B1} 而调至 10V，问此时 R_{B1} 应调为何值。

5-8　直流负载线与交流负载线有哪些异同的地方？如果我们把静态工作点仍选在直流负载线的中点，那么对交流负载线来说有什么不好？

5-9　晶体管放大电路和它的输出特性曲线如图 5-34 所示。已知晶体管的电流放大系数 $\beta=90$，穿透电流 I_{ceo} 可以忽略不计，试估算 I_B、I_C 和 U_{CE}。

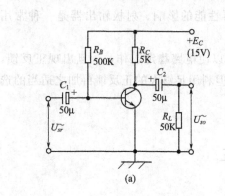
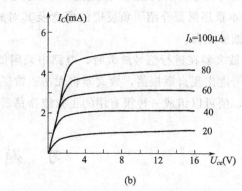

(a)　　　　　　　　　　　　　　　　(b)

图 5-34

5-10 上题中，如果要使 $U_{CE}=5\text{V}$，那么这时 R_B 应取多大？

5-11 试求：

（1）按题 5-9 在输出特性曲线上画出直流负载线，并找出静态工作点。

（2）在同一图上画出交流负载线。问该放大电路在信号不失真的条件下，能获得最大输出电压为多少？

5-12 图 5-34 中 R_C 为 1.5kΩ，或将 E_C 改为 6V，分别重画直流负载线，并说明 R_C 和 E_C 对直流负载线的影响。

第六章

直流放大器和集成运算放大器

用于放大缓慢变化的直流量或频率极低的交流量的放大器统称为直流信号放大器，简称直流放大器。直流放大器在工作原理和分析方法上与交流放大器基本相同，本章仅简要介绍直流放大器的特殊问题。

集成运算放大器是一种高放大倍数的直流放大器，应用非常广泛，已远超出直流放大的范围，本章着重介绍它的一些作用。

第一节　直流放大器的两个特殊问题

一、级间耦合问题

由于电容的"隔直"作用，放大缓慢变化的直流信号不能使用阻容耦合的放大器，那么级间应该怎样连接才能使直流信号顺利传递呢？我们可以采取在放大器的级与级之间用电阻或短线直接连接（耦合）的办法，组成直接耦合的直流放大器，如图 6-1 所示。

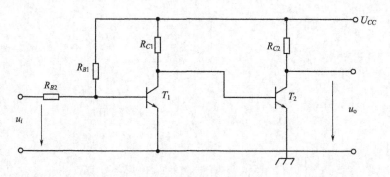

图 6-1　直接耦合放大器

由于级间直接耦合，各级的直流通路连在一起，放大器各级静态工作点互相牵连，而不能像阻容耦合多级放大器在静态时，由于耦合电容相当于开路，使各级静态工作点彼此独立，互不影响。图 6-1 所示的直接耦合放大器的直流通路如图 6-2 所示。由该图中可以看出静态时 $U_{CE1}=U_{BE2}$，$I_{R_{C1}}=I_{C1}+I_{B2}$，两级静态量牵连在一起。此电路中，要保证第二级正常工作，U_{BE2} 只能是零点几伏的电压，这样 U_{CE1} 静态也只能是零点几伏，第一级中的晶体管已接近饱和区了，大大限制了第一级放大器的工作范围。所以直流放大器在级间耦合时应注意，既要保证直流信号的有效传递，又要保证各级要有合适的静态工作点，否则直流放大器无法正常工作。

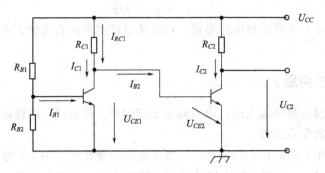

图 6-2 直接耦合放大器的直流通路

级间耦合常用的办法是在后级的发射极与地之间串接电阻或二极管或稳压管，分别如图 6-3a、b、c 所示。其目的是提高后级发射极的电位，使前、后两级放大器均有合适的静态工作点。

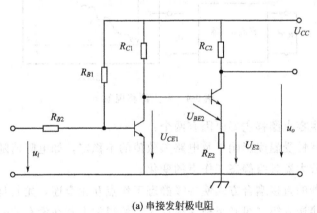

(a) 串接发射极电阻

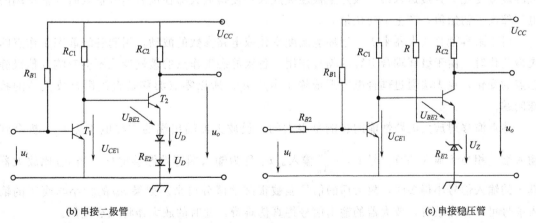

(b) 串接二极管　　　　　　　　　　　　　　　(c) 串接稳压管

图 6-3 提高后级发射极电位的直接耦合放大器

如图 6-3 所示，各电路静态时第一级的管压降分别为：

图 6-3a：$$U_{CE1}=U_{BE2}+U_{R_{E2}} \qquad\qquad 6\text{-}1$$

图 6-3b：$$U_{CE1}=U_{BE2}+2U_D \qquad\qquad 6\text{-}2$$

图 6-3c：$$U_{CE1}=U_{BE2}+U_Z \qquad\qquad 6\text{-}3$$

由各式可以看出，正确选择电路参数，可以使直接耦合的直流放大器各级均有合适的静态工作点。

二、零点漂移问题

直流放大器在没有信号输入时，输出端电压却偏离了初始值，缓慢而无规则地变化，这种现象称为放大器的零点漂移。

在直流放大器中，我们用小写字母、小写下标表示变化量。图 6-4 为一个多级直接耦合放大器，当输入信号 $u_i=0$ 时，放大器的零点漂移的情况，即输出电压 $u_o \neq 0$。

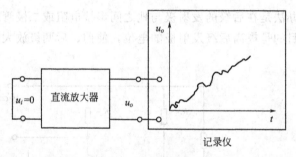

图 6-4　零点漂移现象

直流放大器产生零点漂移主要原因有两个：

（1）晶体管的特性受温度影响以及电路参数值的不稳定，如电阻值随温度变化，电源电压波动等均会引起放大器各级静态工作点的变化。

（2）直流放大器的直接耦合方式使各级静态工作点互相牵连，尤其是第一级放大器静态值的缓慢变化会直接送入第二级乃至被逐级放大，使得放大器在没有信号输入时，输出端的电压偏离了初始值，产生了变化量 u_o。

对于阻容耦合放大器来讲，当环境温度变化或电路参数的波动，引起各级静态工作点的缓慢变化时，由于级间耦合电容的隔直作用，各级静态工作点的缓慢变化不会影响其他级静态点的变化，也无法通过耦合电容形成输出电压 u_o。所以零点漂移是直接耦合放大器的特殊问题。

零点漂移对放大电路性能的影响是很大的。设放大器输出端的漂移电压为 u_o，折合到输入端，相当于输入端有信号 $u_{id}=\dfrac{u_o}{A_u}$ 输入。u_{id} 称为输入端等效漂移电压。当 u_{id} 比放大器真正的输入信号小得多时，放大后的信号能被很好地区分出来。如果 u_{id} 的大小与真正的输入信号可以相比较时，放大器的输出信号将真伪难辨，此时的放大器将无法使用。

为了克服零点漂移，在放大器中我们可以使用温度稳定性较好的硅管及质量较好的电阻、电源。除此之外，要从电路结构中想办法。差动放大器是克服零点漂移比较有效的电路。它的电路种类很多，在此我们仅以最简单的差动放大器介绍它克服零点漂移的思路。

如图 6-5 所示，为一个简单的差动放大器。在电路中两只晶体管特性相同，各对应的电阻相等，即电路左、右两边完全对称。它从两只晶体管的基极输入，从两管的集电极输出，所以这种形式的差动电路称为双端输入-双端输出差动放大器（简称双入-双出差动放大器）。

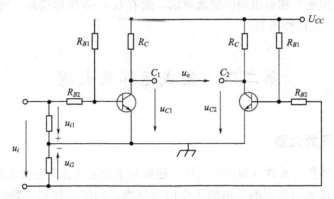

图 6-5　简单的双入-双出差动放大器

因为电路对称，故静态时输出端电压的初始值是 $u_{c1}-u_{c2}=0$。设由于温度升高引起两只管集电极电流增大，当然两只管的管压降均随之减小，两管的变化完全相同，始终保持 $U_{c1}=U_{c2}$，故输出电压 u_0 始终为零。理想情况下，该放大器没有零点漂移。

双入-双出差动放大电路利用了电路对称及双端输出的形式，将电路左右两边的漂移抵消了。当然如果在电路中串入发射极电阻引入直流负反馈来抑制电路左右两边的漂移，整个电路克服零点漂移的效果会更好。

电路中左右两边的漂移相同，折合到两个输入端，相当于输入一对大小相等、极性相同的信号，$u_{i1}=u_{i2}$ 称为模信号，也就是说双入-双出差动放大器能抑制共模信号，在电路完全对称的理想情况下，对共模信号的放大倍数 $A_c=0$。

实际使用的双入-双出差动放大器不会完全对称，为保证放大器输入为零时，输出为零，通常在两管发射极之间或两个集电极电阻之间接入"调零电位器"，通过调整该电位器使该放大器静态输出为零。

双入-双出的差动放大器对有用信号的放大。有用的输入信号 u_i 通过两个数值相等的电阻 R 分压，对地形成两个大小相等、极性相反的输入信号 $u_{i1}=-u_{i2}$，这样的两个信号称为**差动信号**，分别送入电路左右两边，如图 6-5 所示。由于 $u_{i1}=-u_{i2}$，使电路左右两边电压及电流的变化趋势相反，$\Delta U_{c2}=-\Delta U_{c1}$，产生了输出电压：

$$u_i \begin{cases} u_{i1} \to i_{c1} \uparrow \to u_{c1} \downarrow \to \Delta U_{c1} \\ u_{i2} \to i_{c2} \downarrow \to u_{c2} \uparrow \to \Delta U_{c2} \end{cases} \to u_o = u_{c1} - u_{c2} = 2\Delta U_{c1}$$

放大器对差动信号的放大倍数为 $A_d = \dfrac{u_o}{u_i}$。

一个质量好的差动放大器，对差动信号应具有较大的放大倍数，而对共模信号则放大倍数越小越好。为衡量差动放大器放大差动信号和抑制共模信号的能力，引入了共模抑制比（略写为 CMRR）来表征。

$$CMRR = \frac{A_d}{A_C}$$

6-4

显然 CMRR 越大越好。

差动放大器根据输入和输出端的接地要求，除有双入-双出形式外，还有双入-单出、单入-双出及单入-单出共四种类型。

第二节　集成运算放大器

一、集成运算放大器

由各种单个的器件和元件（称分立元件）连接起来的电路称为分立电路。在分立电路中往往由于连接点的接触不良影响了电路工作的可靠性，同时元件和电路的尺寸及重量也较大。随着半导体技术的发展，可以将多个元件制作在同一块半导体芯片上，称为**集成电路**（简称 IC），也可称为**固体组件**。常用的几种集成电路的外形如图 6-6 所示。集成电路的型号命名由四部分组成，其符号意义见表 6-1。

表 6-1　　　　　　　　　　　　集成电路型号命名

第一部分		第二部分		第三部分		第四部分	
电路的类型，用汉语拼音字母表示		电路的系列及品种序号用阿拉伯数字表示		电路的规格号，用汉语拼音字母表示		电路的封装，用汉语拼音字母表示	
符号	意义	符号	意义	符号	意义	符号	意义
T	TTL	001	由有关工业部门制	A	每个电路品种的主要	A	陶瓷扁平
H	HTL	⋮	定的"电路系列和品	B	电参数分档	B	塑料扁平
E	ECL		种"中所规定的电路	C		C	陶瓷双列
I	IIL	999	品种			D	塑料双列
P	PMOS					Y	金属圆壳
N	NMOS					F	F 型
C	CMOS						
F	线性放大器						
W	集成稳压器						
J	接口电路						
⋮	⋮						

上述为国家标准和我国电子工业部颁标准。

例如：集成电路 F010CY 的意义为：

F	010	C	Y
线性放大	低功能运算放大器	静态功耗≤6mW	金属圆壳封装

实际上，各厂生产的产品，有一些是自行标号。例如 8FC1、8FC2 等为北京 878 厂生产

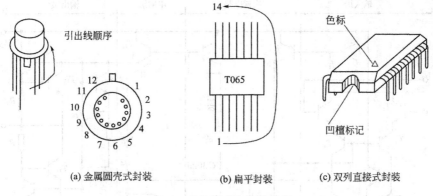

(a) 金属圆壳式封装   (b) 扁平封装   (c) 双列直接式封装

图 6-6 几种集成电路的外形

的产品，BG301、BG302 等为北京半导体器件研究所产品，5G23、5G37 等为上海元件五厂产品，FC1、FC2 等为上海 8331 厂产品，SW117、SW7800 等为上海无线电七厂产品等。因此，实际使用时，必须根据产品说明书识别。

集成电路不仅具有体积小、重量轻、可靠性高、价格比同种分立电路便宜等优点，而且可以免去电路设计、安装、调试等繁重工作，使用非常方便。

集成电路种类很多，集成运算放大器是其中发展快、应用广的一种。它实际上是一个高放大倍数的直流放大器，在一定的工作范围内，输出信号与输入信号成线性关系。它可以放大直流信号，也可以放大一定频带宽度的交流信号。它与不同的外接反馈网络配合使用，可以完成各种复杂的运算功能，故称为**线性集成运算放大器**，简称**集成运算放大器**或运放。

二、集成运算放大器的组成

集成运算放大器不断改进，向着高增益、高精度、高输入阻抗、低功耗、低漂移、宽频带、多功能等高指标方向发展，现已有了第四代产品。我们为了介绍集成运放的基本组成，以第二代产品 F007 为例，其原理电路如图 6-7 所示。图中①～⑦为各端对应的管脚号。

由图 6-7 可以看出，运放内部是一个比较复杂的直接耦合的多级放大器，分为输入级、偏置电路、中间级和输出级四大部分，电路中的电阻往往用晶体管恒流源替代。

输入级采用的是差动放大器，有两个输入端，即编号为②和③的两端，其中②为反相输入端，当信号从该端输入时，输出信号与输入信号相位相反；③为同相输入端，信号从该端输入时，输出与输入信号相位相同。

偏置电路为运放中的晶体管提供合适的工作电流。

中间级是运放的主要电压放大级。

运放的输出级通常接成射极输出器的形式以提高负载能力，F007 采用两只不同管型的晶体管组成射级输出器形式，即互补对称式电路，电路图中⑥为输出端，没有信号输入时，输出端为零电位。

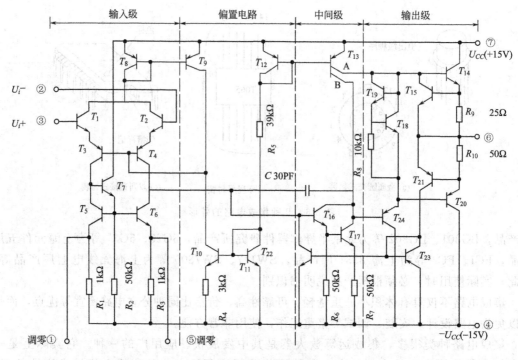

图 6-7 F007 原理电路

编号①和⑤为调零端，④和⑦为接电源端。

集成运放内部电路比较复杂，对于使用者讲，主要了解它的性能，对其内部可不必深入研究。通常在电路中只用一个符号来表示运放器，如图 6-8 所示，该符号为国家新标准（GB 4728—85），图中左边的＋、－号分别表示同相输入端和反相输入端；右边的＋号表示输出端，当运放增益非常高而且不特别关心其具体数值的场合，推荐用符号∞作为放大系数。如图 6-9 所示，为旧符号，将逐渐停用。

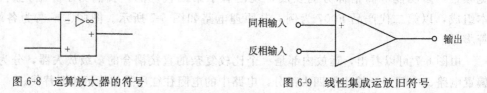

图 6-8 运算放大器的符号   图 6-9 线性集成运放旧符号

在使用集成运放时，要根据所用运放原理图，对照其管脚排列图正确进行外部接线。

三、理想集成运算放大器的特点

理想集成运放具有以下特点：

开环电压放大倍数 $A_u = \infty$，输入电阻 $r_i = \infty$，输出电阻 $r_o = \infty$，共模抑制比 $CMRR = \infty$。反映电路对称性的参数：输入失调电压和失调电流为零，漂移和内部噪声为零，频带宽度为无限大。

根据理想集成运放的特点，我们可以推导出简化分析运放的两条基本结论：

第一条：由于运放开环放大倍数 $A_u = \infty$，而输出电压是一个有限的数值，故可知放大器的输入电压 u_i 趋于零，因此，认为运放两个输入端电位基本相等，用关系式表示：

$$u_o = -A_u u_i = -A_u(u_- - u_+)$$

因为 $$A_u = \infty$$

所以 $$u_i = \frac{u_o}{A_u} = 0$$

$$(u_- = u_+) \qquad\qquad 6-5$$

第二条：由于运放开环输入电阻 $r_i = \infty$，故可以认为从同相端或反相端进入组件的输入电流为零，即

$$i_i = 0 \qquad\qquad 6-6$$

实际使用的运放虽不是理想运放，但性能及质量在不断提高，如 F007 开环电压增益已达 10^5 倍，开环输入电阻达 $2M\Omega$，共模抑制比达 $80 \sim 86$ 分贝，在逐渐接近理想化条件。因此，运用上述两条结论来分析实际电路，所产生的误差是在工程允许范围内。

第三节　集成运算放大器的应用

一、信号的运算

1. 比例运算

（1）反相比例器

如图 6-10 所示，为一个反相比例器。输入信号 u_i 通过电阻 R_1 加到运放的反相输入端，输出端和反相输入端之间通过反馈电阻 R_f 来连接，形成了反相输入的负反馈放大器。为保持电路输入端的对称性，在同相端接入平衡电阻 $R_2 = R_1$。

由图 6-10 可以看出

$$i_1 = i_i + i_f$$

根据理想运放的特点得到的式 6-5 和式 6-6 可以算出图 6-10 电路中

$$i_1 = i_f$$

$$u_- = u_+ = 0$$

该电路中，同相端接地，反相端电位也为零，称为"虚地"，所谓"虚地"就是并非真正接地，否则输入信号就不能加到放大器中去了。

综上分析可以写出：

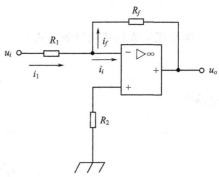

图 6-10　反相比例器图

$$i_1 = \frac{u_i - u_-}{R_1} = \frac{u_i}{R_1}$$

$$i_f = \frac{u_- - u_o}{R_f} = \frac{-u_o}{R_f}$$

由 $i_1 = i_f$ 整理后得：

$$u_o = -\frac{R_f}{R_1} u_i \qquad\qquad 6\text{-}7$$

式 6-7 表明输出电压是输入电压比例运算的结果，负号表示二者相位相反。其比例系数即为该电路的电压放大倍数 A_u。

$$A_u = \frac{u_o}{u_i} = -\frac{R_f}{R_1} \qquad\qquad 6\text{-}8$$

A_u 大小仅取决于电路中的电阻值，其绝对值可大于、等于或小于 1，且稳定。

【例 6-1】 如图 6-10 所示的反相比例器中，已知 $R_1 = 10\text{k}\Omega$，$R_f = 100\text{k}\Omega$，$u_i = 100\text{mV}$，求 $u_o = ?$

解：根据式 6-7 可得：

$$u_o = -\frac{R_f}{R_1} u_i = -\frac{100 \times 10^3}{10 \times 10^3} \times 100 \times 10^{-3} = -1\text{V}$$

（2）同相比例器

如图 6-11 所示，为一个同相比例器。信号由同相端输入，是一个同相输入的负反馈放大器。

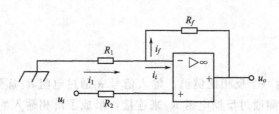

6-11 同相比例器

根据理想运放的特点得到的式 6-5、6-6 可以写出图 6-11 电路中

$$i_i = 0$$

$$u_- = u_+ = u_i$$

故电路中

$$i_1 = -\frac{u_-}{R_1} = -\frac{u_i}{R_1}$$

$$i_f = \frac{u_- - u_o}{R_f} = \frac{u_i - u_o}{R_f}$$

由于 $i_i = 0$，则 $i_1 = i_f + i_i = i_f$，整理后得：

$$u_o = \frac{R_1 + R_f}{R_1} u_i \qquad\qquad 6\text{-}9$$

式 6-9 表明，输出电压是输入电压比例运算的结果，且二者同相，其比例系数为该电路的电压放大倍数 A_u：

$$A_u = \frac{u_o}{u_i} = \frac{R_1 + R_f}{R_1} \qquad 6\text{-}10$$

A_u 的值仅取决于电路中的电阻值，其数值 $\geqslant 1$。当 $R_1 = \infty$（断开）或 $R_f = R_2 = 0$ 时，$A_u = 1$，即 $u_o = u_i$，电路称为电压跟随器。

【例 6-2】 如图 6-11 所示的同相比例器中，已知 $R_1 = 10\text{k}\Omega$，$R_f = 100\text{k}\Omega$，$u_i = 100\text{mV}$，求 $u_o = ?$

解： 根据式 6-9 可得：

$$u_o = \frac{R_1 + R_f}{R_1} u_i = \frac{10 \times 10^3 + 100 \times 10^3}{10 \times 10^3} \times 100 \times 10^{-3} = 1.1\text{V}$$

在同相比例器的同相端，加一个分压网络，如图 6-12 所示，此时 $u_+ = ?$，$u_o = ?$

此时：

$$u_+ = u_i \frac{R_3}{R_2 + R_3} \qquad 6\text{-}11$$

根据上述同相比例器的分析过程，可以推导出此电路输出电压

$$u_o = \frac{R_1 + R_f}{R_1} \times \frac{R_3}{R_2 + R_3} u_i \qquad 6\text{-}12$$

若 $R_1 = R_2$、$R_f = R_3$，则

$$u_o = \frac{R_3}{R_1} u_i \qquad 6\text{-}13$$

若 $R_1 = R_2 = R_3 = R_f$，则

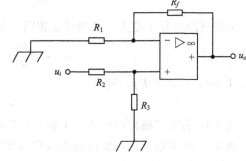

图 6-12 同相端加分压网络

$$u_o = u_i \qquad\qquad\qquad 6\text{-}14$$

2. 加法运算

如图 6-13 所示，为一个反相加法器。该电路与反相比例器的原理基本相同，电路中 $i_1 = i_f$，反相输入端"虚地"，$u_- = u_+ = 0$。

图 6-13 电路中

$$i_{11} = \frac{u_{i1} - u_-}{R_{11}} = \frac{u_{i1}}{R_{11}}$$

$$i_{12} = \frac{u_{i2} - u_-}{R_{12}} = \frac{u_{i2}}{R_{12}}$$

$$i_{13} = \frac{u_{i3} - u_-}{R_{13}} = \frac{u_{i3}}{R_{13}}$$

$$i_1 = i_{11} + i_{12} + i_{13}$$

$$i_f = \frac{u_- - u_o}{R_f} = -\frac{u_o}{R_f}$$

由 $i_1 = i_f$ 整理后得：

$$u_o = -\left(\frac{R_f}{R_{11}}u_{i1} + \frac{R_f}{R_{12}}u_{i2} + \frac{R_f}{R_{13}}u_{i3}\right) \qquad 6\text{-}15$$

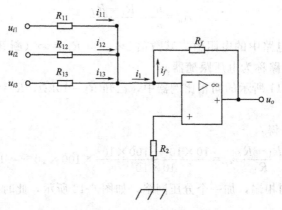

图 6-13 反相加法器

为使电路对每个输入信号的增益相同，令 $R_{11} = R_{12} = R_{13} = R_1$，则

$$u_o = -\frac{R_f}{R_1}(u_{i1} + u_{i2} + u_{i3}) \qquad 6\text{-}16$$

若令式 6-16 中 $R_1 = R_f$，则

$$u_o = -(u_{i1} + u_{i2} + u_{i3}) \qquad 6\text{-}17$$

式 6-17 表明了输出电压为几个输入信号的加法运算的结果。

由式 6-16 可以看出，加法器不但可以实现输入信号的加法运算，而且还可以将输入信号之和放大 $\frac{R_f}{R_1}$ 倍。

几个输入信号也可以全部由同相端输入，形成同相加法器。

3. 减法运算

集成运放采用差动负反馈接法，可组成减法器，如图 6-14 所示。在比例器中我们已分别介绍了反相输入及加电阻分压网络的同相输入时，放大器的输出与输入的关系，如式 6-7 和式 6-12 所列。当运放工作在线性范围内，我们应用叠加原理可以得到该减法器的输出电压：

$$u_o = \frac{R_1 + R_f}{R_1} \times \frac{R_3}{R_2 + R_3}u_{i2} - \frac{R_f}{R_1}u_{i1} \qquad 6\text{-}18$$

为使两个输入信号获得相同的增益，令 $R_1 = R_2$，$R_f = R_3$ 得：

$$u_o = \frac{R_f}{R_1}(u_{i2} - u_{i1}) \qquad 6\text{-}19$$

或令式 6-19 中 $R_1 = R_f$，则

$$u_o = u_{i2} - u_{i1} \qquad 6\text{-}20$$

这就实现了输出电压为输入电压相减的运算结果。

4. 积分运算

在测量和自控过程中，经常需要采用积分环节，用以提高测量精度和改善系统的动态品

质。如图 6-15 所示，为一积分器。

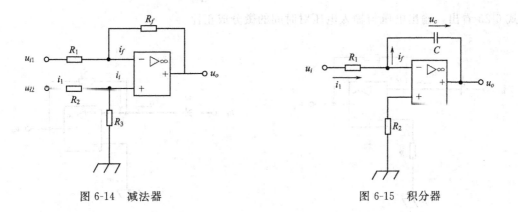

图 6-14　减法器　　　　　　　　　图 6-15　积分器

根据理想运放的特点得到的式 6-5、式 6-6 可以写出图 6-15 电路中

$$i_i = 0$$

$$u_- = u_+ = 0$$

故电路中

$$i_f = i_1 = \frac{u_i - u_-}{R_1} = \frac{u_i}{R_1}$$

$$u_- = u_c + u_o = 0$$

$$u_o = -u_c = -\frac{1}{C} \int i_f \mathrm{d}t$$

故
$$= -\frac{1}{C} \int \frac{u_i}{R_1} \mathrm{d}t \qquad\qquad 6\text{-}21$$

$$= -\frac{1}{R_1 C} \int u_i \mathrm{d}t$$

由式 6-21 看出，输出电压与输入电压对时间的积分成正比。当 u_i 为一个恒定直流电压时，u_i 与时间 t 则成为比较准确的线性关系，如式 6-22 表示：

$$u_o = -\frac{u_i}{R_1 C} t \qquad\qquad 6\text{-}22$$

5. 微分运算

微分环节在自动控制系统中应用广泛。例如常用它使相位领先和加快过渡过程。图 6-16 为一个微分器。与积分器的分析方法相同，图 6-16 电路中

$$u_- = u_+ = 0$$

$$i_f = i_c = C \frac{\mathrm{d}u_c}{\mathrm{d}t} = C \frac{\mathrm{d}u_i}{\mathrm{d}t}$$

$$u_- - u_o = i_f R_f$$

即

$$u_o = -i_f R_f = -R_f C \frac{du_i}{dt} \qquad\qquad 6\text{-}23$$

由式 6-23 看出，输出电压与输入电压对时间的微分成正比。

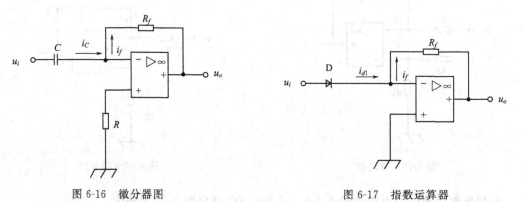

图 6-16　微分器图　　　　　　　　　　　图 6-17　指数运算器

6. 指数与对数的运算

在一些测量仪表中常用到指数或对数的运算。如图 6-17 所示，为一个指数运算器。

由半导体理论可知，通过二极管的电流 i_d 与二极管两端的电压 u_d 具有如下的关系：

$$i_d = I_s (e^{\frac{qu_d}{KT}} - 1)$$

当 $u_d \gg 0$ 且 $\frac{qu_d}{kT} \gg 1$ 时

$$i_d = I_s e^{\frac{qu_d}{kT}}$$

即 i_d 与 u_d 具有指数关系，式中 I_s 当温度一定时为一常数。

对于理想组件，图 6-17 电路中

$$i_d = i_f, \quad u_- = u_+ = 0$$

故
$$i_f = i_d = I_s e^{\frac{qu_d}{kT}(u_i - u_-)} = I_s e^{\frac{qu_d}{kT}u_i}$$

$$u_o = u_- - i_f R_f = i_f R_f$$

$$u_o = -R_f I_s e^{\frac{qu_d}{kT}u_i} \qquad\qquad 6\text{-}24$$

式 6-24 表明，u_o 与 u_i 之间具有指数运算的关系。

指数运算与对数运算是一种可逆运算，只要把图 6-17 指数运算器中的电阻 R_f 与二极管的位置互换，便可组成一个对数运算器，如图 6-18 所示。

对图 6-18 电路的分析方法同指数运算器分析结果为：

$$u_o = -\frac{KT}{q} \ln \frac{u_i}{I_s R_1} \qquad\qquad 6\text{-}25$$

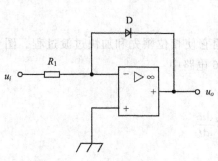

图 6-18　对数运算器

式 6-25 表明 u_o 与 u_i 具有对数运算的关系。

7. 乘法和除法运算

根据对数与指数的运算规律可知，将两个信号的对数值相加（减），等于这两个信号乘（除）的对数值，然后再经过指数运算，所得结果是这两个信号相乘（除）值。

如图 6-19 所示，为一个乘法器，其中运放 I、II 组成对数运算器，III 组成加法器，IV 组成指数运算器。

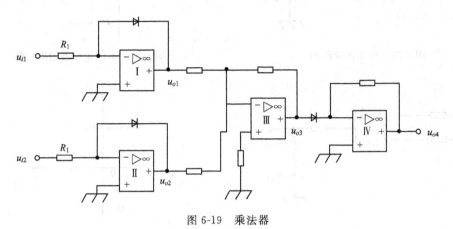

图 6-19　乘法器

图 6-19 电路中各部分电压的关系如下：

$$u_{o1} = k_1 \ln u_{i1}$$

$$u_{o2} = k_2 \ln u_{i2}$$

$$u_{o3} = k_1 \ln u_{i1} + k_2 \ln u_{i2} = k_3 \ln u_{i1} u_{i2}$$

$$u_{o4} = k_4 e^{u_{o3}} = k_4 e^{k_3 \ln u_{i1} u_{i2}} = k_3 k_4 u_{i1} u_{i2} \qquad 6\text{-}26$$

式 6-26 表明图 6-19 电路可以实现两个信号相乘的运算。

如何实现除法运算，请同学们根据乘法器的电路原理自己设计一个除法器，并自行分析工作情况。

二、信号的比较

利用集成运放可以构成多种电压比较器，对两个输入信号进行比较，根据输出端的不同状态，可以判断输入信号的大小或极性。

如图 6-20 所示，是一种电压比较器。图中 D_{w1}、D_{w2} 为两个稳压管，其稳压值分别为 U_{z1} 和 U_{z2}。

图 6-20 电路工作在开环状态，参考电压 U_p 加在同相端，输入电压 u_i 加在反相端，u_i 与 U_p 相比较。由于理想集成运放开环 $A_u \to \infty$，故 u_i 略大于 U_p 时，集成运放输出 u_o' 接近电路负电源电压值，稳压管 D_{w2} 被反向击穿，电路输出 $u_o \approx -u_{z2}$；同理，u_i 略小于 U_p 时，$u_o \approx U_{z1}$ 时，其输出特性曲线如图 6-21 所示。

如图 6-22 所示，是一种零电压比较器，电路中当

$$u_i > 0 \text{ 时，} u_o = -U_{z2}，(|-U_{z2}| < |-U_{cc}|)（U_{cc} \text{为电源电压}）$$

$$u_i < 0 \text{ 时，} u_o = U_{z1}，(U_{z1} < U_{cc})$$

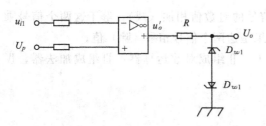

图 6-20 电压比较器图

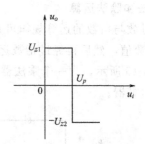

图 6-21 电压比较器输出特性

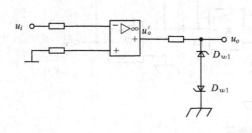

图 6-22 零电压比较器图

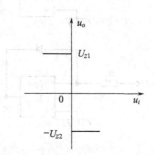

图 6-23 零电压比较器输出特性

其输出特性曲线如图 6-23 所示。

由零电压比较器的输出状态，可以判断输入信号的极性，故常用它作为电压极性鉴别器。

电压比较器的种类很多，也可以接成具有正反馈的电压比较器。

【例 6-3】 如图 6-24 所示，为一个恒温电路原理图，试分析它的工作过程。R_t 为具有正温度系数的热敏电阻，其阻值随温度上升而增大，用它作为感温元件。

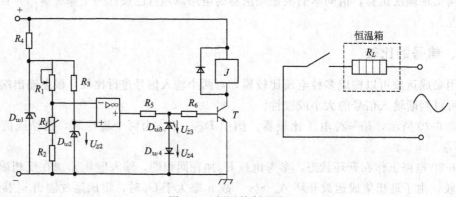

图 6-24 恒温控制电路

解： 运放器与电阻 $R_1 \sim R_3$，R_t 及稳压管 D_{w2}，组成一个电压比较器，运放器反相端为参考电压 U_{z2}，R_t 置于恒温箱中，其阻值随温度升高而增大，运放同相端的电位也随之升高，选配好 R_1、R_2、R_t 阻值，使恒温箱温度低于预定值时，同相端电位低于反相端，比较器输出为 $-U_{z4}$，晶体管 T 截止，继电器 J 不通电，其常闭触点闭合，加热丝 R_L 继续通电加热升温。当温度达到或略高于预定温度时，同相端电位则高于反相端，比较器输出为 $+U_{z3}$，T 饱和，J 线圈通电，其常闭触点断开，加热丝停止加热。这样可以维持恒温箱的温度为预定值基本不变。R_1 为给定电阻，调整它可以改变恒温值。

三、信号的变换

信号的变换包括有恒压源与恒流源的互换，交流与直流的互换，模拟量与数字量的互换及特殊波形的相互转换等等。利用运放可以简便灵活地完成这些任务。在此我们仅介绍其中几种电路。

1. 电压-电流变换

如图 6-25 所示，为一种电压-电流变换器。电压 u_i 从同相端输入，接受信号电流 i_L 的负载 R_L 接在负反馈支路中。

由于 $u_- = u_+ = u_i$

$$i_L = i_1 = \frac{u_-}{R_1} = \frac{u_i}{R_1} \qquad\qquad 6\text{-}27$$

由式 6-27 可以看出，负载电流 i_L 仅与输入电压 u_i 成正比，而与负载电阻 R_L 的大小无关，实现了电压-电流变换。

2. 电流-电压变换

如图 6-26 所示，为一种电流-电压变换器。i_{i1} 为输入电流。

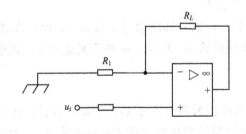
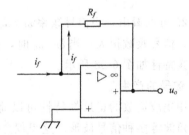

图 6-25　电压-电流变换器图　　　　图 6-26　电流-电压变换器

根据理想运放的特点可以得出图 6-26 电路中，$u_- = u_+ = 0$，$i_{i1} = i_f$

$$u_o = -i_f R_f = -i_{i1} R_f \qquad\qquad 6\text{-}28$$

由式 6-28 可以看出，输出电压基本取决于输入电流。

3. 有源滤波器

前面学习过的滤波器是由 RC 等无源网络组成的，体积大、效率低。现利用集成运放组成有源滤波器，体积小，效率高，频率特性好，得到了广泛的应用。

滤波器是一种选频装置，它能使一定频率范围内的信号顺利通过，使此频率范围以外的信号大大衰减。根据滤波器的选频作用，一般分为低通、高通、带通滤波器等。在此仅介绍一种有源低通滤波器的工作原理，电路如图 6-27 所示。

图 6-27 中，反馈元件由电阻 R_f 和电容 C_f 并联构成，并联阻抗为：

$$Z_f = R_f \frac{1}{j\omega C_f}$$

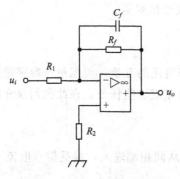

图 6-27　有源低通滤波器图

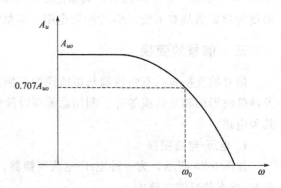

图 6-28　低通滤波器的幅频特性

根据理想运放的特点可以推导出该电路的闭环电压放大倍数为：

$$\dot{A}_u = \frac{u_o}{u_i} = -\frac{Z_f}{R_1}$$

令 $\omega_0 = \dfrac{1}{C_f R_f}$ 可得：

$$\dot{A}_u = -\frac{R_f}{R_1} \frac{1}{\sqrt{1 + \left(\dfrac{\omega}{\omega_0}\right)^2}}$$

6-29

由式 6-29 可以看出，当信号频率 $\omega > \omega_0$，信号基本不衰减，都能通过；当 $\omega > \omega_0$ 时，A_u 变得很小，信号衰减很大；当 $\omega = \omega_0$ 时，A_u 下降到低频段的 0.707 倍，ω_0 称为截止频率。该电路的幅频特性如图 6-28 所示。

4. 信号的产生

利用集成运放的正反馈特性可以简便地组成多种信号源，产生如正弦波、方波、锯齿波、三角波等多种信号波形。这里仅介绍一种正弦波信号发生器（即正弦波振荡器），如图 6-29 所示。

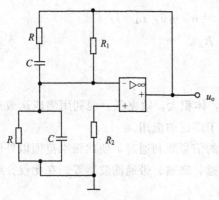

图 6-29　RC 正弦波振荡器

集成运放同样也可以与其他选频网络组成 RC 移相式及 LC 型正弦波振荡器。

综上所述，集成运算放大器是一个高放大倍数的直接耦合放大器，通过它的信号输入端和输出端之间不同的连接网络和连接方式，使它具有多种用途。当它的反相输入端与输出端之间通过反馈电阻相连接时，形成了负反馈放大器，根据信号从输入端的输入情况可以组成比例器、加法器、减法器等运算电路，这些运算电路对信号的增益仅取决于电路中有关的电阻值，增益稳定且使用方便。集成运算放大器的开环放大倍数很高，所以开环时可以组成灵敏的电压比较器。当集成运算放大器接成正反馈时，配合选频网络就可以组成正弦信号发生器。集成运算放大器应用很广，在具体使用时，还需要参考有关资料，注意它的调零、保护以及防止自激等问题。

本 章 小 结

1. 简要介绍了直流放大器中的级间耦合及零点漂移这两个特殊问题。使用直流放大器时必须注意解决好这两个问题，否则直流放大器将无法正常工作和使用。

2. 介绍了集成运算放大器的基本组成、特点。集成电路的型号命名由以下四部分组成：

第一部分	第二部分	第三部分	第四部分
电路的类型，用汉语拼音字母表示	电路的系列及品种序号用阿拉伯数字表示	电路的规格号，用汉语拼音字母表示	电路的封装，用汉语拼音字母表示

3. 重点介绍了集成运算放大器的应用。

(1) 信号的运算。①比例运算（反相比例器，同相比例器）；②加法运算；③减法运算；④积分运算；⑤微分运算；⑥指数与对数的运算；⑦乘法和除法运算。

(2) 信号的比较。

(3) 信号的变换。①电压-电流变换；②电流-电压变换；③有源滤波器；④信号的产生。

习 题 六

6-1 如图 6-30 所示，为一个两级直接耦合放大器，已知 $R_{C1} = 10\text{k}\Omega$，$R_{C2} = 4\text{k}\Omega$，$R_{B2} = 2\text{k}\Omega$，$U_{CC} = 12\text{V}$，$\beta_1 = 20$，$\beta_2 = 50$，当输入信号 $u_i = 0$ 时，放大器输出端的静态直流电压 $U_{C2} = 8\text{V}$。试求静态 I_{C2}、I_{B2}、$I_{R_{C1}}$、I_{C1}、I_{B1}、U_{CE1}。

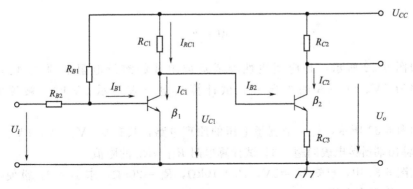

图 6-30

6-2 如图 6-31 所示，为一个双入-双出差动放大器，静态时 $I_{e1}=I_{e2}$。试问：（1）静态时 $u_e=?$，当环境温度升高时 u_e 的变化趋势如何？u_e 变化是否有利于静态工作点的稳定？（2）当有差动信号输入时，$u_e=?$，它与静态值是否相同？R_e 对差动信号是否引入负反馈？

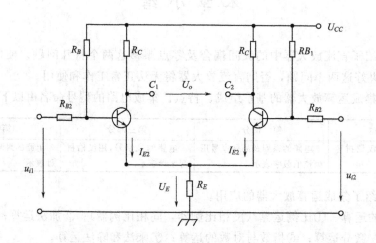

图 6-31

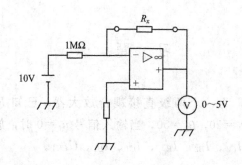

图 6-32

6-3 如图 6-32 所示，是应用线性集成运放组成的测量电阻的原理电路。输出端接有满量程为 5V、500μA 的电压表。试计算当电压表指示 5V 时，被测电阻 R_x 的阻值。

6-4 如图 6-33 所示，是一个测量电压的原理电路，共有 0.5V、1V、5V、10V、50V 五种量程。输出端所接电表同题 6-3。试计算电阻 $R_{11} \sim R_{15}$ 的阻值。

6-5 在图 6-34 中，已知 $U_i=5V$，$R_1=10k\Omega$，$R_L=20k\Omega$，求 $I_L=?$；欲使 $I_L=1mV$，问此时电阻 R_1 应取多大值？

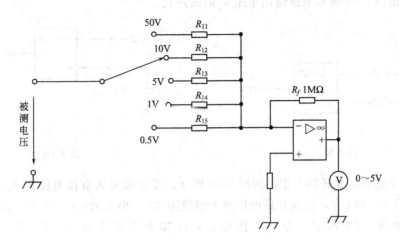

图 6-33

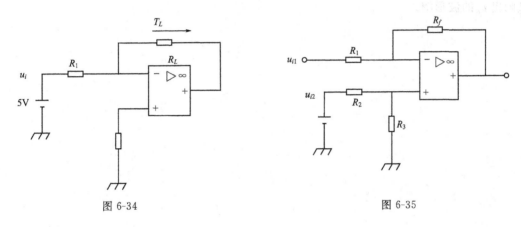

图 6-34　　　　　　　　　　　　　　　图 6-35

6-6　在图 6-35 中，已知 $R_1=R_2=10\text{k}\Omega$，$R_f=R_3=20\text{k}\Omega$，$u_{i1}=0.5\sin\omega t\text{V}$，$u_{i2}=0.5\text{V}$。试画出 u_o 的波形图。

6-7　如图 6-36 所示，为一个同相加法器，已知 $R_1=11\text{k}\Omega$，$R_f=110\text{k}\Omega$，$R_2=R_3=20\text{k}\Omega$，$u_{i1}=u_{i2}=10\text{mV}$。试求 $u_o=$?

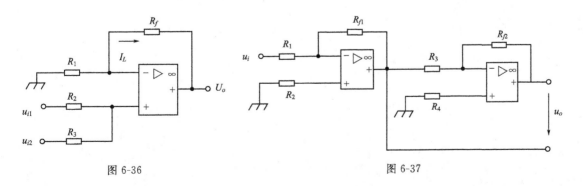

图 6-36　　　　　　　　　　　　　　　图 6-37

6-8　写出图 6-37 所示电路输出电压 u_0 的表达式。

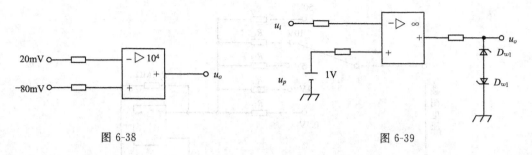

图 6-38　　　　　　　　　　　　　　　图 6-39

6-9　一个集成运放开环工作，如图 6-38 所示。反相端输入直流电压为 20mV，同相端输入直流电压为 -80mV，运放开环电压放大倍数为 10^4，电源为 $+u_c = 15$V。试求 $u_o = ?$。

6-10　如图 6-39 所示，为一个比较器，已知参考电压 $u_p = 1$V，输入电压 $u_i = \sqrt{2}\sin\omega t$V，电路中两个稳压管的稳压值均为 6V。电路正负电源电压分别为 $+15$V 和 -15V。试画出 u_o 的波形图。

第七章
简谐振荡器

　　振荡器是一种将直流电能转变成具有一定幅度和频率的交流电能的电子设备，简谐振荡器，则是一种产生正弦波形的振荡器。振荡器和放大器一样，是构成电子仪器的基本单元，在医疗和基础医学研究中，例如超声波诊断仪、M 型超声心动图示仪、超声多普勒胎儿心音和血流诊断仪及各种频率的理疗机；在医学监护、航天医学、运动医学中的各种遥控设备，以及电生理实验室常用的各种信号发生器和药品测试设备等，都要用到各种振荡器。本章将分别讨论利用 LC 和 RC 电路作为选频网络产生正弦波输出的振荡器的工作原理。

第一节　　LC 振荡器

　　由电感 L 和电容 C 组成振荡回路，并包括放大和正反馈环节的振荡器，称为 LC 振荡器。

一、基本原理

　　振荡器与放大器有许多共同点，它们都能把直流电能转变为交流电能，但也有其特殊性，放大器的交流输出完全由输入端的外加信号控制，而振荡器则是由它本身的输出信号反馈到输入端所决定的。当一个放大器具有正反馈时，它的放大倍数将比没有反馈时大得多，这种放大到一定程度时，放大器就将发生质的变化而成为振荡器。在这种情况下，它在没有外加输入信号时也可得到交流输出，完成能量的转换。这种现象说明，由于放大器输出的一部分反馈到输入端，当满足一定的条件时就产生自激振荡。普通的放大器应避免产生这种自激现象，才能够正常工作，而振荡器都是应当满足产生自激振荡的条件来获得所需要的交流信号。所以振荡器实质上是反馈放大器的一种特殊形式，叫做自激放大器。放大器产生具有确定频率的自激振荡的条件有位相条件、振幅条件、频率条件。

1. 位相条件

　　如图 7-1 所示是自激振荡器的方框图。设在接通电源的那一瞬间，放大器的输入端有一输入信号 u_i，经放大后其输出信号 $u_o = A_u u_i$，其中 A_u 为电压放大倍数。然后将输出信号的一部分 Fu_o 反馈到输入端作为反馈信号，这里 F 称为反馈系数。由输出端反馈到输入端的信号应当具有正确的位相，使得反馈信号时时都在加强原先的信号，而不是削弱它，也不是有时加强有时削弱。这就是说放大器应当具有完善的正反馈，为此反馈信号和输入信号的位相

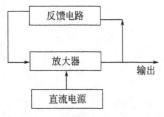

图 7-1 自激振荡器方框图

差应为：

$$\Phi=0 \text{ 或 } \Phi=\pm 2n\pi \quad (n=0,1,2,\cdots\cdots)$$

2. 振幅条件

振幅条件就是反馈信号应当大于或等于输入信号，使反馈的能量可以补偿放大器各部分电路中能量损耗，维持稳定的振幅，而不至于逐渐衰减。

3. 频率条件

只有确定频率的交流信号才能够满足位相条件和振幅条件，而其他频率的信号则不能满足。这就是说放大器或反馈网络应具有频率选择性，振荡器才能够产生频率稳定的正弦波交流电。满足频率条件的方法有两种，其一是用振荡回路作为放大器的负载，使放大器只对于回路固有频率的交流信号具有较大的增益，而对于其他频率的交流信号的增益很小，甚至衰减，这样的放大器称为选频放大器。在选频放大器中加上正反馈网络以后，只有振荡回路固有频率的正弦波才能够满足振幅条件，产生自激振荡。放大器中由于干扰而产生的其他频率的电振荡，将很快衰减，这就是频率选择性。这种方法适于产生频率较高的正弦波振荡，振荡回路通常由电感 L 和电容 C 组成，称为 LC 振荡器。另一种方法是利用反馈回路的位相与频率的关系，它只对于确定频率的正弦波才能满足位相条件，时时都是正反馈，产生自激振荡，其他频率的电信号都不能满足位相条件，这些振荡即使由于干扰而产生了，也会立即衰减下去，这就是频率选择性。这种方法既适于产生频率较高的正弦波振荡，也适于产生频率较低的正弦波振荡，后者的反馈回路主要由电阻 R 和电容 C 组成，称为 RC 振荡器。

综上所述，一个单一频率的正弦波振荡器，除直流电源提供能源外，还必须具有实现对能量控制作用的放大电路和将输出信号的一部分送回到输入端的正反馈电路；放大电路或反馈电路应当具有一个选频电路。

二、LC 并联谐振回路

在 LC 振荡器中，选频电路一般采用 LC 并联谐振回路，如图 7-2 所示。这个回路在谐振时有很大的纯电阻性的阻抗，离开谐振频率时阻抗就很快下降。电路的谐振频率 f_0、谐振时的阻抗 Z 和品质因数 Q 已在第一章讨论过，下面我们用矢量图解法来分析这个电路的工作情况。在图 7-3a 中，矢量 U 表示图 7-2 中 AB 两点的电压，并以它作为参考矢量。电容支路里的电流 I_C 比电压 U 超前 $90°$，它们的有效值之间的关系为：

$$I_C=2\pi fCU \qquad 7\text{-}1$$

式中 f 是外加电源的频率。电感支路的电流 I_L 比电压 U 落后近 $90°$，其有效值为：

$$I_L=\frac{U}{\sqrt{R^2+(2\pi fL)^2}} \qquad 7\text{-}2$$

当 $R\ll 2\pi fL$ 时，则上式可写成：

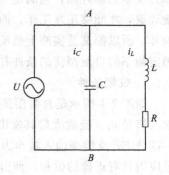

图 7-2 LC 并联谐振回路

$$I_L = \frac{U}{2\pi f L} \qquad\qquad 7\text{-}3$$

由式 7-1 和式 7-3 可知，I_C 与 I_L 随频率的变化关系是相反的，所以改变外加电源的频率可以使 $I_C \approx I_L$。又因为外电路中的总电流 $I = I_C + I_L$，所以 $I_C I_L$ 相加的结果，使外电路的总电流很小，或者说 LC 并联回路呈现很大的阻抗。调节电源频率 f 可以使得 I 和 U 同位相，即回路的阻抗是纯电阻性的，这就是谐振状态。当电路的电阻 $R = 0$ 时，I_L 和 I_C 的大小相等，位相相反，总电流 $I = 0$，即阻抗为无限大。这时在外界不对 LC 并联回路补充电能的条件下，回路中由于贮存的电场能和磁场能不断地互相转换，仍能保持电流多次往返流动。LC 并联回路的谐振频率称为回路的固有频率，用 f_0 表示。

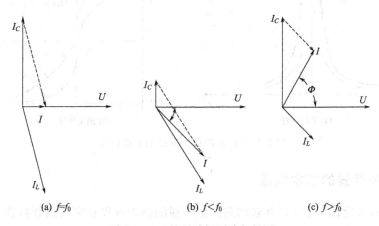

(a) $f = f_0$ (b) $f < f_0$ (c) $f > f_0$

图 7-3　LC 并联谐振回路矢量图

在 $R = 0$ 时，谐振频率 f_0 可由：

$$Z = X_L - X_C = 0$$

即

$$X_L = X_C$$

的条件得到

$$f_0 = \frac{1}{2\pi \sqrt{LC}} \qquad\qquad 7\text{-}4$$

f_0 是振荡回路的一个重要参数。

在电阻 R 很小，但不为零的实际情况中，矢量 I_C 与 I_L 的方向不是恰好相反，所以不能完全抵消，外电路的总电流 I 不等于零，但在谐振频率时，I 和 U 同位相，使电路呈纯电阻性质，而且 LC 回路中的 $I_C I_L$ 远远大于外电路的总电流 I。当 $f < f_0$ 或 $f > f_0$ 时，LC 回路分别呈电感性或电容性，外电路的总电流 I 也分别落后或超前于电压 U 一个角度 Φ，我们规定电流落后时 Φ 为正，超前时 Φ 为负。由于在低频时，电流主要通过自感线圈，$\Phi > 0$；在高频时，电流主要通过电容器，$\Phi < 0$；Φ 的变化范围在 $90°$ 与 $-90°$ 之间，如图 7-3b、图 7-3c 所示。在位相差较大时的阻抗值 Z 也较小。图 7-4a 为 LC 回路的阻抗随频率 f 变化的关系曲线。当电流基本不变时，则电路两端的电压 U 与 Z 成正比，所以称图 7-4a 为回路的幅频特性。图 7-4b 是回路两端电压 U 和电流 I 的位相差 Φ 与频率 f 之间的关系曲线，称为回路

的相频特性。

从上面讨论可知，LC 并联回路对不同频率的外加信号具有不同的特性，这就使 LC 回路具有很明显的选频特性，而且 Q 值越大，回路的选频特性越好。图 7-4 中画出两种 Q 值（$Q_1 > Q_2$）的谐振曲线，Q 值愈大，回路阻抗 Z 和位相 Φ 随频率变化愈甚，曲线愈尖锐，选频效果愈好。回路的 Q 值可用专门仪器 "Q 表" 进行测量。

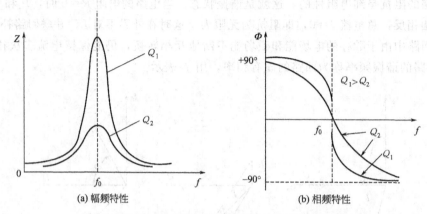

图 7-4　LC 并联谐振回路的谐振特性

三、LC 振荡器的基本电路

前面已经简要地说明了 LC 并联回路产生谐振的物理过程和它的选频特性。下面将应用这些基本原理，讨论几种常见的晶体管 LC 振荡器的基本电路。

1. 变压器反馈式振荡器

图 7-5a 是变压器反馈式晶体管振荡电路，这是一个选频放大器，但在用振荡线圈作为原线圈的变压器中，除了与负载耦合的输出线圈 L_1 外，还增加了一个反馈线圈 L_2，它把交流信号反馈到放大器基极。图中 R_{b1}、R_{b2} 和 R_e 是晶体管的偏置电阻，旁路电容 C_b 和 C_e 可看

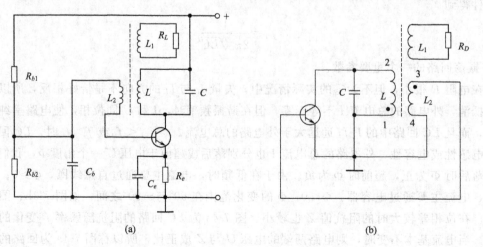

图 7-5　变压器反馈式振荡器及其等效电路

成是高频交流短路，电源也可看成是高频交流短路，于是画出等效电路图 7-5b，并且用它来分析电路振荡建立的过程。直流电源刚接通的瞬间，在振荡回路内不可避免地产生电扰动，这相当于出现一个包含各种频率的电信号，其中和振荡回路固有频率相同的那一部分信号通过 L_2 反馈到晶体管的基极，这个反馈信号 u_f 作为最初输入信号 u_i，经放大后在晶体管集电极振荡回路上进一步加强了这一频率的信号，再取其一部分反馈到晶体管的基极，再经晶体管放大，直到振荡建立起来。我们已知道，要实现正弦波振荡必须在特定频率时满足位相条件和幅度条件，而在其他频率时则不能满足，下面分别讨论。

（1）位相条件

LC 并联回路是一个随信号频率变化阻抗变化的负载，只有当信号频率 $f_s = f_0$ 时，电路的阻抗最大，且呈纯电阻性。此时如图 7-5(b) 所示，变压器"1"与"3"端是同极性端，则反馈信号 u_f 经放大产生的信号与原先的振荡信号 u_o 同相。可见当 $f_s = f_0$ 时，满足振荡的位相条件。但对于 $f_s \neq f_0$ 的其他频率的信号，振荡回路的阻抗不再是纯电阻性的，u_f 经放大后不再与其同相，故不能满足位相条件。

（2）幅度条件

振荡器产生振荡的幅度条件是反馈信号 u_f 经放大后不能小于原先振荡信号 u_o 的幅度，如果小于它，振荡幅度将一次比一次减小，最终振荡就要停止。设从振荡信号 u_o 得到的反馈信号 $u_i' = Fu_o$，这里 F 是反馈系数，这个反馈信号经晶体管放大后，得到新的输出信号 $u_o' = A_u u_i$，其中 A_u 为放大器的电压放大倍数。所以要维持振荡，必须使

$$u_o' \geqslant u_o$$

于是得到　　　　　　　　　　　　$$A_u F \geqslant 1 \qquad\qquad\qquad 7\text{-}5$$

这就是说，振荡器起振的幅度条件是放大器在谐振频率处的放大倍数 A_u 和反馈系数 F 的乘积，且要足够大，并满足式 7-5 条件，而在其他频率处则不满足上式。在起振过程中，最初的振荡幅度较小，晶体管工作在线性区，反馈信号使振荡幅度越来越大，上式应当是一个不等式。当振荡幅度逐渐增大后，晶体管的工作点进入非线性区，β 值逐渐减小，使整个放大器的放大倍数减小，最后上式成为等式，振荡过程自动稳定在这一幅度，这样就可以从输出端得到等幅的简谐振荡信号，通过耦合线圈 L_1 输出到负载 R_L。变压器反馈振荡器的振荡频率大致上等于 LC 振荡回路的固有频率，因此可用公式 7-4 计算。

综上所述，变压器反馈式振荡器产生振荡的条件，除了要求满足正反馈的位相条件外，还要求 A_u 和 F 稍大一些才会起振，直到 $A_u F = 1$ 时才稳定下来。振幅的稳定是由晶体三极管的非线性区来实现的，而从起振到获得等幅振荡建立的全过程，实际上是十分短暂的，故常常不必考虑其影响。这里附带说一下，如果电路不起振，一方面可能是 L_2 或 L 反接，电路不满足正反馈的位相条件，另一方面也可能是 L_2 匝数太少，反馈信号 u_f 太弱。这两个问题可通过改变 L_2 或 L 的极性端和调节变压器的匝数比来加以解决。

2. 电感反馈式振荡器

这种振荡器的电路如图 7-6a 所示，并联谐振电路的两端分别与晶体管的集电极和基极连接，电源则连接在自感线圈的中间抽头上，通常称为电感三点式振荡电路或电感反馈式振荡器。其高频等效电路如图 7-6b 所示。LC 回路接在集电极与基极之间，反馈线圈 L_2 是回

路线圈的一段，通过这段线圈将反馈信号送入基极。下面我们分析电路的振荡条件。

(1) 位相条件

图 7-6b 是一个共发射极电路，其基极和集电极间存在反相关系。当基极信号电压为负半周时，集电极信号电压为正半周，线圈"2"端通过电源接到零线。根据线圈的极性关系，"1"端感应的信号电压应为负半周与基极位相一样，形成一个正反馈电路，满足位相条件。

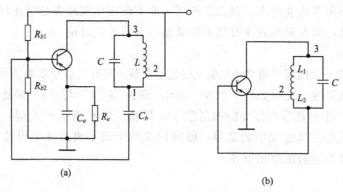

(a)　　　　　　　　　　(b)

图 7-6　电感反馈式振荡器及其等效电路

(2) 幅度条件

L_2 这部分线圈的两端是直接加于晶体管基极和发射极间，对放大器提供反馈信号，L_2 匝数多，反馈量大，容易起振。反之，不易起振。因此，只要适当地选取 L 与 L_2 的比值，并使 $A_u \geqslant 1$，电路就能满足幅度条件。

电感反馈式振荡电路，在忽略晶体管参数对振荡频率的影响时，其振荡频率近似等于振荡回路的固有频率，即 $f \approx \dfrac{1}{2\pi\sqrt{LC}}$，式中 $L = L_1 + L_2 + 2M$，M 是 L_1 与 L_2 之间的互感系数。这种电路的振荡频率一般可达到几十兆赫。如果将 C 换成可变电容器，则振荡频率还能连续调节。对这种电路进行调试时要注意线圈抽头"2"的位置，因为它的位置对起振有很大的影响。改变"2"的位置，可改变反馈的强度，以控制振荡幅度。一般可选取 L_2 与 L 的比值（或圈数比）为 1/8 到 1/4，就能获得频率稳定性较好的振荡。这种电路比变压器耦合电路简单，只用一个线圈，而且容易起振，这些是它的主要优点。但由于 u_f 取自 L_2 两端，L_2 对高频呈现较大的阻抗，不能将高次谐波全部短路，输出波形中含有高次谐波较多，故这种电路输出波形较差。

3. 电容反馈式振荡器

把输出端的信号反馈回输入端也可利用电容作为反馈元件，其电路如图 7-7a 所示，图中 L 和 C_1、C_2 组成振荡回路，"1"端接集电极，"2"端通过旁路电容 C_e 接发射极，"3"端由隔直流耦合电容 C_b 接基极，这种电路又叫做电容三点式振荡器。它与电感反馈式振荡器比较，形式基本相同，只是用 C_1、C_2 代替 L_1、L_2 对振荡电压形成一个分压器，然后从 C_2 上取出反馈信号加到基极。图 7-7b 是这种振荡器的交流等效电路。由图 7-7b 中可见，当集电极电势降低时，通过反馈电容 C_2 的作用将引起基极电势升高，由于晶体管的放大作用，又将进一步引起集电极电势的降低，所以这是一个正反馈电路，能满足振荡器的位相条件。

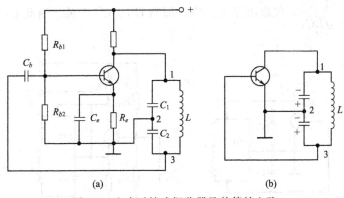

图 7-7 电容反馈式振荡器及其等效电路

适当选取 C_1 和 C_2 的比值和放大器有足够的放大倍数，使 $A_uF \geqslant 1$ 就能满足幅度条件。这种电路的振荡频率近似等于回路的谐振频率，即 $f \approx \dfrac{1}{2\pi\sqrt{LC}}$，式中 C 是 C_1 和 C_2 串联的等效

电容，$C = \dfrac{C_1 C_2}{(C_1 + C_2)}$，其振荡频率一般可达到 100MHz 以上。为了改变振荡频率，又不影响反馈量，通常是在电感线圈两端再并联一只可变电容 C_3，如图 7-8 所示。这时谐振电路的总电容 $C' = C + C_3$。由于这种电路是通过电容分压反馈，而它对高频阻抗很小，因此振荡时产生的高次谐波反馈很弱，输出波形比较接近于正弦波。

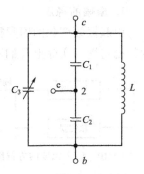

图 7-8 不影响反馈电压的电容反馈式 LC 振荡器

4. 改进型的 LC 振荡器

上面讨论了电感反馈式和电容反馈式的振荡电路，这些电路一般是用于产生较高频率的振荡。由于它们的振荡回路都是直接与晶体管的电极连接，因此晶体管的参数对振荡回路将产生较大影响。为了减小这方面的影响，提高频率的稳定性，并使回路便于调节，实际常采用改进型的三点式振荡电路。在图 7-9a 的等效电路中，晶体管的输出和输入电容 C_o 和 C_i，实际上是并联在 C_1 和 C_2 两端。由于 C_o 和 C_i 随晶体管工作状态而变，故影响到振荡频率的稳定和反馈量的大小。当振荡频率较高时，C_o 和 C_i 的影响尤为明显。为了减小 C_o 和 C_i 的影响，可以加大 C_1 和 C_2，但在一定的频率下，C_1 和 C_2 取得很大，就必将减小电感 L 的数值，这样不仅线圈制作上有困难，而且减少 Q 值，甚至造成停振。如果在电感 L 支路中串入一个电容 C_3，由于 L 和 C_3 的电抗性质相反，这样就可以在加大 C_1 和 C_2 的同时提高电感 L 的大小。这种电路叫改进的串联型电容三点式振荡电路，如图 7-9b 所示。振荡回路由 L 和 C_3、C'_1、C'_2（C'_1、C'_2 是 C_1、C_2 分别和 C_o、C_i 并联后的电容）组成，当 C'_1、$C'_2 \gg C_3$ 时，电路中三个电容串联值 C_S 为：

$$C_S = \dfrac{1}{\dfrac{1}{C'_1} + \dfrac{1}{C'_2} + \dfrac{1}{C'_3}} \approx C_3$$

其振荡频率 $f \approx \dfrac{1}{2\pi\sqrt{LC_3}}$ ，仅取决于 L、C_3，而与 C'_1、C'_2 无关。因此 C_o 和 C_i 对频率的影响可忽略。

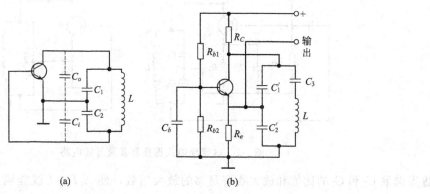

(a)   (b)

图 7-9   改进型的 LC 振荡器

四、LC 振荡器振幅和频率的稳定性

1. 振幅的稳定

引起振幅变化的因素很多，例如晶体管参数、反馈回路特性的变化等都可能影响振荡幅度的稳定性，实际上我们不可能使这些因素完全不变。因此，常在电路中采取一些补救措

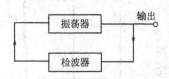

图 7-10   稳定幅度的方框图

施，当外界因素发生变化时，减少对振荡幅度的影响。如在电路中增加一个由检波器构成的反馈回路，如图 7-10 所示。振荡器的输出信号经检波器变成一个与输出信号振幅有关的直流信号，这个直流信号又反馈到振荡器中去控制晶体管的直流工作点。这样当振荡器的振幅增加时，通过检波电路后的直流成分也随之变化，因而改变了电路的直流工作点，它使振荡器的振幅有减小的趋势，从而保持振幅的稳定。

2. 频率的稳定

（1）频率稳定的基本概念

振荡器频率的稳定度是用来衡量振荡频率变化程度的一项重要指标，它可以用频率的绝对变化量或相对变化量来表示。频率的绝对变化量 Δf 是振荡器的频率标准值 f_0 与实际振荡频率 f 之差，用下式表示：

$$\Delta f = f_0 - f \qquad\qquad 7\text{-}6$$

而频率的相对变化量是指频率的绝对变化量与振荡器实际振荡频率的比值，即：

$$\frac{\Delta f}{f} = \frac{f_0 - f}{f}$$

频率的稳定度通常是指在一定的时间间隔内，由于各种因素的综合影响而发生的频率变化的相对值，一般又分为短期稳定度和长期稳定度两种。

短期稳定度是指每小时内频率的相对变化量，即 $\dfrac{\Delta f}{f}$ / 小时，主要是反映电源电压的变化或外界的电干扰等因素引起的变化。

　　长期稳定度一般规定为一个月内频率的相对变化量，即 $\dfrac{\Delta f}{f}$／月，主要是反映环境温度的变化、电路元件老化等因素引起的变化。

　　（2）频率不稳定的因素及提高频率稳定度的方法

　　LC 振荡器振荡频率取决于 LC 振荡回路中 L、C 和 R 等参数，同时也与晶体管的参数有关。下面分别讨论引起这些参数变化的原因，及其排除方法。

　　① 温度变化：温度变化将引起振荡回路参数和晶体管参数的变化。例如由导线绕制的线圈 L 和由金属极板、电解质做成的电容 C，因温度的变化将引起导线、金属极板的伸缩，从而导致线圈和电容的几何形状以及电解质介电常数的改变，使 L、C 的数值发生变化，影响振荡频率的稳定。此外晶体管参数如输入电阻 r_{be}、输出电阻 r_{ce}、电流放大系数 β 以及输入和输出的晶体管极间电容也都随温度变化，对振荡频率的影响也不能忽略。减小温度影响的办法通常是尽量选用损耗小、温度系数小的元件。

　　② 电源电压的变化：电源电压的变化将影响晶体管的工作点的稳定度，而晶体管是一种非线性元件，它的参数与工作点有着紧密关系。所以当电源电压变化时，晶体管参数也将发生变化，从而影响振荡频率的稳定度。减小电源电压变化的办法通常是采用稳压电源。

　　③ 负载的影响：振荡器有负载时，负载阻抗必然会增加振荡回路的损耗电阻 R，使回路的 Q 值降低，我们知道回路的谐振频率的准确值与 Q 值有关，Q 值的变化必然引起振荡频率的变化。

　　减小负载对 LC 回路的影响则是在振荡回路和负载之间加一级缓冲放大器，使之与负载隔离，如图 7-11 所示。这时振荡器的负载就是缓冲放大器的输入阻抗。射极跟随器的输入阻抗很高，所以通常采用射极跟随器作为缓冲级。

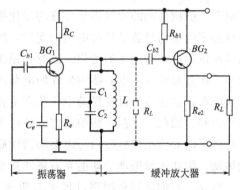

图 7-11　增加缓冲放大级的振荡器

　　此外还可能由于外界电磁感应的影响使振荡回路的 L 发生变化；或环境的机械振动的影响使振荡回路元件发生变形；或晶体管的老化等都会导致频率的不稳定。这些通常是改变环境条件或更换元件来减小对频率稳定度的影响。

第二节　晶体振荡器

　　由于 LC 振荡电路的品质因素 Q 值不可能做得很高，一般只能达到几百，所以，即使采取各种措施，频率稳定度也很难超过 10^{-5} 数量级。为了进一步提高简谐振荡器频率稳定度，近代广泛采用石英晶体代替 LC 振荡回路，其频率稳定度比 LC 振荡器可提高几个数量级，是目前提高频率稳定度最有效的方法，这种振荡器叫做晶体振荡器。在超声诊断仪中，各种遥测和病房监护设备中通常采用这种振荡器。

一、石英晶体的电特性及其等效电路

自然界的石英是一种六棱柱的晶体，其化学成分是 SiO_2，它是一种各向异性的晶体，从不同的轴向把它切割成薄片，叫做石英晶片，具有不同的电特性。例如在晶体的某一轴向施加压力或拉力时，在加压面的两侧会出现相反符号的电荷，这叫做晶体的"正压电效应"。相反，如在晶体两侧加一交变的电压，晶体就会随交变电压而产生厚薄的变化，叫做晶体的"逆压电效应"。这两种效应统称为压电效应，互为因果关系。因此外加交变电压引起晶体的厚薄变化，晶体的厚薄变化又会产生交变的电压。在一般情况下，晶体厚薄变化的幅度和交变电压的振幅是非常小的，只有当外加交变电压的频率与晶体的厚薄变化的机械振动固有频率相同时，厚薄变化振幅和电路中的电流才达到最大，这种现象称为压电谐振，谐振频率由晶片的切割方位和几何尺寸决定，因此每一块切成的晶体都有它固定的频率，而且很稳定，是一种较理想的谐振回路。

机械振动与振荡回路中的电振动有着密切的对应关系，机械振动的位移对应于电容器上的电荷。机械振动的速度等于位移的变化率，所以速度对应于电流。我们知道，振荡电路中的自感产生电动势总是反抗电流的变化，所以自感相当于物体在机械振动中的惯性，惯性也总是反抗物体运动速度的变化。因此，振荡电路中自感线圈的磁场能量与机械振动中的物体动能是相互对应的。电容器中贮存的电荷产生电压，有放电的趋势，并且这个电压反抗继续累积电荷，这相当于机械振动中位移产生弹性恢复力，它有减少位移的趋势，并且反抗继续增大位移。因此，谐振回路中电容器的电场能量是与机械振动中的弹性势能相互对应的。石英片的压电效应把机械振动与电振动密切联系起来，机械振动产生电振动，电振动又产生机械振动，因此机械振动的动能和磁场能量是一个整体，机械振动的弹性势能和电场能量也是一个整体，它们之间在振荡过程中不断地互相转换。把机械振动的能量等效到谐振电路中去，因此它的等效电路就有了自感 L 和电容 C，机械振动的阻尼则对应于等效电阻 R，这个等效电路如图 7-12 所示。图中 C_0 表示晶体不振动时，晶片和金属极板构成的静电电容。一般石英片的 C_0 在几个 pF 到几十个 pF 之间。L 的数值在 $10^{-3} \sim 10^2$ H 之间，C 在 $10^{-2} \sim 10^{-1}$ pF 之间，R 在 $1 \sim 10\Omega$ 之间。由于 L 很大，C 和 R 都很小，因此石英谐振回路的品质因数 Q 一般比 LC 回路大 $10^3 \sim 10^5$ 倍。再加上性能稳定，频率稳定度可达到很高。

从等效电路中还可看出，由于 C_0、C 都比较小，所以整个电路出现如下情况：当外加频率 f 很低时，电感 L 的阻抗很小，电路表现为容抗性。随着频率的增加，容抗逐渐减小，直到 $f = f_1$ 时，LC 支路产生串联谐振，这个支路的阻抗 $Z = R \approx 0$，其串联谐振的频率在略去电阻的影响时为 $f_1 \approx \dfrac{1}{2\pi \sqrt{LC}}$。当 $f > f_1$ 时，这个支路开始呈现电感性，但它的感抗小于 C_0 支路的容抗，它们是并联的，较小的阻抗起主要作用，故总电路呈现电感性。到 $f = f_2$ 时，两支路的电抗大小相等，晶体产生并联谐振，电路阻抗 Z 最大，而且是纯电阻性的，其谐振频率 f_2 的计算，在略去电阻 R 的影响时，可看成是 C_0、C 和 L 串联的闭合回路，于是很容易得到：$f_2 \approx \dfrac{1}{2\pi\sqrt{LC\left(\dfrac{C_0}{C+C_0}\right)}}$。$f$ 继续增加时，串联支路的感抗大于 C_0 支路的容

抗，故总电路又呈现电容性，图 7-13 是石英晶体的电抗-频率特性曲线。从谐振频率公式可以看出，f_2 稍大于 f_1，由于 $C_0 \gg C$，所以 f_1 和 f_2 很接近，而且 C_0 的影响很小。在 f_1 和 f_2 的区域里，频率有一微小的变化就将会引起感抗发生很大的变化，这一点对补偿晶体管输入和输出电容的变化，提高频率稳定度是很有利的。所以石英晶体工作在 f_1 和 f_2 之间频率很窄的区域里，相当于一个电感性元件。

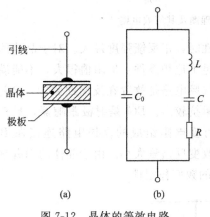

图 7-12 晶体的等效电路

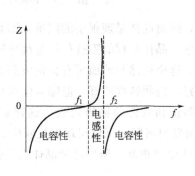

图 7-13 电抗-频率特性

二、晶体振荡电路

利用晶体代替振荡器中的 LC 回路，常见的电路有以下两种形式。

1. 并联晶体振荡电路

图 7-14 是振荡器的原理图和等效电路。这个电路实质上是一个电容反馈式振荡器，其原理与图 7-9b 几乎完全相同。电路中晶体以电感 L' 的形式与 C'_1、C'_2 构成并联谐振回路，振荡频率 f_0 在 f_1 与 f_2 之间，基本上决定晶体本身的固有频率。在并联回路谐振公式 $f_0 \approx \dfrac{1}{2\pi\sqrt{LC}}$ 当中，L' 并不是晶体的等效电感 L，而且晶体等效电路（图 7-14b 中的方框部分）按照图 7-13 得出总的等效电感参量，C' 是外部电容的串联值 $\dfrac{C'_1 C'_2}{C'_1+C'_2}$。由于晶体总体等效电感不同于普通的电感线圈，它随频率的变化极大，因此当外部电容的变化对振荡产生影响时，必然要引起 L' 有一较大的变化，从而保持振荡频率基本不变，所以 C' 的变化对振荡频率的影响很小，这就是晶体振荡器频率稳定性可达到很高的原因。

2. 串联晶体振荡电路

图 7-15 是串联晶体振荡电路的原理图，电路由两级直接耦合放大电路组成，当接通电源时，设 BG_1 的集电极电流有一个波动，经 BG_2 作了电流放大后，由 BG_2 射极通过晶体反馈到 BG_1 的射极。在这种情况下，只有那些接近于晶体的串联谐振频率的波动才能满足振

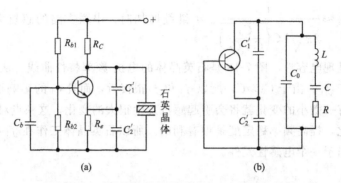

图 7-14 并联晶体振荡器的原理图及其等效电路

荡条件，这时晶体呈现很小的阻抗，而且呈纯电阻性时，正反馈强度最大。对于晶体的并联谐振频率，晶体呈现的阻抗虽然是纯电阻性的，满足了位相条件，但阻值很大，不能满足振荡条件。这个回路与前面所有振荡电路的差别在于选频电路是放置在反馈回路中，BG_1 是共基极电路，高频特性较好，但输入阻抗较低，输出阻抗较高。BG_2 是射极跟随器，具有较高的输入阻抗和较低的输出阻抗，这样把由晶体和可变电阻组成的反馈电路连接在 BG_1 和 BG_2 的两发射极间，可以实现阻抗匹配。调节 R 可改变反馈量大小。由于晶体的固有频率稳定，而且 Q 值很高，所以这种晶体振荡器具有极高的频率稳定性。

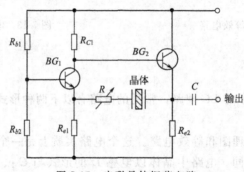

图 7-15 串联晶体振荡电路

第三节 RC 振荡器

一、移相式振荡电路

这个电路在实际应用中不很广泛，但它的结构简单，便于说明问题，所以我们先对它作一分析。

1. 电路的组成

由位相条件可知，如果放大器在相当宽的频率范围内，如为 $180°$，若要满足位相平衡的条件，反馈电路还必须使通过它的某一特定频率的正弦电压再移相（$180°$）。如图 7-16 和

图7-17所示的 RC 电路，就有超前移相和滞后移相的作用。我们知道，一节 RC 电路的最大相移不能超过 $90°$，不能满足振荡位相条件；二节 RC 电路的最大相移虽然可以达到 $180°$，但在接近 $180°$ 时，超前移相 RC 网络的频率必然很低，滞后移相 RC 网络的频率必然很高，此时输出电压已接近于零，也不能满足振荡的幅度条件，所以实际上至少要用三节 RC 电路来移相 $180°$，才能满足振荡条件。图 7-18 为采用三节 RC 超前移相网络组成的振荡电路，它的第三节 RC 网络由 C_3 和 T_1 放大电路的输入电阻 r_i 组成。T_2 为射极输出器，它的作用是减少负载对振荡电路的影响，在分析振荡频率和振荡条件时，可忽略它的存在。

图 7-16 超前移相网络　　　　　　　　图 7-17 滞后移相网络

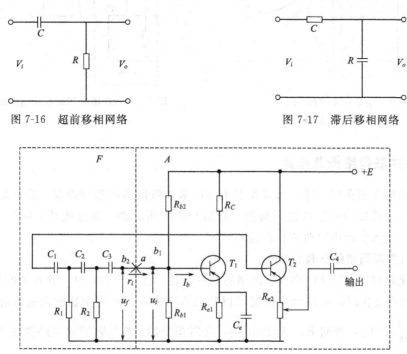

图 7-18 移相式振荡电路

2. 判断电路能否振荡

为了学会判断电路能否振荡，我们通过下列步骤进行分析：

（1）在图 7-18 中具有放大电路和三节 RC 反馈网络，后者的传递函数与频率有关。

（2）如适当地选取偏置电阻 R_{b1} 和 R_{b2}，放大电路可以正常工作。

（3）检查位相平衡条件：断开 a 点，把 r_i 接至 b_2 与地之间。加 u_i，设 u_i 的频率由低变到很高，然后观察 u_i 和 u_f 之间的相频特性。放大电路在很宽的频率范围内其 $\varphi_A=180°$；三节 RC 网络在很低频率时 $\varphi_F \approx 3 \times 90° = 270°$；在很高频率时 $\varphi_F \approx 0$，因此合成的相频特性如图 7-19 所示。由图可见 φ 值从 $180°$ 连续变到 $450°$，则在 $360°$ 必要有一频率 f_0，使电路满足相位平衡条件。若又满足幅度条件，则电路产生正弦波振荡。

（4）由于 T_1 是非线性元件，当振幅由小到大时，由于 $\dot{A}\dot{F} = \dfrac{u_f}{u_i} = \dfrac{i_3 r_i /\!/ R_{b1} /\!/ R_{b2}}{i_b r_{be}} \approx \dfrac{i_3}{i_b}$，

当 $r_{be} \ll R_{b1} /\!/ R_{b2}$ 时，则 $r_i \approx r_{be}$，$|\dot{A}\dot{F}|$ 由大于 1 逐渐趋近 1，此时振幅即可稳定。RC 移相

式振荡器具有电路简单、经济方便等优点，缺点是选频作用较差，振幅不够稳定，频率调节不便，因此一般用于频率固定且稳定性要求不高的场合，其频率范围为几赫兹到数十千赫兹。

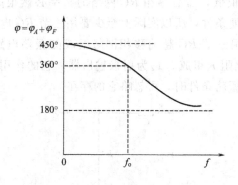

图 7-19　当图 7-18 电路 b_1、b_2 处
　　　　　断开时相频特性

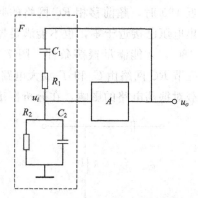

图 7-20　RC 串联网络振荡电路原理图

二、串并联网络振荡电路

为了使选频作用更好一些，可采用具有 RC 串并联网络的振荡电路。图 7-20 是其方框原理图。下面分析反馈网络的选频特性，然后介绍实用电路，并说明其振荡频率和起振条件，以及如何引入负反馈以改善振荡波形。

1. RC 串并联网络的选频特性

我们先定性讨论一下 RC 串并联网络的频率特性。在图 7-21a 中，输入幅度恒定的正弦电压 u，当频率变化时，u_f 的变化情况可以从两方面来看。在频率比较低的情况下，总有：$\dfrac{1}{\omega C_1} \gg R_1$，$\dfrac{1}{\omega C_2} \gg R_2$，忽略 R_2、C_1 的影响，此时图 7-21a 的低频等效电路如图 7-21b 所示。

ω 愈低，则 $\dfrac{1}{\omega C_1} \gg R_2$　u_f 幅度愈小，其相应愈超前于 u。当 ω 趋近于零时，$|u_f|$ 趋近于零，φ_F 接近 $+90°$。而当频率较高时，总有 $\dfrac{1}{\omega C_1} \ll R_1$，$\dfrac{1}{\omega C_2} \ll R_2$，忽略 C_1 和 R_2 的影响，此时图 7-21a 的高频等效电路如图 7-21c 所示。ω 愈高，则 $\dfrac{1}{\omega C_2} \ll R_1$，$u_f$ 幅度愈小，其相位愈滞后于 u。当 ω 趋近于 ∞ 时，$|u_f|$ 趋近于零，φ_F 接近 $-90°$。由此可见，当角频率为某一中间值时，$|u_f|$ 不为零，且 u_f 与 u 同相，RC 串并联网络的频率特性如图 7-22 所示。

下面再作定量分析。图 7-21a 的频率特性为：

$$F = \frac{u_f}{u} = \frac{Z_2}{Z_1 + Z_2} = \frac{\dfrac{R_2}{1 + j\omega R_2 C_2}}{R_1 + \dfrac{1}{j\omega C_2} + \dfrac{R_2}{j\omega R_2 C_2}} = \left[1 + \frac{R_1}{R_2} + \frac{C_2}{C_1} + j\left(\omega C_2 R_2 - \frac{1}{C_1 R_2}\right)\right]^{-1} \qquad 7-7$$

为了调节振荡频率的方便，通常取 $C_1 = C_2 = C$，$R_1 = R_2 = R$。如令 $\omega_0 = \dfrac{1}{RC}$，则式 7-7

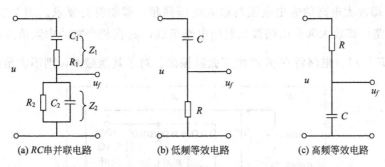

图 7-21 *RC* 串并联网络在低频、高频时的等效电路

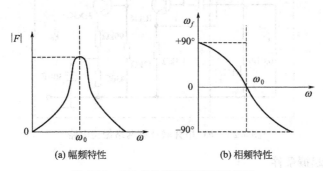

图 7-22 *RC* 串并联网络的频率特性

简化为：

$$\dot{F} = \left[3 + j \left(\frac{\omega}{\omega_0} - \frac{\omega_0}{\omega} \right) \right]^{-1} \qquad\qquad 7\text{-}8$$

其幅频特性是：

$$|\dot{F}| = \left[3^2 + \left(\frac{\omega}{\omega_0} - \frac{\omega_0}{\omega} \right)^2 \right]^{-\frac{1}{2}} \qquad\qquad 7\text{-}9$$

相频特性是：

$$\varphi_F = -\operatorname{tg}^{-1} \frac{\dfrac{\omega}{\omega_0} - \dfrac{\omega_0}{\omega}}{3} \qquad\qquad 7\text{-}10$$

由式 7-9 和 7-10 可知，当 $\omega = \omega_0 = \dfrac{1}{RC}$ 时，幅频特性的幅度为最大，即

$$|\dot{F}|_{\max} = \frac{1}{3}$$

而相频特性的相角为零，即：

$$\varphi_f = 0$$

这就是说，当 $f = f_0 = \dfrac{1}{2\pi RC}$ 时，u_f 的幅值最大，是 u 的幅值的 1/3，同时 u_f 与 u 同相。

2. 电路的组成

为了满足相位平衡条件，应有 $\varphi_A + \varphi_F = \pm 2n\pi$；现 $f = f_0$ 时，$\varphi_F = 0$，则在此频率如

$\varphi_A = 0$ 或 2π，即放大电路的输出电压与输入电压同相，就能符合要求。图 7-23 是 RC 串并联网络振荡电路，其放大部分由两级共射极电路组成，φ_A 在相当宽的中频范围内近似为 2π，因此，若 $|\dot{A}_u \dot{F}| > 1$，电路将在 f_0 产生正弦波振荡。对于其他频率，则不满足振荡条件。

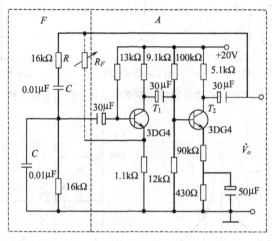

图 7-23　RC 串并联选频网络振荡电路

3. 振荡频率及起振条件

振荡频率为：

$$f_0 = \frac{1}{2\pi RC} \qquad\qquad 7\text{-}11$$

在 f_0 时，$|\dot{F}| = 1/3$，为了满足振荡的幅度条件 $|\dot{A}_u \dot{F}| > 1$，因此起振条件为 $|A_u| > 3$。

4. 引入负反馈以改善振荡波形

通常选 $|A_u| > 3$ 以满足振荡电路的起振条件，若 $|A_u|$ 选得过大，振荡幅值最后由于受到放大管非线性特性的限制，波形将有显著失真。特别是一般放大器的放大倍数受环境温度及元件老化因素影响，也要发生变化，这些都会直接影响输出波形的质量，因此在放大电路中引进负反馈，如图 7-23 中虚线所连接的电位器 R_F，将输出电压反馈到 T_1 的发射极，组成了电压串联负反馈。这样做虽然放大倍数比原先减小了很多，但稳定性比原先增加很多，而且进一步提高了放大电路的输入电阻，减小了输出电阻，因此，减小了放大电路对 RC 串并联选频网络性能的影响，增加了振荡电路带负载的能力，调整电位器可使振荡电路产生比较稳定且失真较小的正弦波信号。

由于 RC 串并联选频网络中的 Z_1、Z_2 和负反馈回路中的 R_F、R_{e1} 正好形成一个四臂电桥，放大电路输入端和输出端分别接到电桥的两对角线上，如图 7-24 所示，因此又称为文氏电桥振荡电路。此振荡电路的优点是可以很方便地得到频率较广且连续可调的振荡频率。例如在 RC 串并联网络中加接波段开关，换接不同容量的电容作为粗调，在电阻中串接同轴电位器作为细调，如图 7-25 所示。有的则是通过波段开关换接电阻作为粗调，改变电容作为细调的方式。

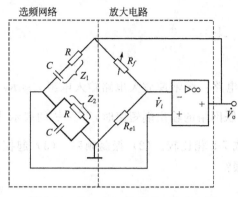

图 7-24 Z_1、Z_2、R_F 和 R_{e1} 构成电桥

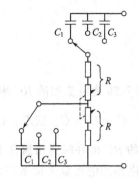

图 7-25 RC 串并联选频网络连续调频方式

本 章 小 结

1. 本章所讨论的正弦波振荡电路，实质上是一个满足自激振荡条件的正反馈放大电路，因此这类振荡电路又称为反馈振荡电路。

在接成正反馈时，自激振荡的条件是 $\dot{A}\dot{F}=1$，或分别表达为幅度平衡条件和相位平衡条件如下：

$$\begin{cases} |\dot{A}\dot{F}|=1 \\ \varphi_A+\varphi_F=\pm 2n\pi \qquad (n=0,1,2,\cdots) \end{cases}$$

2. 判断反馈振荡电路能否振荡，可首先检查直流通路是否合理，然后判断电路是否满足相位平衡条件。判断相位平衡条件时，通常可假设断开反馈信号至放大电路的输入端，在放大电路的断开端加不同频率的输入电压 u_i，u_i 经放大电路和反馈网络获得反馈电压 u_f，分析 u_f 和 u_i 的相角 φ，若在某一频率 $\varphi=\pm 2n\pi$（$n=0$，1，2，$\cdots$），则电路满足相位平衡条件。在满足相位平衡条件的频率 f_0 下，若 $|\dot{A}\dot{F}|$ 大于 1，即同时满足幅度平衡条件，则电路产生振荡。

3. 无论是 RC 或 LC 振荡电路，它们的振荡频率都主要由选频网络的相位-频率特性决定，改变选频网络的参数，即可改变振荡频率 f_0。

RC 振荡电路的 f_0 一般与 RC 的乘积成反比。由于受放大器件输入、输出阻抗以及极间电容的限制，f_0 不能太高，一般可做到 1MHz，低频可达 1Hz 以下。

LC 振荡电路的 f_0 主要取决于谐振回路的谐振频率，一般与 $\sqrt{LC}$ 成反比。通常 f_0 可达 100MHz 以上。但很少利用它产生几十赫兹的正弦波。

4. 当要求振荡电路具有较高的频率稳定性时，除了采取减少温度的影响、提高谐振回路的 Q 值、减少负载对电路的影响、稳定电源电压等措施外，还可以采用具有高稳定度的石英晶体振荡电路。

习 题 七

7-1 图 7-26 为电流型的 RC 串并联网络振荡电路，通常使放大电路输入电阻 $r_i \ll R_2$ 且 $R_1 = R_2 = R$，$C_1 = C_2 = C$。试求：（1）将 RC 串并联网络的输出端短路时，$\dot{F} = \dfrac{i_2}{i_1}$ 的表示式，并与电路型的 RC 串并联网络振荡电路的 F 表达式 7-8 相比较。（2）振荡频率。（3）起振条件。即放大电路的电流放大倍数应该多大才能起振？

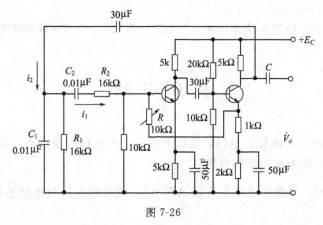

图 7-26

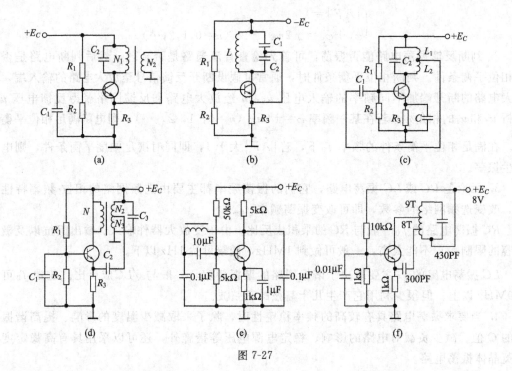

图 7-27

7-2 试用相位平衡条件，判断图 7-27 所示电路中哪些可能产生正弦波振荡？哪些不能？并说明理由。

7-3 说明图 7-28 的变压器反馈振荡电路能否产生正弦波振荡和电路的特点。

7-4 标出图 7-29 电路中的正负反馈支路，并说明电路能否产生正弦波振荡。

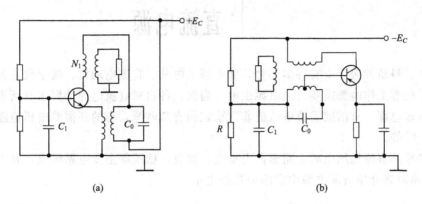

图 7-28

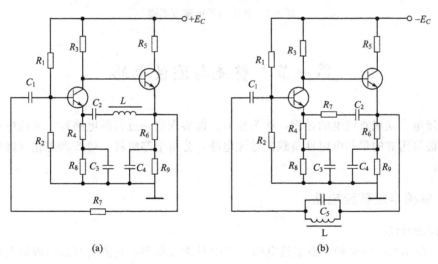

图 7-29

7-5 有一频率调节范围为 $10\text{kHz}\sim100\text{kHz}$ 的 LC 振荡器，振荡回路的电感 $L=250\mu\text{H}$，求电容 C 的变化范围。

7-6 RC 移相振荡器通常用三节移相电路，试分析为什么少了不能产生振荡。

第八章

直流电源

在生产、科研和医疗中有许多场合，如电解、电泳、直流电动机、医学仪器设备，以及大多数电子仪器工作时都需要直流电源供电。当然，各自对直流电源的要求有所不同，有的仅需一般直流电源，有的则需要电压值非常稳定的直流电源，有的还需要电压值随时可控的直流电源，等等。

一个半导体直流稳压电源电路通常由整流、滤波、稳压等主要电路组成，其方框图如图8-1所示。本章将介绍直流电源中常用的几种电路。

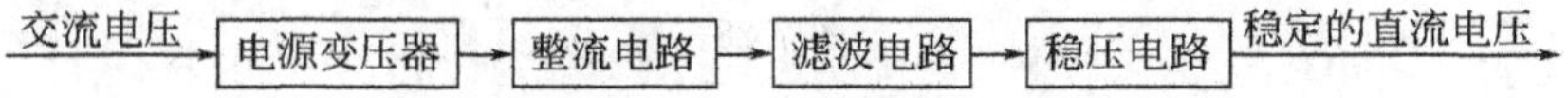

交流电压 → 电源变压器 → 整流电路 → 滤波电路 → 稳压电路 → 稳定的直流电压

图 8-1 直流稳压电源方框图

第一节 整流与滤波电路

将交流电变换成直流电的过程，称为整流。能实现这一过程的电路称为整流电路。本节介绍由二极管组成的单相电阻性负载的整流电路，分析电路时将二极管理想化（即忽略导通时的电阻）。

一、单相半波整流电路

1. 电路的组成

图8-2所示为一个单相半波整流电路，其中 B 为变压器，它能将交流电源的电压变换成所需的交流电压的大小。

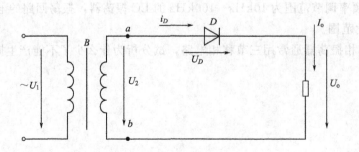

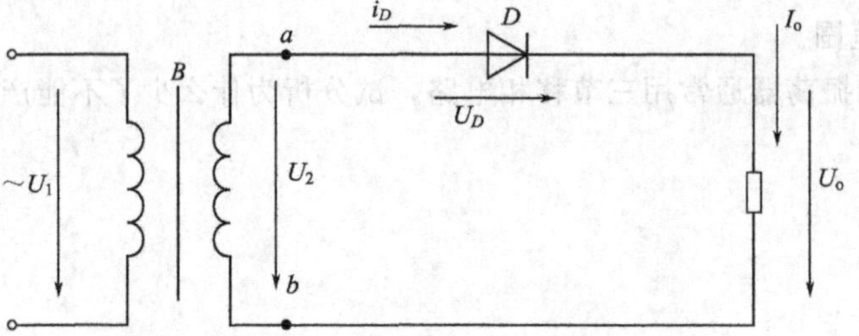

图 8-2 单相半波整流电路

2. 工作原理

设 $u_2 = \sqrt{2}U_2\sin\omega t\,\mathrm{V}$

（1）$\omega t = 0 \sim \pi$ 期间

u_2 为正半周，电路中的 a "+"、b "−"，D 导通。$U_D = 0$，$U_o = U_2$，$I_o = \dfrac{U_o}{R_D} = \dfrac{U_o}{R_L}$，$i_D = i_o$。

（2）$\omega t = \pi \sim 2\pi$ 期间

u_2 为负半周，电路中的 a "−"、b "+"，D 截止。$U_D = U_2$，$U_o = 0$，$i_o = i_D = 0$

一个周期内，电路的电压、电流波形如图 8-3 所示。由图可知，U_D 和 i_D 虽然脉动较大，但变成单向的直流电了。

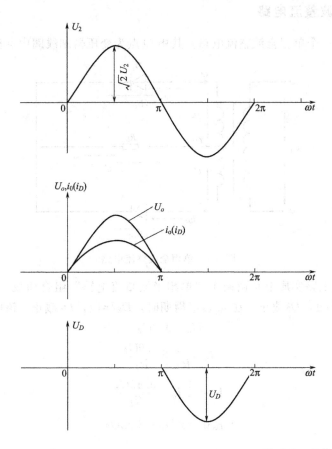

图 8-3 单相半波整流电路的电压、电流的波形

3. 计算

（1）输出直流电压的平均值 U_o

$$U_o = \frac{\sqrt{2}}{\pi}U_2 = 0.45U_D \qquad\qquad 8\text{-}1$$

（2）输出直流电流的平均值

$$I_o = \frac{U_o}{R_L} = \frac{0.45U_2}{R_2} \qquad 8-2$$

（3）二极管的平均电流 I_D

$$I_D = I_o = \frac{0.45U_2}{R_2} \qquad 8-3$$

（4）二极管承受的最高的反向电压 U_{DRM}

$$U_{DRM} = U_{2m} = \sqrt{2}U_2 \qquad 8-4$$

选取二极管时应符合电路对 I_D 和 U_{DRM} 的大小要求，并在数值大小上要留有余地。

该电路简单，但输出电压低，脉动大，变压器利用率低，适用于小电流，要求不高的直流用电场合。

二、单相全波整流电路

图 8-4 所示为一个单相全波整流电路，其中 O 点为变压器副线圈中点抽头。

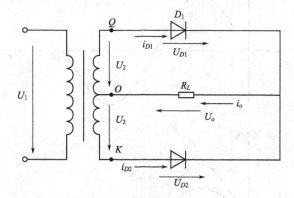

图 8-4 单相全波整流电路

单相全波整流电路实质上是由两个"单相半波整流电路"组合而成。图 8-4 中，在 U_2 正半周期时，D_1 导通，D_2 截止；在 u_2 负半周期时，D_2 导通，D_1 截止，该电路中

$$U_o = 0.9U_2 \qquad 8-5$$

$$I_o = \frac{U_o}{R_L} = \frac{0.9U_2}{R_L} \qquad 8-6$$

$$I_D = \frac{1}{2}I_o = \frac{0.45U_2}{R_L} \qquad 8-7$$

$$U_{DRM} = 2U_{2m} = 2\sqrt{2}U_2 \qquad 8-8$$

三、单相桥式整流电路

1. 电路组成

图 8-5 所示为一个单相桥式整流电路，图 b 是图 a 的简化图。

2. 工作原理

设 $u_2 = \sqrt{2}U_2\sin\omega t$

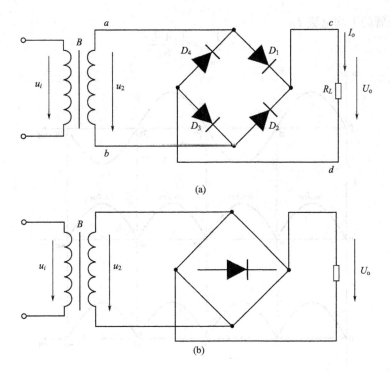

图 8-5　单相桥式整流电路

（1）$\omega t = 0 \sim \pi$ 期间

当 u_2 为正半周时，电路中 a "＋"、b "－"。D_1、D_3 承受正向电压导通；D_2、D_4 承受反向电压截止。电流经 $a \rightarrow D_1 \rightarrow C \rightarrow R_L \rightarrow d \rightarrow D_3 \rightarrow b$。

$u_{D1} = u_{D3} = 0$，$u_o = u_2$，$u_{D2} = u_{D4} = -u_2$；

$i_o = i_{D1} = i_{D3}$，$i_{D2} = i_{D4} = 0$。

（2）$\omega t = \pi \sim 2\pi$ 期间

当 u_2 为负半周时，电路中 a "－"、b "＋"。D_1、D_3 承受反向电压截止；D_2、D_4 承受正向电压导通。电流经 $b \rightarrow D_2 \rightarrow C \rightarrow R_L \rightarrow d \rightarrow D_4 \rightarrow a$。

$u_{D2} = u_{D4} = 0$，$u_o = -u_2$，$u_{D1} = u_{D3} = u_2$；

$i_o = i_{D2} = i_{D4}$，$i_{D1} = i_{D3} = 0$。

由上述分析可知，不论 u_2 是在正半周还是负半周，流过负载电阻 R_L 的电流始终是同一个方向的直流电流。电路中电压、电流的波形如图 8-6 所示。

3. 计算

（1）输出直流电压的平均值 U_o

$$U_o = 0.9 U_2 \qquad\qquad 8\text{-}9$$

（2）输出直流电流的平均值 I_o

$$I_o = \frac{U_o}{R_L} = \frac{0.9 U_2}{R_L} \qquad\qquad 8\text{-}10$$

（3）二极管的平均电流 I_D

$$I_D = \frac{1}{2} I_o = \frac{0.45 U_2}{R_L} \qquad 8\text{-}11$$

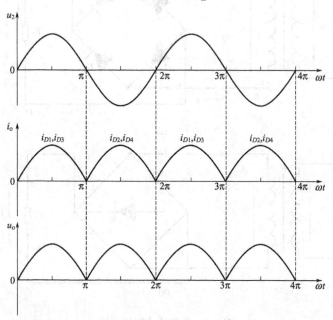

图 8-6　单相桥式整流电路的电压电流的波形

（4）二极管承受的最高反向电压 U_{DRM}

$$U_{DRM} = U_{2m} = \sqrt{2} U_2 \qquad 8\text{-}12$$

桥式整流电路与半波整流电路相比，虽然常用的整流二极管数目增加了些，但变压器利用率提高，输出的支流电压增加，且脉动减少。桥式整流电路得到了广泛的使用。

整流电路可以把交流电变成直流电，但直流电脉动较大，只适用于对直流电的变化要求不高的地方。

四、滤波电路

滤波电路可以减少直流电压的脉动，使脉动直流变成比较平滑的直流电。滤波电路的种类很多，如有电容滤波、电感滤波、阻容滤波，还有由电阻（或电感）与电容组成的 L 型滤波器、π 型滤波器等，本节仅介绍常用的电容滤波电路，所用元件就是一个电容器。

将一个电容值合适的电容器并联在整流电路的负载两端，如图 8-7 所示，构成了一个单相半波、电容滤波整流电路。滤波电容通常采用容值较大的电解电容。电解电容有正负极性，在电路中电容的极性应与滤波电压的极性一致。

电容滤波的原理是利用电容的充、放电作用，改善了直流电压的脉动程度。在图 8-7 所示电路中，当 $u_2 \geq u_C$ 时 D 导通，$u_2 < u_C$ 时 D 截止。设接通电源前 $u_C = 0$，$t = 0$ 时接通电源，$u_2 = \sqrt{2} U_2 \sin\omega t$ V，则从零开始上升，D 导通，流经 D 的一股给负载 R_L。忽略二极管的电阻，充电速度很快且 $u_C = u_2$，直至上升到 u_2 的峰点 m。此后 u_2 按正弦规律下降，而 u_C

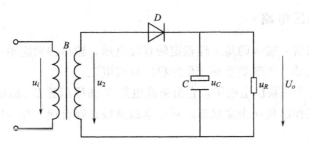

图 8-7 单相半波、电容滤波整流电路

瞬间不能突变，因此 $u_2 < u_C$，D 截止。C 通过 R_L 放电，放电时间常数 $\tau_{放} = R_L C$。放电使 u_C 逐渐下降，直至 $u_2 \geqslant u_C$ 时，D 再次导通，C 再次被充电，重复上述过程。输出电压 u_o（即 u_C）的波形如图 8-8 所示。其中虚线为无滤波时，单相半波整流后的输出电压波形，实线为有电容滤波后输出的电压波形。显然，滤波后的直流电压脉动减少，且平均值上升。

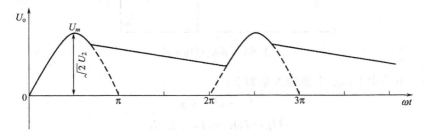

图 8-8 电容滤波的作用

由上述分析可知，$\tau_{放}$ 越大，C 放电越慢，输出电压就越平坦。当 $R_L = \infty$（开路）时，$u_o = \sqrt{2} U_2$。通常选

$$\tau_{放} = R_L C \geqslant (3 \sim 5) \frac{T}{2} \qquad\qquad 8\text{-}13$$

T 为交流电压的周期。在上述条件下，单相整流电路经过电容滤波后，输出直流电压平均值 U_o 的经验值为

$$U_o = U_2（半波） \qquad\qquad 8\text{-}14$$
$$U_o = 1.2 U_2（全波，桥式） \qquad\qquad 8\text{-}15$$

电容滤波电路简单，适用于负载电流和负载大小变动均不太大的场合，如收音机所用的直流电源。

第二节　稳　压　电　路

在许多精密的电子仪器中都需要使用电压值非常稳定的直流电源，这就需要整流、滤波和稳压电路，组成一个较完整的直流稳压电源。

一、并联型稳压电路

对于稳压电路来讲，输入的是未经稳定的直流电压，输出的则应是一个在一定范围内基本上不随输入电压波动、负载变动而变化的稳定直流电压。

图 8-9 所示是一个并联稳定电压，它由限流电阻 R 和稳压管 D_W 组成。稳压管并联在用电负载两端，它应工作在反向击穿状态。只要电路参数选择合理，在一定的工作范围输出电压 U_o 基本保持不变。

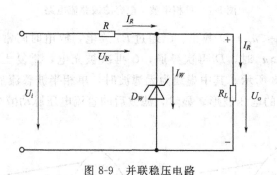

图 8-9 并联稳压电路

在图 8-9 电路中电压、电流的关系如下：

$$U_o = U_i - U_R \tag{8-16}$$

$$U_R = I_R R = (I_W + I_o)R \tag{8-17}$$

下面来了解电路的稳定过程。例如某种原因引起电压 U_i 增大了，输出电压 U_o 随之增大，也就是稳压管两端的反向电压升高，由于稳压管反向击穿特性曲线很陡，反向击穿后的电压略增大一点，便引起反向电流 I_W 急骤增加，由式 8-17 可知，U_R 将会迅速增加，由式 8-16 又可知 U_R 增加的结果将会维持 U_o 基本不变，其稳定电压的过程为：

$$U_i \uparrow \rightarrow U_o \uparrow \rightarrow I_W \uparrow \rightarrow U_R \uparrow \rightarrow U_o \downarrow$$

由上述分析可以看出，在并联稳压电路中，电阻 R 是必不可少的，另外 R 还要保证稳压管中的电流不能超出管子的允许电流范围，所以成为限流电阻。

并联稳压电路结构简单，但输出电压仅取决于稳压管的稳压电压值，且不可以调节，同时还受到稳压管功率的限制，输出电流也较小，只适用于提供小电流的基准直流电压。

将整流、滤波、稳压电路连接在一起，组成了一个并联型稳压电源，如图 8-10 所示。

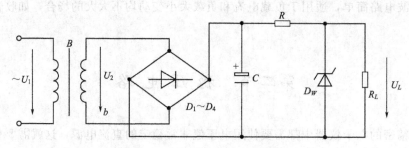

图 8-10 并联型稳压电源电路

二、串联型稳压电路

如图 8-11 所示，是带有比较和放大环节的串联型稳压路，其主要由取样电路、基准电压电路、比较放大器和调整环节等四部分电路组成。

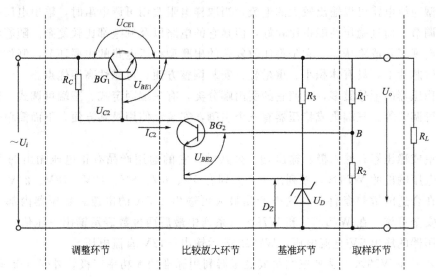

图 8-11 具有放大环节的串联稳压电路

（1）取样电路。由 R_1、R_2 组成了一个分压器，将电压 U_o 取出一部分作为反馈电压送到放大管的基极。

（2）基准电压电路。由稳压管 D_Z 和 R_3 组成基准电路，从电路中取得稳定性较好的直流电压，将它作为产品标准，同时也使 BG_2 得到合适的工作点。

（3）比较放大器。放大器由 BG_2、R_C 组成，其中 BG_2 起放大作用，R_C 是集电极负载电阻。放大器的作用是把取样电压相对于基准电压的变化量加以放大，然后再控制调整管 BG_1，以便提高控制的灵敏度。当要求稳压电路有更高的稳定度时，放大器常采用差动放大器或运算放大器。

（4）调整环节。是由工作在线性区的功率较大的调整管 BG_2 担任调整电压的作用，它的基极电流受放大器输出信号的控制。当输入电压增加（或负载电流减少）时，输出电压 U_o 增加，输出电压 U_o 经 R_1、R_2 分压使 R_2 上的压降 U_{R2}（U_{B2}）增加。那么，U_{BE2} 增加，经 BG_2 管放大后引起 I_{C2} 的增加和 U_{C2} 的减少。由于 U_{C2} 直接加到调整管 BG_1 的基极，则调整管 BG_1 的 $U_{BE1} = U_{B1} - U_{E1} = U_{C2} - U_o$，当 U_o 增加，U_{C2} 减少，即 U_{BE1} 减少，U_{CE1} 增加使 U_o 基本不变。这个稳压过程可以简单表示如下：

当 $U_o \uparrow \rightarrow U_{B2} \uparrow \left(\because U_{B2} = \dfrac{R_2}{R_1 + R_2} \cdot U_o = nU_o \right) \xrightarrow{\text{比较}} U_{BE2} \uparrow (\because U_{BE2} = U_{B2} - U_Z) \rightarrow$

$I_{C2} \uparrow \rightarrow U_{C2} \downarrow \rightarrow U_{B1} \downarrow (\because U_{B1} = U_{C2}) \rightarrow U_{BE1} \downarrow (\because U_{BE1} = U_{B1} - U_{E1}, U_{E1} = U_o \uparrow) \rightarrow$

$I_{C1} \downarrow \xrightarrow{\text{放大反相}} U_{CE1} \uparrow \rightarrow U_o \downarrow$

同理，当输入电压减少（或负载电流增加）使 U_o 减少时，通过类似过程，使调整管 U_{CE1} 减少，也使 U_o 基本不变，达到稳压的目的。

三、集成稳压器

串联型稳压电路可以输出较大的电流，当取样电阻改用可调电阻时，输出电压在一定范围还可以调节，而且稳压性能也比较好，但是它的电路以及调整都比较复杂。随着电子技术的发展，出现了集成稳压器，它是将比较复杂的串联型稳压电路的主要环节，制作在一块很小的半导体芯片上，具有体积小、重量轻、安装调整方便、可靠性高等优点。

集成稳压器的型号繁多，按照它的引出端分类，有三端固定式、三端可调式、四端可调式和多端可调式等。三端集成稳压器有三个引脚，安装、使用极其方便，下面简单介绍它的使用。

三端集成稳压器有输入极、输出端、公共端。它的通用产品有正电压输出的 W78×× 系列和负电压输出的 W79×× 系列。每个系列有 5V、6V、8V、12V、18V、24V 七种输出电压值。在合适的散热条件下，这类产品最大可输出 1.5A 的电流。稳压器内部有保护电路，使用安全可靠。在 W78×× 和 W79×× 系列中最后两位数表示输出电压值。如 W7805 表示该稳压器的输出 5V 直流电压，W7912 表示输出 −12V 直流电压。

W78×× 和 W79×× 系列三端集成稳压器利用标准的大功率三极管外壳（金属或塑料）进行封装，它们的外形及管脚情况如图 8-12 所示。

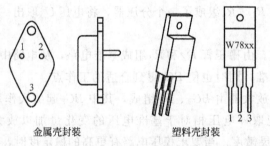

金属壳封装　　　　　　塑料壳封装

图 8-12　W78 和 W79 系列三端集成稳压器外形及管脚图

W78×× 和 W79×× 系列，三端集成稳压器的基本接线方法分别如图 8-13a 和图 8-13b 所示。其中 C_i 约 $0.33\mu F$，用以减少纹波电压，C_o 约 $0.1\mu F$，用以改善负载的瞬间响应。

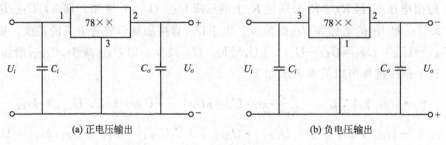

(a) 正电压输出　　　　　　　　　　　　　(b) 负电压输出

图 8-13　三端集成稳压器的基本接线图

利用三端集成稳压器可以组成输出正、负电压的直流电源，如图 8-14 所示。

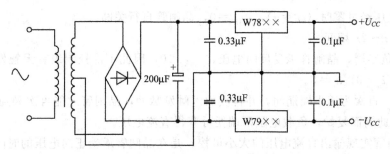

图 8-14　用集成稳压组成的正、负双电源

必须指出，选择和使用三端集成稳压器时，除了关注它的输出电压和电流外，还应查阅产品手册，注意它的稳定性能，以及对输入电压的要求。

第三节　可控整流电路

在工作中常需要能够连续可调的直流电压，如供给直流电机无级调速的用电。这种直流电压目前主要是由晶闸管组成的可控整流电路供给。本节介绍电阻性负载的单相可控整流电路。

一、单相半波可控整流电路

1. 电路组成

图 8-15 所示，为一个单相半波可控整流电路的主回路。

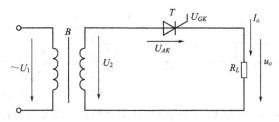

图 8-15　单相半波可控整流电路

2. 工作原理

设 $u_2 = \sqrt{2}U_2\sin\omega t\,\text{V}$

（1）$\omega t = 0 \sim \pi$ 期间

当 u_2 为正半周，晶闸管 T 承受正向电压，$U_{AK} > 0$，如果 $u_{GK} = 0$，晶闸管不能由截止变导通，$i_o = 0$，$u_o = 0$。

如果在此期间，t_1 时刻给可控极加入触发脉冲使 $u_{GK} > 0$，晶闸管导通，$u_o = u_2$，

$$i_o = \frac{u_o}{R_L}。$$

当交流电压经过零时（$\omega t = \pi$），$u_{AK} = 0$，晶闸管自行关断。

（2）$\omega t = \pi \sim 2\pi$ 期间

当 u_2 为负半周，晶闸管承受反向电压，$u_{AK} < 0$，因此不论控制级有无触发脉冲，晶闸管始终截止，$i_o = 0$，$u_o = 0$。

只有在 u_2 再次为正半周期间，并再次加入触发脉冲，晶闸管才能再次导通，直至 $u_2 = 0$ 时关断。如此周而复始，负载电阻两端便可获得直流电压。

使用晶闸管实现输出直流电压的大小可控，是在晶闸管承受正向电压的时间内，改变控制极触发脉冲的加入时刻，这就改变了晶闸管的导通时间，负载上所获得的电压波形随之改变，直流电压的平均值也就随之改变。也就是说，适时控制触发脉冲的加入时刻，就控制了输出电压的大小。

晶闸管在正向电压下导通的范围称为控制角（又称相角），用 α 表示，而导通的范围称为导通角，用 θ 表示。$\alpha + \theta = 180°$。θ 越大，输出的直流电压的平均值越大。$\theta = 180°$，相当于二极管整流情况。所以可控整流电路最大的输出电压，不可能大于相同条件下的二极管整流电压的输出。

如图 8-16 所示，为单相半波可控整流电压，当 $\alpha = 60°$ 时的电压和电流的波形。

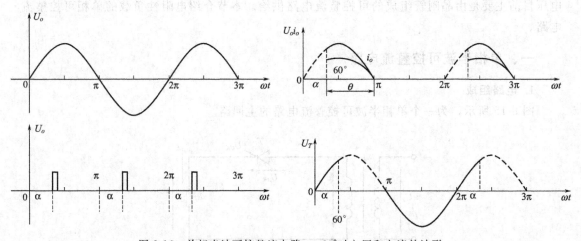

图 8-16　单相半波可控整流电路 $\alpha = 60°$ 时电压和电流的波形

（1）输出直流电压的平均值 U_o。

$$U_o = 0.45 U_2 \frac{1 + \cos\alpha}{2} \qquad\qquad 8\text{-}18$$

当 α 从 $0 \sim 180°$，对应 U_o 从 $0.45 U_2 \sim 0$ 之间连续可调。

（2）输出电流的平均值 I_o。

$$I_o = \frac{U_o}{R_L} = 0.45 \frac{U_2}{R_L} \cdot \frac{1 + \cos\alpha}{2} \qquad\qquad 8\text{-}19$$

二、单相半控桥式整流电路

1. 电路组成

图 8-17 所示为一个单相半控式整流电路。

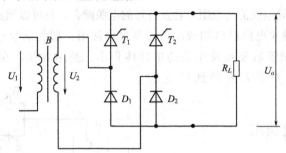

图 8-17 单相半控桥式整流电路

2. 工作原理

设 $u_2 = \sqrt{2}U_2\sin\omega t\,\mathrm{V}$，下面讨论单相半控桥式整流电路的工作原理。结合桥式整流电路的工作原理和晶闸管的导通条件，很容易得出在 $0\sim\pi$ 期间，如图 8-17 所示的电路是否输出电压 U_o，完全取决于晶闸管 T_1 何时有触发脉冲 u_{GK} 加在其控制极上。同理，在 $\pi\sim2\pi$ 期间，是否输出电压 U_o，完全取决于晶闸管 T_2 触发脉冲的加入时刻。只要控制触发脉冲的加入时刻，即 α 的大小，就可以控制输出直流电压的大小。如图 8-18 所示，为 $\alpha=60°$ 时单相半控式整流电路中的电压和电流波形。

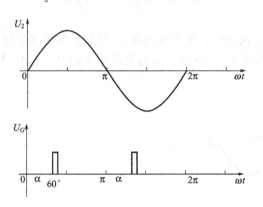

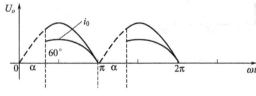

图 8-18 单相半控桥式整流电路 $\alpha=60°$ 时电压和电流波形

三、输出电压、电流的计算

1. 输出直流电压的平均值 U_0

$$U_o = 0.9U_2\frac{1+\cos\alpha}{2} \qquad 8\text{-}20$$

当 α 从 $0\sim180°$，对应 U_o 从 $0.9U_2\sim0$ 之间连续可调。

2. 输出直流电流平均值 I_o

$$I_o = \frac{U_o}{R_L} = 0.9\frac{U_2}{R_L}\cdot\frac{1+\cos\alpha}{2} \qquad 8\text{-}21$$

四、触发电路简介

为了保证晶体闸管装置能正常可靠地工作，触发信号必须要有足够大的电压、电流值及作用时间，要有足够的移相范围，同时能在交流电源每次过零后相同的时刻出现。产生触发信号的电路称为触发电路，它的种类很多，如有阻容移相电路、晶体管触发电路、单结触发电路，以及集成触发电路等。

目前在中小功率的晶闸管电路中，普遍使用单结晶体管触发电路。单结晶体管是一种半导体器件，利用它的特殊的导电性能与电阻电容及合适的电源配合，就可以组成适用的触发电路。

现在集成晶闸管触发电路已试制成功并逐步推广使用。如北京半导体器件二厂研制生产的 SDKC 系列集成晶闸管触发器及相关的组件体积小、使用方便，在交流、直流调压、调速、调光及无触点开关等方面得到广泛的应用。

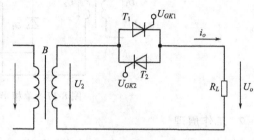

五、晶闸管交流调压

利用晶闸管的导电性可以实现交流电压值的调节。晶闸管交流调压技术在照明亮度控制、加热温度控制以及单相交流电机调速等方面得到广泛的应用。

图 8-19 单相交流调压电路

图 8-19 为一个单相交流调压的主回路。

在图 8-19 电路中，晶闸管 T_1 与晶闸管 T_2 反向并联，分别在电源 u_2 的正、负半周导通，使负载电阻两端获得可调的交流电压，u_o 波形如图 8-20 所示。输出交流电压的有效值 U_o 与

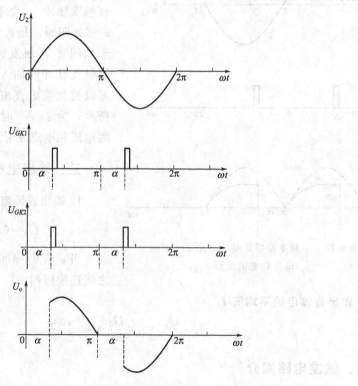

图 8-20 单相交流调压输出电压波形

控制角α的关系为：

$$U_o = U_2\sqrt{\frac{1}{2\pi}\sin\left(2\alpha + \frac{\pi-\alpha}{\pi}\right)} \qquad 8\text{-}22$$

在交流调压电路中常用双向晶闸管来代替两个反向并联的晶闸管，使用更加方便。如图 8-21 所示为一个交流调压电路。图 8-21 中由 R_1、R_2、C_1、R_2 和双向触发二极管 2CS 正负向转折电压 U_{Bo1}、U_{Bo2} 使触发电路获得触发脉冲，当 U_C 达到一定值时，2CS 折转导通，触发双向晶闸管。晶闸管导通后，将触发电源短路，当交流电压过零反向时，晶闸管自行关断。电源反相时，C 反向充电到一定值，2CS 方向击穿。调节电位器 R_W 即可改变正负半周的控制角，达到交流调压目的。

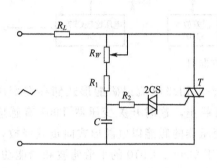

图 8-21　交流调压电路

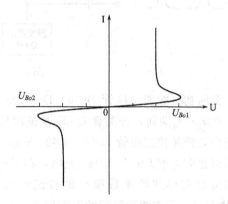

图 8-22　双向触发二极管伏安特性

第四节　自激式开关电源

开关电源的种类繁多，都有一些共同的优点，如变换效率高、调整范围宽，可同时提供多路直流稳压电源。自激式开关电源还有独特优点，大为简化了激励电路，元件数量和成本都低于普通串联型稳压电压，由于除了笨重的电源电压器外，重量大为减轻，体积小了一半，其稳压范围可宽达 160～260V（指交流输出电压）。目前医药电子设备和彩色电视机大量采用这种类型的稳压电源。

日立牌 CTP-23bD 型彩色电视机的电源单元是一种典型的自激式开关电源。其电路组成方块如图 8-23 所示。工作原理如下：

自激式开关调整级是开关电源的核心，它主要由开关调整管 Q901 和开关变压器 T901 组成，此外还有若干阻容元件。开关调整管本身不仅作为电源调整管，同时还作为自激脉冲振荡器的振荡管。变压器 T901 也有双重作用，既是电源输出变压器又是脉冲振荡变压器。为简化讨论，下面只讨论稳态过程。开关管 Q901 只工作在饱和导通和截止两种工作状态，起到开关作用，其自身功耗很小。由图 8-24 的开关电路及波形可知：在 $t_1 \sim t_2$ 期间，Q901 基极加有正脉冲，故饱和导通，变压器 T901 初级流过脉冲锯齿电流 I_c，感应电动势上正下

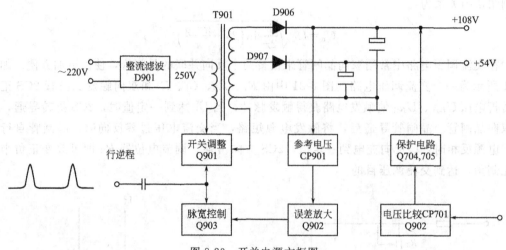

图 8-23　开关电源方框图

负，此时初级续流二极管 D906、D907 处于反偏状态。初级电流以磁能形式储存在变压器中。在 $t_2 \sim t_3$ 期间，开关管 Q901 基极因反向偏置而截止，这时开关变压器 T901 有感应电压反向，使续流二极管 D906、D907 导通，储存在变压器的磁能以电能形式向负载释放，与此同时也向电容 C906、C910 充电，在 $t_3 \sim t_4$ 段，由于 C909、C910 的平滑滤波和储能功能，负载可以获得波纹系数很小的直流电压。由于开关重复频率较高（本电路工作于行频 15625Hz），用作滤波储能的电容较小，有利于减轻重量和成本。

开关电源的次级输出电压 U_o 由下式确定：

$$U_o = \frac{\delta}{n(1-\delta)}U_i \qquad 8\text{-}23$$

式 8-23 中，U_i 为开关调整级的输入电压；n 为变压器初次级匝数比，即 n_1 与（$n_2 + n_3$）之比；δ 为开关导通时间/开关周期。由式 8-23 可以看出，若开关周期恒定（如取 64μs），只要控制开关管导通的时间和长短，就可以达到控制输出电压的目的。

由图 8-24 中的电路不难看出，开关调整级就是一个间隙振荡器，开关变压器 T901 的次级绕组 n_4 提供正反脉冲，作为开关管的基极激励功率源。R902、R909、C908A、C908 构成反馈电路，建立振荡自给偏压，以保证振荡稳定，其工作过程与典型间隙振荡器相似，因此也具有间隙振荡器的特点，即：导通时间短（42μs），截止时间长（达 1ms）。当然，此电路不经改造是不能直接付之实用的。因为它导通时间短，周期特别长而且不稳定，不易用逆行脉冲来实现强迫同步。为此，在开关管的基极并接了一个二极管 D905，在开关管截止期间，给定时电容 C908 提供了快速放电通路，致使截止期大为缩短（80μs），于是由输出电压的变化来控制开关管导通时间，使开关调整级输出稳定的直流电压。实际的脉宽控制级相当于一个受控的变阻器，对开关管的基极起分流作用。其稳压过程如图 8-25 所示。

当输入的交流电网升高或直流负载变化（如图像亮度变化等），均有可能引起直流输出电压变化。例如：当输出直流电压（标准值为 108V）升高时，此电压经厚膜电路 CP910 分

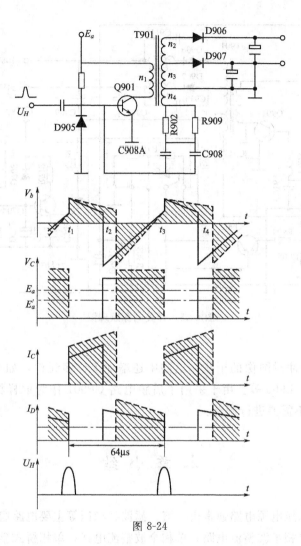

图 8-24

压，反馈至 Q902 基极，同时 CP910 中的稳压二极管降压后，反馈给 Q902 的发射极。由于 Q902 发射极电压升高的分量较大，导致 Q902 集电极电流增加。其中的一部分分量送脉宽控制级 Q903 基极，使 Q903 的等效电阻减小。因此，开关调整管 Q901 导通时的正向基极被 Q903 分流的量增加，从而导致 Q901 导通时间减小。这样，开关变压器 T901 初级电感储存的磁场能量也随之减小。结果，向负载提供的能量相应减小，致使输出的 108V 直流电压下降，从而达到稳定电压的目的。当电网电压下降或负载加重而使输出电压降低时，电源的稳压过程则与上述相反。

为了整机的安全，该电源设有保护电路，如因某种故障使直流电压上升或输出故障，同时逆程脉冲亦会增大，这都将导致 Q704 由截止转为导通。Q704 又触发可控硅管 Q705，使其导通。由于 Q705 并接在 108V 两端，于是间隙振荡次级被短路，破坏了间隙振荡器的工作条件而停振，整个电源便停止工作，从而保护了整机。由于可控硅管通过 Q708 可以获得维持电流，因而不会自行恢复正常，故障排除后，应切断电源片刻，再重新开机，电源才能

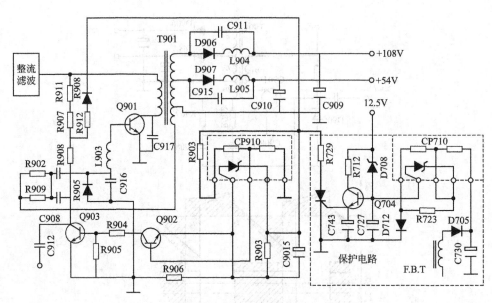

图 8-25 开关电源原理图

恢复正常工作。

为了减小开关脉冲对图像的干扰，电路中还增加了许多元件，如 C916、C917、C911、C915、L903、L904、L905 等。由于采用了后膜电路 CP901 作为取样标准，所以输出电压已经固定为 108V，不需要进行调整。

本 章 小 结

1. 半导体直流稳压电源电路通常由整流、滤波、稳压等主要电路组成。
2. 整流电路：单相半波整流电路；单相全波整流电路；单相桥式整流电路。
3. 滤波电路：电容滤波器。
4. 稳压电路：并联型稳压电路；串联型稳压电路。
5. 可控整流电路：晶闸管交流调压电路。

习 题 八

8-1 有一单相半波整流电路，已知电路中电源变压器的副边电压有效值为 $U_2 = 40V$，负载电阻 $R_L = 60\Omega$。现有型号为 2CP1 的二极管，它的最大整流电流为 500mA，最高反向工作电压为 100V，试判断该型号的二极管能否在这个整流电路中作为整流二极管使用。

8-2 如图 8-26 所示，已知单相全波整流电路中，$u_2 = \sqrt{2} 50\sin\omega t\,V$，$R_L = 100\Omega$。试分析

该电路的工作原理，试计算 U_o、I_o、I_D、U_{DRM} 的大小。如果电路中 D_1 损坏（开路了），此时的 U_o、I_o、I_D、U_{DRM} 又为何值？

8-3　试分析图 8-27 所示的电路的工作原理，已知 $u_2 = \sqrt{2}\,10\sin\omega t\,\text{V}$，试对应画出 U_o 的波形，并计算 U_o 的大小。

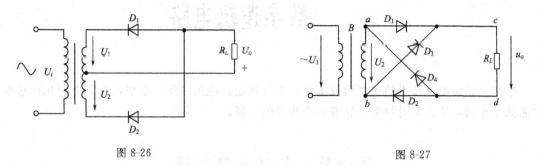

图 8-26　　　　　　　　　　　　　　　图 8-27

8-4　欲使 500Ω 的电阻两端获得 50V 的直流电压，当分别采用单相半波、单相全波和单相桥式整流电路提供直流电时，问每种电路中的二极管的电流及所承受的最大反向电压各是多少？

8-5　在一个单相桥式整流电路后面加上滤波电容，当负载电阻变大时，输出的直流电压平均值变大还是变小？当负载开路时，电路是否有电压输出？如果有，输出电压为多大？

8-6　如图 8-28 所示，已知电路中 $U_2 = 20\text{V}$，$R_2 = 1\text{K}\Omega$，$C = 30\mu\text{F}$。试求下列几种情况下 $U_o = ?$

（1）K_1、K_2、K_3 均闭合；

（2）K_1 断，K_2、K_3 闭合；

（3）K_2 断，K_1、K_3 闭合；

（4）K_1、K_2 断，K_3 闭合；

（5）K_1、K_2 闭合，K_3 断。

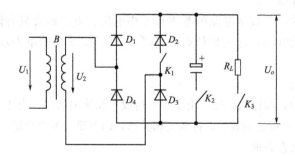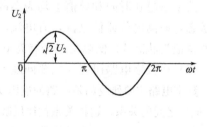

图 8-28

第九章

数字逻辑电路

数字电路是电子技术的重要组成部分，发展迅速，应用广泛。这里仅对其中的几种基本电路简要介绍，让大家对数字电路有一个初步的了解。

第一节　数字电路概述

一、数字电路和模拟电路

根据所处理的信号不同，电子电路可分为模拟电子电路和数字电子电路两大类。

模拟电路处理的信号是模拟信号，模拟信号的大小是随时间连续变化的。比如，从扬声器直接传出的音频信号，各种传感器产生的模拟电信号等均为模拟信号。

数字电路处理的信号是数字信号，数字信号的时间和幅度都是不连续的、离散的。比如，工厂每月生产的某种产品的产量、人每分钟心跳的次数等不连续的数字就是数字信号。

二、数字电路的特点

数字电路在以下几方面具有自身的特点：

（1）在数字信号的状态及表示方法方面

数字信号在时间和数值上均为离散的，在数字电路的基本单元中电压、电流通常只有两种状态，即高电位或低电位，有电流或无电流。这两种状态分别用二元量1、0来简单表示。高电位记为状态1，低电位记为状态0。

（2）在数字电路研究的主要问题方面

数字电路主要研究的是电路的逻辑功能，即输入信号（由1和0组成）和输出信号（由1和0组成）之间的关系，这种关系往往反映一些特定的规律，称为逻辑关系，即电路的逻辑功能。

（3）在数字电路中半导体管的工作状态方面

在数字电路中的晶体管多数工作在开关状态，即工作在饱和区和截止区，而放大区只是中间过渡状态。

（4）在数字电路的分析方法方面

主要采用逻辑代数（又称为希尔代数）作为分析方法，主要用真值表、卡诺图、逻辑表达式等表示电路的功能。

三、脉冲信号

在极短时间里突然变化的跃变信号称为脉冲信号。当数字电路的基本单元不断地在 1 和 0 两种状态之间快速转换时，输出的信号是一系列矩形波。矩形波是一种脉冲信号，此外，还有梯形波、尖脉冲波等。如图 9-1 所示，为常见的几种脉冲波形。

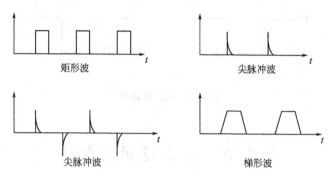

图 9-1　几种常见的脉冲波形

由于电路中存在着一系列过渡过程，所以实际的矩形脉冲的波形如图 9-2 所示。其主要参数如下：

① 脉冲幅度 A：脉冲信号的最大值。

② 脉冲前沿（上升沿）t_r：从 $10\%A$ 上升到 $90\%A$ 所需时间。

③ 脉冲后沿（下降沿）t_f：从 $90\%A$ 下降到 $10\%A$ 所需时间。

④ 脉冲宽度 t_p：从前沿的 $50\%\ A$ 到后沿的 $50\%\ A$ 所需的时间，t_p 也称为脉冲持续时间。

⑤ 脉冲周期 T：周期性的脉冲信号前、后两次出现的时间间隔。

⑥ 脉冲频率 f：单位时间内的脉冲个数。$f = \dfrac{1}{T}$。

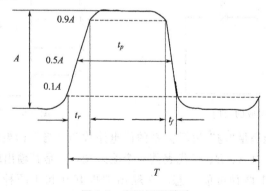

图 9-2　实际矩形脉冲

⑦ 占空系数：脉冲宽度与脉冲周期的比值，即 t_p/T，适用于周期性脉冲信号有正、负之分。当脉冲跃变后的值比初始值高时，称为正脉冲；反之，则为负脉冲。如图 9-3 所示，图 9-3a 为正脉冲，图 9-3b 为负脉冲。

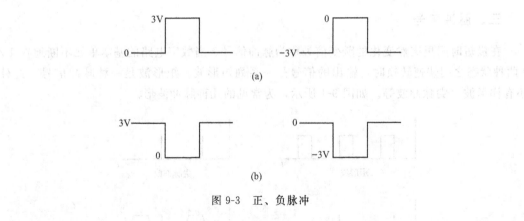

图 9-3 正、负脉冲

第二节　基本逻辑门电路

逻辑门电路（简称门电路）是数字电路中最基本的逻辑元件。门电路包含一个或多个输入端和一个输出端。输入信号与输出信号之间存在着一定的逻辑关系，只有当输入信号满足某种关系时，门电路才有信号输出。基本的门电路有"与门"、"或门"、"非门"电路，它们的输入和输出量之间可以分别实现"与"、"或"、"非"的逻辑运算。

一、"与"运算和"与"门电路

"与"（and）就是"和"（或者"并且"、"共同"等）的意思，即只有当决定一个事件的诸多条件全部具备之后，该事件才能发生。我们把这种因果关系称为**"与"逻辑关系**。如图 9-4 所示，只有当开关 A 闭合，B 闭合这两个条件同时具备时，灯才能亮。

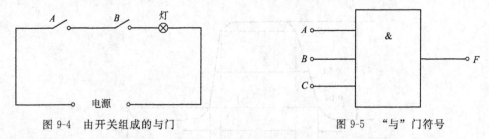

图 9-4　由开关组成的与门　　　　　图 9-5　"与"门符号

输入和输出量之间能满足"与"逻辑关系的门电路称为**"与"门电路**。如图 9-5 所示，为"与"门的逻辑符号，图中 A、B、C 代表其三个输入端，F 是其输出端。

每个输入端有 0 和 1 两种可能状态，在输出端也有 0 和 1 两种可能状态。对于"与"门，只有当输入 A、B、C 全为 1 状态时，输出端 F 才为 1 状态，否则 F 为 0 状态，即谓"全 1 出 1，有 0 出 0"，这就是"与"逻辑关系。"与"逻辑关系的逻辑函数表达式为：

$$F = A \cdot B \cdot C$$

9-1

式 9-1 为逻辑乘，它与一般代数乘法不同。

对于有三个输入端的"与"门电路，每个输入端可有 1、0 两种状态，输入端共有 $2×2×2=2^3$ 种可能状态，将其输入与输出的逻辑关系列成表格来表示，如表 9-1 所示。这种逻辑关系的表格称为**真值表**。

表 9-1　　　　　　　　　　　　　　　　　　"与"门真值表

A	B	C	F
0	0	0	0
0	0	1	0
0	1	0	0
1	0	0	0
0	1	1	0
1	0	1	0
1	1	0	0
1	1	1	1

二、"或"运算和"或"门电路

"或"（or）就是"或者"的意思，在决定一个事件的诸多条件中，只要具备一个以上（含一个）的条件，该事件就能发生。我们把这种因果关系称为**"或"逻辑关系**。如图 9-6 所示，只有当开关 A 闭合、B 闭合这两个条件具备一个时，灯才能亮。

输入和输出量之间能满足"或"逻辑关系的门电路叫"或"门电路。如图 9-7 所示，为"或"门的逻辑符号，图中 A、B、C 代表其三个输入端，F 是其输出端。

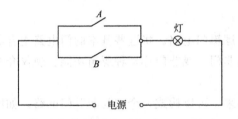

图 9-6　由开关组成的或门

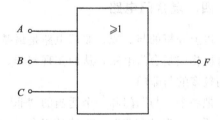

图 9-7　"或"门符号

对于"或"门电路，只要有一个输入端为 1 状态，输出就为 1；而只有全部输入端为 0 状态时，输出才为 0，即谓"有 1 出 1，全 0 出 0"，这就是"或"逻辑关系，它的逻辑函数表达式为：

$$F=A+B+C \qquad\qquad 9\text{-}2$$

式 9-2 为逻辑加，它与一般代数加法不同。表 9-2 为"或"逻辑关系的真值表。

表 9-2　　　　　　　　　　　　　　　　　　"或"门真值表

A	B	C	F
0	0	0	0
0	0	1	1
0	1	0	1
1	0	0	1
0	1	1	1
1	0	1	1
1	1	0	1
1	1	1	1

"与"门和"或"门电路的输入端的个数是根据电路的组成和实际需要来决定，可以有二个、三个、四个或更多，上面仅以三端输入的门电路为例，来说明各自的逻辑运算。

三、"非"逻辑关系和"非"门电路

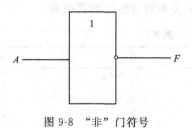

图 9-8 "非"门符号

"非"（not）就是"相反"的意思，最终发生的事件总是与提供的条件相反。我们把这种因果关系称为"非"**逻辑关系**。输入和输出量之间能满足"非"逻辑关系的门电路称为"非"**门电路**。如图 9-8 所示，为"非"门逻辑符号。

"非"门只有一个输入端 A，一个输出端 F。当 A 为 1 状态时，F 为 0 状态；当 A 为 0 状态时，F 为 1 状态，即谓"入 1 出 0，入 0 出 1"，这就是"非"逻辑关系，它的逻辑函数表达式为：

$$F = \overline{A}$$ 9-3

表 9-3 为非逻辑关系的真值表。

表 9-3 非门真值表

A	F
0	1
1	0

四、复合门电路

以上分析的与、或、非门电路是最基本的三种逻辑门电路。将这些基本的门电路组合起来可以构成复合门电路，从而实现与非、或非、与非门、或非门等多种逻辑功能。现仅介绍应用较多的与非门。

把一个"与"门和一个适当的"非"门连接起来，可以构成一个"与非"门电路。如图 9-9a 所示，为"与非"门电路的组合示意图；如图 9-9b 所示，为"与非"门的逻辑符号。

可以通过图 9-9a"与非"逻辑符号及其真值表，如表 9-4 所示，来分析"与非"门的逻辑功能。

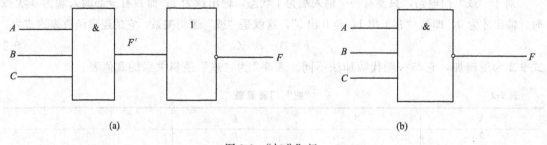

(a)　　　　　　　　　　　　　　　　(b)

图 9-9 "与非"门

由"与非"门的真值表可以清楚地看出"与非"门实现的"与非"逻辑关系，简言之"有 0 出 1，全 1 出 0"。写出其逻辑函数表达式为：

$$F = \overline{ABC}$$ 9-4

表 9-4		"与非" 门真值		
A	B	C	F'	F
0	0	0	0	1
0	0	1	0	1
0	1	0	0	1
1	0	0	0	1
0	1	1	0	1
1	0	1	0	1
1	1	0	0	1
1	1	1	1	0

五、门电路的组成

1. 分立元件的门电路

采用二极管、三极管及电阻等分立元件可以组成门电路。如图 9-10a 和 9-10b 所示，分别为二极管 "与" 门和二极管 "或" 门电路。现在对图 9-10a 所示的二极管 "与" 门电路进行简单分析，其中，假设 $U=3\text{V}$。

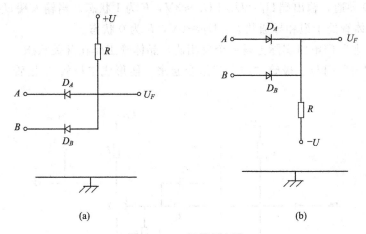

(a) (b)

图 9-10　二极管门电路

（1）当输入端电压 $U_A=U_B=0\text{V}$ 时，A、B 端均为 0 状态。此时，二极管 D_A、D_B 均导通，若忽略二极管的正向偏置电压，则输出端电压 $U_F=0\text{V}$，F 为 0 状态。

（2）当 $U_A=3\text{V}$，$U_B=0\text{V}$ 时，A 为 1 状态，B 为 0 状态。此时，D_B 优先导通，使 $U_F=0\text{V}$；同时，U_A 作为反向电压加在 D_A 两端，使得 D_A 截止。因此，F 为 0 状态。

（3）当 $U_A=0\text{V}$，$U_B=3\text{V}$ 时，A 为 0 状态，B 为 1 状态。此时，D_A 优先导通，使 $U_F=0\text{V}$；同时，U_B 作为反向电压加在 D_B 两端，使得 D_B 截止。因此，F 为 0 状态。

（4）当 $U_A=U_B=3\text{V}$ 时，A、B 均为 1 状态，D_A、D_B 均截止，从而 $U_F=3\text{V}$，因此，F 为 1 状态。

通过上述分析可知，该门电路能实现 "有 0 出 0，全 1 出 1" 的 "与" 逻辑功能。同样，还可以对多个输入端的 "与" 门电路进行分析，其中，对空载的输入端，视为 1 状态。

如图 9-11 所示，为一个三极管"非"门电路。

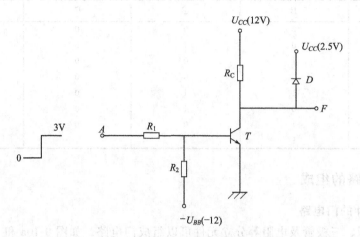

图 9-11　三极管门电路

如图 9-11 所示，选择合适的电路参数，当输入端 $U_A=0\text{V}$（即 A 为 0 状态）时，晶体管截止，二极管 D 导通，输出端 $U_F=U_D+U_C\approx3\text{V}$，$F$ 为 1 状态。当输入端 $U_A=3\text{V}$（即 A 为 1 状态）时，晶体管处于饱和导通状态，$U_F\approx0\text{V}$，F 为 0 状态。

三极管的"非"门电路实际上是一个反相器，晶体管工作在开关状态。

将二极管"与"门与三极管"非"门组合起来，便形成二极管-三极管"与非"门，如图 9-12 所示。

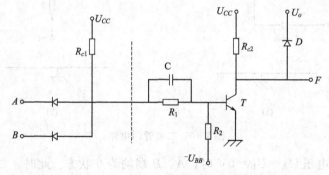

图 9-12　二极管-三极管"与非"门电路

2. 集成逻辑门电路

集成逻辑门电路与分立元件门电路相比，具有高可靠性和微型化等优点。根据集成电路中三极管的情况，可分为单极型和双极型两种。

在双极型集成电路中，常用的是晶体管-晶体管逻辑门电路，简称 TTL 电路。TTL 门电路工作速度快，其中，"与非"门电路应用最为广泛。在工业环境中，因为电噪声严重，所以可以采用具有高抗干扰能力的集成 HTL 门电路。

在单极型集成逻辑门电路中，所用的三极管采用单极型的绝缘栅场效应管（MOS 管），这样的集成门电路称为 **MOS 集成门电路**。根据 MOS 管类型不同，MOS 集成门电路又分为三种：由靠空穴导电的 PMOS 管所构成的称 PMOS 集成门电路；由靠电子导电的 NMOS 管所构成的称 NMOS 集成门电路；由 PMOS 管和 NMOS 管混合构成的称 CMOS 集成门电路。三种电路各有特点，MOS 集成门电路的工作速度比 TTL 集成门电路要低，但功率损耗小。使用 MOS 门电路时要注意保护，以免将管子绝缘层击穿而损坏管子。

必须指出，由于各种类型的集成门电路的逻辑电平彼此不同，以及各自带负载能力有限，因而，在将不同类型的集成门电路串联连接时，需要特殊的接口电路，否则会造成逻辑错乱。

六、门电路的应用举例

如图 9-13 所示，是一幅利用门电路和其他元件构成的卡片钥匙式电子锁原理电路图。这种电子锁使用的是卡片钥匙，卡片上按一定规律打上孔，开锁时，只要将卡片插入锁孔，锁自动打开。

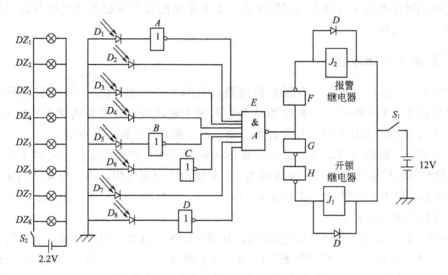

图 9-13　卡片钥匙式电子锁电路

在图 9-13 中，$D_1 \sim D_4$ 为光电二极管，当光电二极管受光照时，反向电阻变小，使它负极所接"非"门、"与非"门的输入端的电位接近于 0V 而处于 0 状态；当不受光照时，反向电阻增大，使它负极所接门的输入端空载，相当 1 状态。在八个光电管中，D_1、D_5、D_6、D_8 四只光电管分别通过"非"门 A、B、C、D 接到"与非"门 E 的输入端，另外四只光电管则直接接到"与非"门 E 的输入端。当 D_1、D_5、D_6、D_8 受光照时，与之相接的"非门"输入端相当于 0 状态，A、B、C、D 四个非门的输出端为 1 状态；而光电管 D_2、D_3、D_4、D_7 按设计未受到光照，使得与它们相接的"与非"门的输入端为 1 状态。这样"与非"门的输入端均为 1 状态，"与非"门 E 被打开，输出 0 状态。此时，电源 U_C 通过两个"非"门 G 和 H 加到继电器 J_1 线圈上，其触点带动开启电子锁的电磁执行机构，打开锁。如果光电管 D_1、D_5、D_6、D_8 中有一个不受光照，或 D_2、D_3、D_4、D_7 中有一个受到光照，"与非"门 E 的输出均为 1 状态，J_1 不动，而通过"非"门 F 使继电器 J_2 通电，其触点带动报警系统，发出报警信号。因此，卡片钥匙的奥秘在于卡片上按照 D_1、D_5、D_6、

D_8 的安装位置打上小孔使小灯泡 DZ_1、DZ_5、DZ_6、DZ_8 的光透过小孔照射在相应的 D_1、D_5、D_6、D_8 上，而其他小灯泡的光被卡片挡住而透不过。

第三节　触　发　器

前面介绍的门电路的输出状态仅取决于当时的输入状态，当输入信号一旦消失，输出信号也会随之消失，电路没有记忆功能，这类电路称为组合逻辑电路。

在数字电路中还需要一类具有记忆能力的电路，通常称为时序逻辑电路。这类电路的输出状态不仅取决于当时的输入状态，而且还与电路原来（初始）的状态有关。当输入信号消失后，这个信号对电路造成的影响能保存下来，把这个信号记住（存贮起来）。

触发器是时序电路中最基本的逻辑单元，本节介绍的几种双稳态触发器具有记忆功能，可作存储和计数之用。

一、基本 R-S 触发器

如图 9-14a 所示，为基本 R-S 触发器电路，由两个"与非"门 A 和 B 交叉反馈组成，其逻辑符号如图 9-14b 所示。其中 Q 和 $\bar{Q}$ 为它的两个输出端，触发器的状态按照 Q 端的状态而定。输入 $\bar{S}$ 端称为置 1 端，又称为置位端；输入端 $\bar{R}$，又称为复位端。

在"与非"门的输入端，只要有一个为 0（为叙述简便，省略状态二字，以下同），输出就是 1，这时其他的输入端不论为 0 还是为 1，对输出不再起作用，称"与非"门被封锁了。在图 9-14a 的电路中，平时两个输入端 $\bar{R}=1$，$\bar{S}=1$，以使两个"与非"门 A、B 不被封锁，能够通过反馈途径起作用。

当 $\bar{S}=0$，$\bar{R}=1$，不论触发器原态如何，现 $\bar{S}=0$ 使"与非"门 A "有 0 出 1"，反馈送到"与非"门 B 的输入端，使"与非"门 B "全 1 出 0"，"与非"门 B 的输出又反馈送到"与非"门 A 的输入端，这时即使 $\bar{S}$ 恢复为 1，"与非"门 A 的输出仍可为 1。触发器输出端 $Q=1$，$\bar{Q}=0$，称触发器为 1 状态或置 1。

表 9-5　　　　　　　　　　　　　　基本 R-S 触发器真值表

S	R	Q
0	0	不定
0	1	1
1	0	0
1	1	不变

同理，不论触发器的原态如何，当 $\bar{S}=1$，$\bar{R}=0$ 时，触发器输出端 $Q=0$，$\bar{Q}=1$，称触发器为 0 状态或置 0。

当 $\bar{S}=1$，$\bar{R}=1$，触发器维持原状不变。

当 $\bar{S}=0$，$\bar{R}=0$ 时，$Q=1$，$\bar{Q}=1$，但当 $\bar{S}$ 和 $\bar{R}$ 同时恢复为 1 时触发器的状态不确定，可能是 1，也可能是 0，这种情况在使用时是不允许的。

从上述分析可以看出，基本 R-S 触发器有 0 和 1 两种稳定状态，具有置 0、置 1 和保持状态不变的三种逻辑功能，表 9-5 为其真值表。此外，还可以看出，该基本 R-S 触发器输入端是用负脉冲置 0、置 1 的。因此，在图 9-14a 中的输入端 R 和 S 上加"非"号，在图 9-14b 中的逻辑符号的两个输入端各加一个小圆圈，以示与用正脉冲置 0、置 1 的触发器相区别。

【例 9-1】　如图 9-14 所示，图 9-14a 为两个"与非"门组成的电路，图 9-14b 为其电路的逻辑符号，基本 R-S 触发器输入端 $\overline{S}$ 和 $\overline{R}$ 的电平变化波形如图 9-15 所示。试画出该触发器输出端 Q 和 $\overline{Q}$ 的波形。

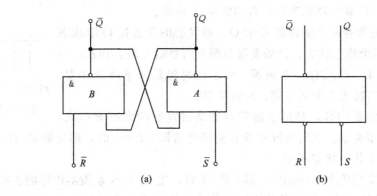

图 9-14　基本 R-S 触发器

解：设触发器初始状态为 0：$Q=0$，$\overline{Q}=1$。

如图 9-15 所示，A 段 $\overline{S}=1$，$\overline{R}=1$，触发器维持初始 0 状态不变，$Q=0$，$\overline{Q}=1$；在 B 段当 $\overline{S}=0$，$\overline{R}=1$ 时，触发器置 1，$Q=1$，$\overline{Q}=0$，即使 $\overline{S}$ 恢复为 1，$\overline{R}=1$ 时，触发器仍维持为 1 直至到 C 段 $\overline{S}=1$，$\overline{R}=0$ 时，触发器置 0，$Q=0$，$\overline{Q}=1$，即使恢复为 1，触发器仍维持为 0。Q 和 $\overline{Q}$ 的所对应的波形画在图 9-15 中的下方。

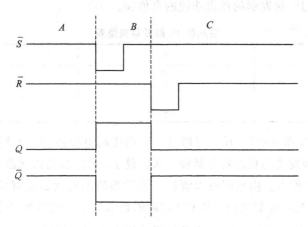

图 9-15　基本 R-S 触发器电路状态转换波形图

二、主从型 JK 触发器

基本 R-S 触发器当输入端有负脉冲输入时，触发器的状态立即随之变化。在数字电路中常常要求各种逻辑信号在传递上要有一定的时间配合，希望输入信号仅在一定的时间内起作用，或按一定的时间节拍输入信号。这样触发器需要增加一个控制端，该端输入的控制信号称为时钟脉冲 CP(Clock Pulse 的简写)。时钟脉冲在数字装置中由统一的脉冲信号发生器产生，经过分配器送到装置各部分电路中，使之协调工作。为了避免在时钟脉冲作用期间，有的触发器可能发生多次翻转，造成电路中逻辑混乱，目前多采用主从型和维持阻塞型的触发器。

主从型 JK 触发器可以由多个门电路反馈组成，也可以直接采用集成触发器。主从型 JK 触发器的逻辑符号如图 9-16 所示。

主从型 JK 触发器有两个输出端 Q 和 $\bar{Q}$，触发器的状态按 Q 端状态而定，它有 1、0 两个稳定状态。该触发器有两个信号输入端 J 和 K，一个时钟脉冲输入端 C，C 端有一个圆圈，表示在时钟脉冲下降沿触发。触发器还用负脉冲直接置 1 和置 0 端：S 和 R 端。

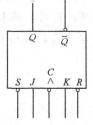

图 9-16 主从型 JK
触发器逻辑符号

主从型 JK 触发器内部，是由主触发器和从触发器两大部分组成，触发器的动作分两步完成。在时钟脉冲没有到来之前即 $CP=0$ 时，即使触发器输入端有信号输入，触发器不工作，状态不变。

在时钟脉冲到来后整个作用期间，即 $CP=1$ 时，主从型 JK 触发器内部的主触发器根据 JK 触发器原状态及输入端 J、K 的状态来工作，以决定主触发器的状态。在此期间，从触发器不工作，所以 JK 触发器的状态不变。

在时钟脉冲消失的瞬间，即 CP 脉冲的后沿，CP 由 1 变 0 时，主触发器将信号送入从触发器，使从触发器的状态与之一致时，JK 触发器的状态才发生变化。

从外部看主从型 JK 触发器的工作情况，是触发器在 $CP=1$ 期间不动作，在 CP 由 1 变 0 的瞬间，触发器根据原状态及 J、K 状态发生变化。

表 9-6 为主从型 JK 触发器的逻辑功能的真值表。

表 9-6 **主从型 JK 触发器真值表**

J	K	Q
0	0	不变
0	1	0
1	0	1
1	1	翻转

例如，当 JK 触发器 $J=1$，$K=1$(即 J、K 均接高电位或悬空) 时，送入一个时钟脉冲，在其后沿，JK 触发器的状态就会翻转一次。设 JK 触发器初始状态为 0 时，Q 端随 CP 的变化情况如图 9-17 所示。由该图可以看出，触发器的翻转次数正好反映了 CP 脉冲的个数，因此表现出触发器的计数功能。从 CP 脉冲的频率与 Q 端的波形的变化频率看，触发器输出端波形的频率比时钟脉冲的频率低一倍，这时触发器起到了二分频的作用。

主从型 JK 触发器要求在 $CP=1$ 时，J、K 端的状态保持不变，否则可能使触发器的逻辑功能产生错误。电路中的干扰常会造成 J、K 端不规则的变化，因此这

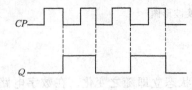

图 9-17 JK 触发器的计数功能

种触发器的抗干扰能力差。集成负边沿 JK 触发器它在 $CP=0$、$CP=1$ 时触发器状态均不变，存入触发器的信息由 CP 后沿到来前瞬间的 J、K 状态决定，CP 由 1 变 0 时，触发器的状态才如表 9-6 所列的逻辑关系变化，抗干扰能力比较强。

三、维持阻塞型 D 触发器

维持阻塞型 D 触发器的特点是，在 CP 由 0 变 1 时，即时钟脉冲到来的瞬间，触发器的状态根据 CP 到来前瞬间输入端 D 的状态变化，而后在时钟存在和消失期间，由于触发器内部有维持阻塞反馈线，触发器的状态维持已变化了的状态而不再变化。

维持阻塞型 D 触发器的逻辑符号如图 9-18 所示。它有两个输出端 Q 和 $\bar{Q}$，触发器的状态按 Q 端状态而定。有一个信号输入端 D，一个时钟脉冲输入端 C。以及一个负脉冲直接置 1 端 S 和一个负脉冲直接置 0 端 R。

D 触发器有 1、0 两种稳定状态，表 9-7 是其逻辑真值表。

表 9-7　　　　　　　　　　　　维持阻塞型 D 触发器真值表

D	Q
0	1
1	0

如图 9-19 所示，为维持阻塞型 D 触发器的工作波形。

前面介绍了主从型 JK 触发器和维持阻塞型 D 触发器。D 触发器和 JK 触发器既可以做成主从型的，也可以做成维持阻塞型的。不过常用的 JK 触发器多为主从型的，而 D 触发器多为维持阻塞型的。

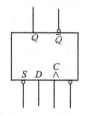

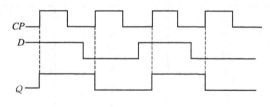

图 9-18　维持阻塞型 D 触发器逻辑符号　　　　　图 9-19　维持阻塞型 D 触发器的工作波

第四节　计　数　器

一、概述

计数器是数字系统中用来计算脉冲个数的逻辑部件。

按功能来分，计数器可分为加法计数器、减法计数器和可逆计数器三类。加法计数器是随脉冲的不断输入进行递增计数，减法计数器则进行递减计数，可逆计数器则可以进行可增可减的计数。

　　按工作方式来分，计数器可分为异步计数器和同步计数器。在异步计数器中，计数脉冲输入后，计数器各级是逐级翻转，又称倒行计数，计数速度比较慢，但计数脉冲所需驱动功率较小。在同步计数器中，计数脉冲同时加到计数器各级，各级同时工作，计数速度快，但计数脉冲所需驱动功率比较大。

　　按进行方式来分，计数器可分为二进制、十进制计数器等等多种不同进制的计数器。

　　计数器的种类多、用途广。用触发器和门电路可以组成计数器电路，也可以直接采用中规模集成计数器，现在集成计数器种类很多，根据需要选用十分方便。为了便于了解计数器的工作原理，这里着重介绍由单个触发器组成的二进制和十进制加法计数器。

二、二进制加法计数器

1. 二进制与十进制

　　十进制有十个数码：0、1、2、3、4、5、6、7、8、9。十进制加法的运算规律是"逢十进一"。

　　在二进制中，只有两个数码：0 和 1。二进制加法的运算规律是"逢二进一"，即当本位是 1，又要加 1 时，本位变 0，同时向前进位，相邻高位加 1，比如，$0+1=1$，$1+1=10$。一个四位二进制与十进制数相对应的情况如表 9-8 所示，从中可以进一步了解二进制计数的规律。

表 9-8　　　　　　　　　　　　　　　二进制数与十进制数的比较

二　进　制　度				十进制度
右起第四位	右起第三位	右起第二位	右起第一位	
0	0	0	0	0
0	0	0	1	1
0	0	1	0	2
0	0	1	1	3
0	1	0	0	4
0	1	0	1	5
0	1	1	0	6
0	1	1	1	7
1	0	0	0	8
1	0	0	1	9
1	0	1	0	10
1	0	1	1	11
1	1	0	0	12
1	1	0	1	13
1	1	1	0	14
1	1	1	1	15

　　由表 9-8 可以看出，一个四位二进制数，每位只有 0、1 两个数码，四位共有 $2^4=16$ 种不同的组合，共十六个二进制数，它可以累计对应于包括 0 在内的十六个十进制数。以此类

推有 N 位二进制数，则共有 2^N 个二进制数，可累计对应 2^N 个十进制数。

怎样将二进制数转换成十进制数呢？在 N 位的二进制数中，每位出现 1 时所代表的十进制数称为个位的"权"，它们依次是 2^{N-1}，2^{N-2}，……2^{N-N}，将各位的"权"相加，即为该二进制所代表的十进制数。比如，在四位二进制数中，由高位至低位依次的"权"为 $8(2^3)$、$4(2^2)$、$2(2^1)$ 和 $1(2^0)$。从表 9-8 中也可以看到，每个二进制数第一次出现 1 时，对应的十进制数为 8、4、2、1。例如，四位二进制数 1010 所对应的十进制数为 10，两者的转换关系为：

$$1 \times 2^3 + 0 \times 2^2 + 1 \times 2^1 + 0 \times 2^0 = 10$$

从表 9-8 中，我们还可以看到二进制每位数码的变化规律。十进制数依次累计，每变化一次，二进制数的右起第一位数码改变一次（即从 0 变为 1 或由 1 变为 0）；十进制数依次累计每改变两次，二进制数右起第二位的数码才改变一次；十进制数依次累计每改变四次，二进制数右起第三位的数码才改变一次；以此类推。总之，在二进制数中，高一位的数码的变化频率是相邻低位数码变化频率的一半。

2. 二进制加法计数器

双稳态触发器有 1、0 两种状态，用一个触发器来表示一位二进制，如果要组成 N 位二进制计数器，就需用 N 个双稳态触发器。

（1）二进制异步加法计数器

用四个主从型 JK 触发器（$F_1 \sim F_4$）组成一个四位二进制异步加法计数器，如图 9-20 所示。

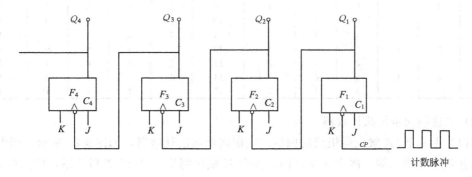

图 9-20　四位二进制异步加法计数器

如图 9-20 所示，每个主从型 JK 触发器的输入端 J、K 均悬空，即 $J=1$，$K=1$，这样每个触发器当自身的 CP 信号的后沿出现时，触发器的状态翻转一次。四个触发器依次由低位触发器的输出端 Q 接至高一位触发器的时钟脉冲输入端。

计数前将四个触发器的直接置 0 端 R 同时接一下地，使四个触发器全都置 0，称计数器清零。然后将计数脉冲送到最低位触发器（F_1）的时钟脉冲输入端 C_1 端，Q_1 在计数脉冲由 1 变 0 时状态翻转。Q_1 的变化作为高一位触发器 F_2 的时钟脉冲，送到 C_2 端，Q_2 将在 Q_1 由 10 时状态翻转。以此类推，Q_2 送至 C_3 端，Q_3 送至 C_4 端，……。如图 9-21 所示，为 Q_1、Q_2、Q_3、Q_4 的变化波形。

以上四个触发器状态的更新有先有后，与计数脉冲不同步，所以称为异步计数器。

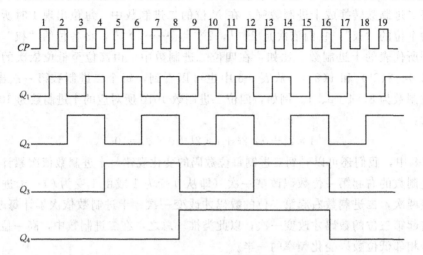

图 9-21　四位二进制加法计数器的工作波形

对照图 9-21 的工作波形，可以写出这个计数器的状态表，如表 9-9 所列。

表 9-9　　　　　　　　　　　　四位二进制加法计数器状态表

计数脉冲数	二进制计数器状				十进制数码	计数脉冲数	二进制计数器状态				十进制数码
	Q_4	Q_3	Q_2	Q_1			Q_4	Q_3	Q_2	Q_1	
0	0	0	0	0	0	8	1	0	0	0	8
1	0	0	0	1	1	9	1	0	0	1	9
2	0	0	1	0	2	10	1	0	1	0	10
3	0	0	1	1	3	11	1	0	1	1	11
4	0	1	0	0	4	12	1	1	0	0	12
5	0	1	0	1	5	13	1	1	0	1	13
6	0	1	1	0	6	14	1	1	1	0	14
7	0	1	1	1	7	15	1	1	1	1	15

（2）二进制同步加法计数器

用四个主从型 JK 触发器组成的四位二进制同步加法计数器，如图 9-22 所示。图中触发器有的有多个 J 输入端，两个 J 端之间、多个 K 端之间均是"与"逻辑关系，现分析如下。

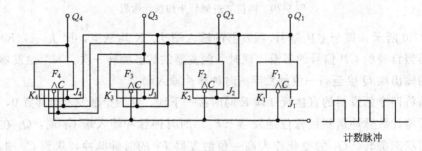

图 9-22　同步计数器

第一位触发器 F_1，由于 $J_1 = K_1 = 1$，故每来一个计数脉冲在其后沿，触发器 Q_1 端的状态翻转一次。

第二位触发器 F_2，由于 $J_2=K_2=Q_1$，故在 $Q_1=1$ 时，在计数器冲后沿，触发器 Q_2 端的状态翻转。

第三位触发器 F_3，由于 $J_3=K_3=Q_1Q_2$，故在 $Q_1=Q_2=1$ 时，在计数器脉冲后沿，触发器 Q_3 端状态翻转。

第四位触发器 F_4，由于 $J_4=K_4=Q_1Q_2Q_3$，故在 $Q_1=Q_2=Q_3=1$ 时，在计数脉冲后沿，触发器 Q_4 端的状态翻转。

根据以上分析，该电路的工作状态与表 9-9 所列的四位二进制异步加法计数器工作状态相同，可以完成四位二进制加法计数的功能。

在如图 9-22 所示的电路中，计数脉冲同时加到各位触发器的 C 端，它们的状态变换与计数脉冲同步，故称同步计数器。

三、十进制加法计数器

二进制计数器结构简单，但读数不习惯，怎样在二进制计数器的基础上组成一个十进制计数器呢？

我们知道，十进制计数器中，每一位需要有十种稳定的状态来分别代表 0、1、2、……、9 这十个数码。四位二进制计数器中，四个触发器组合成十六种稳定状态，我们从中选出十种来代表一位十进制数的十个数码。怎样从十六种状态中"取十舍六"，有多种组合，称为十进制的二进制编码，又称二-十进制码或 BCD 码（Binary Coded Decimal System）。其中应用最多的是 8421BCD 码。它的特点是从上述十六种状态中取前十种表示十进制 $0\sim9$ 的十个数码，舍去后六种状态。在二进制编码中，各位的 1 所代表的十进制数（即各位的权）依次为 8、4、2、1。因此用这种编码方式组成的十进制计数器的状态列于表 9-10 中。

表 9-10　　　　　　　　8421 编码方式的二-十进制计数器状态表

计数脉冲数	计 数 脉 冲 数				十进制数码
	Q_4	Q_3	Q_2	Q_1	
0	0	0	0	0	0
1	0	0	0	1	1
2	0	0	1	0	2
3	0	0	1	1	3
4	0	1	0	0	4
5	0	1	0	1	5
6	0	1	1	0	6
7	0	1	1	1	7
8	1	0	0	0	8
9	1	0	0	1	9
10	0	0	0	0	进位

如图 9-23 所示，为一位十进制异步加法计数器，它由四个主从型 JK 触发器组成。对照表 9-9 和表 9-10，可以看出对于 $0\sim9$ 这十个计数脉冲，8421 编码的十进制计数器与四位二

进制计数器的工作状态完全相同，两者的区别在第十个脉冲输入后，四位二进制计数器中 $Q_4 \sim Q_1$，为 1010，而十进制计数器应为 0000 向前进位。所以组成 8421 编码的十进制计数器的关键是在第十个计数脉冲输入后，如何使 F_2 和 F_4 这两个触发器置 0。

下面逐个分析图 9-23 中四个触发器的工作情况，计数脉冲输入前，计数器清零 $Q_1 = Q_2 = Q_3 = Q_4 = 0$。

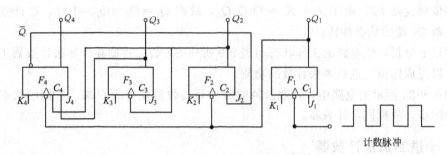

图 9-23　一位十进制异步加法计数器

触发器 F_1，由于 $J_1 = K_1 = 1$，所以每输入一个计数脉冲，在其后沿，Q_1 状态翻转一次，同表 9-10 所列。

触发器 F_2，Q_2 接到了它的时钟脉冲输入端 C_2，由于 $J_2 = \overline{Q_4}$，$K_2 = 1$，在第 8 个计数脉冲输入前，$\overline{Q_1} = J_2 = 1$，$K_2 = 1$，所以每当 Q_1 由 1 变 0 时，Q_2 的状态翻转一次，对照表9-10 可以看出，第 8 个计数脉冲消失后，$Q_2 = 0$，$Q_4 = 1$（F_4 的变化情况见后面的分析），所以 $J_2 = \overline{Q_4} = 0$，K_2 依然为 1。在第 9 个计数脉冲的后沿，Q_1 由 0 变 1，不影响 Q_2 的状态。第十个计数脉冲的后沿，Q_1 由 1 变 0 时，F_2 由于 $J_2 = \overline{Q_4} = 0$，$K_2 = 1$，所以 F_2 置 0，$Q_2 = 0$。

触发器 F_3，Q_2 接到它的时钟脉冲输入端 C_3，且 $J_3 = K_3 = 1$，所以每当 Q_2 由 1 变 0 时，Q_3 的状态翻转一次，其变化规律同表 9-10 所列。

触发器 F_4，Q_1 接到它的时钟冲输入端 C_4，且 $J_4 = Q_2 Q_3$，$K_4 = 1$，所以只有 $Q_2 = Q_3 = 1$，Q_1 由 1 变 0 时，Q_4 才能由 0 变 1。对照表 9-10 可以看出，只有待第 8 个计数脉冲的后沿，Q_4 由 0 变 1，但与此同时，Q_2 和 Q_3 均变为 0，这样 $J_4 = Q_2 Q_3 = 0$，$K_4 = 1$，待第 10 个计数脉冲后沿 Q_1 由 1 变成 0 时，使 F_4 置 0，$Q_4 = 0$。

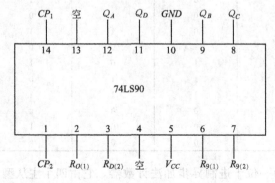

图 9-24　74LS90 外引线排列图

十进制计数器也可以组成同步计数器，读者可参阅相关文献，这里不多述。

不论是二进制还是十进制，也不论是异步计数器还是同步计数器，它们均有集成电路的产品，根据要求选用，十分方便。比如，集成计数器 74LS90，它分别具有进行二进制计数和五进制的电路，可以连成 8421 码或 5421 码的十进制计数器。按不同的接线方式可以实现不同的计数功能，如图 9-24 所示，为它的外引线排列图。

按照如图 9-25 所示的接线方式，可成为二进制计数器（图 9-25a）和 8421 码十进制计数器（图 9-25b）。

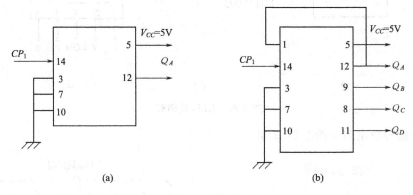

(a)　　　　　　　　　(b)

图 9-25　74LS90 计数器的应用举例

第五节　译码器和数码显示器

在数字系统中，通过译码器和显示器，将数字信息按人们习惯的十进制数字显示出来。

一、数码显示器

数码显示器简称数码管，是用来显示数字、文字或符号的器件，它的种类很多，如有字符重叠，利用气体辉光放电显示出数字的辉光数码管；有由若干段发光笔画组成的荧光数码管和半导体发光二极管显示器（简称 LED 数码管）；以及液晶显示器和发光数字板等。本节主要介绍目前应用较多的 LED 数码管。如图 9-26 所示为常用的 LED 数码管的外形及管脚排列，图 9-26a 为正视图，图 9-26b 为立体图，图 9-26c 为管脚排列图。

LED 数码管由七个条状管芯，即 a、b、c、d、e、f、g 七个发光段和一个点状管芯组成。七个发光段的不同组合可以显示出 0～9 这十个不同的十进制数字。

LED 数码管有两种不同的结构形式。一种是各段发光二极管的阳极连在一起做公共端，称为共阳极数码管。使用时将阳极接电源正极，各驱动输入端（各段发光二极管的阴极）通过限流电阻接相应的译码器输出端。当译码器输出为低电平时，数码管相应的段变亮。另一种是各段发光二极管的阴极连在一起做公共端，称为共阴极数码管，使用时与共阳极的相反，只有当译码器输出为高电平时，才能点亮数码管的相应发光段。上述两种结构形式的

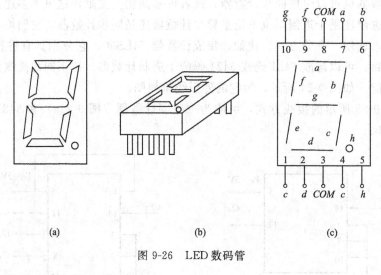

图 9-26 LED 数码管

LED 数码管的等效电路如图 9-27 所示。

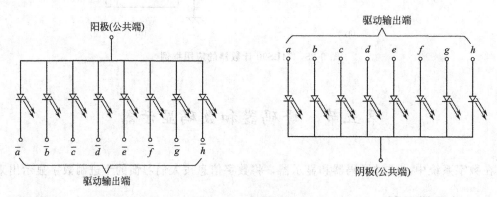

图 9-27 LED 数码管等效电路

LED 数码管工作电压低（1.5V～3V）、亮度强、清晰、体积小、可靠性高、寿命长、响应速度快，但工作电流比较大（5～25mA），LED 数码管在数字计算器及数字仪表中得到广泛的应用。

二、译码器

前面介绍的十进制计数器输出的是 8421BCD 码。如何使显示器显示出相应的十进制数呢？这中间需要译码器。不同的显示器应使用不同的译码器。这里介绍驱动 LED 数码管的译码器。

LED 数码管是由七个发光段组合成不同的数字，因此，驱动 LED 数码管需要七段译码器。比如，驱动共阴极 LED 数码管的七段译码器 74LS284 能将输入的 BCD 码转换成相应 a、b、c、d、e、f、g 七段输出，表 9-11 列出了它的功能。

集成七段译码器 74LS284 外引线排列及逻辑图分别如图 9-28a、图 9-28b 所示。当不清十进制零时，清零输入端 RBI 应开路或接高电平。

表 9-11　　　　　　　　　　74LS284 七段译码器基本功能表

输入 BCD 码				输　　出							十进制数码
Q_4	Q_3	Q_2	Q_1	a	b	c	d	e	f	g	
0	0	0	0	1	1	1	1	1	1	0	0
0	0	0	1	0	1	1	0	0	0	0	1
0	0	1	0	1	1	0	1	1	0	1	2
0	0	1	1	1	1	1	1	0	0	1	3
0	1	0	0	0	1	1	0	0	1	1	4
0	1	0	1	1	0	1	1	0	1	1	5
0	1	1	0	1	0	1	1	1	1	1	6
0	1	1	1	1	1	1	0	0	0	0	7
1	0	0	0	1	1	1	1	1	1	1	8
1	0	0	1	1	1	1	0	1	1	1	9

下面通过一个例子来说明如图 9-28 所示电路的译码原理。例如，当译码器入输 BCD 码 0110 时，其输入端 Q_A（即 Q_2）$=0$，Q_B（即 Q_2）$=1$，Q_C（即 Q_3）$=1$，Q_D（即 Q_4）$=0$，分别通过"与非"门使电路中 $A=0$，$\overline{A}=1$，$B=0$，$\overline{B}=0$；$C=1$，$\overline{C}=0$；$D=1$，$\overline{D}=1$，再通过 a、b、c、……、g 七个输出端所接的"与非"门使各输出端的状态不同。

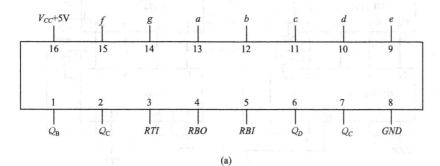

(a)

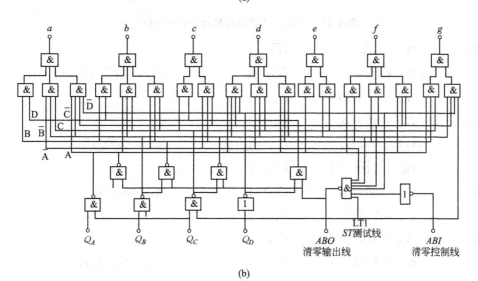

(b)

图 9-28　集成七段 74LS284

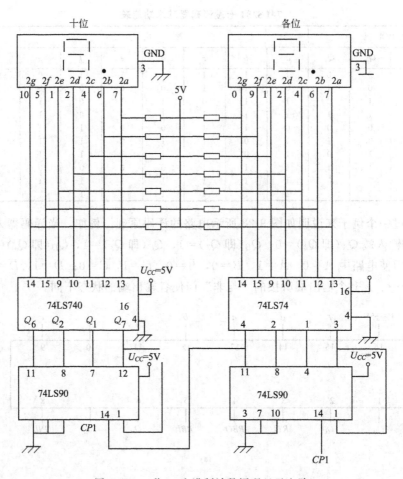

图 9-29 二位二-十进制计数译码显示电路

a 端： $\qquad$ $G_{a1} = BD = 0,$ $\qquad$ $\overline{G_{a1}} = 1$

$\qquad$ $G_2\ \overline{A}\,\overline{B}\,C = 0,$ $\qquad$ $\overline{G_{a2}} = 1$ $\qquad$ $G_a = \overline{G_{a1}}\,\overline{G_{a2}}\,\overline{G_{a3}} = 1$

$\qquad$ $G_{a3} = \overline{A}\,\overline{B}\,\overline{C}\,\overline{D} = 0,$ $\qquad$ $\overline{G_{a3}} = 1$

b 端： $\qquad$ $G_{b1} = BD = 0,$ $\qquad$ $\overline{G_{b1}} = 1$

$\qquad$ $G\ G_{b2} = A\,\overline{B}\,C = 0,$ $\qquad$ $\overline{G_{b2}} = 1$ $\qquad$ $G_b = \overline{G_{b1}}\,\overline{G_{b2}}\,\overline{G_{b3}} = 0$

$\qquad$ $G_{b3} = A\,\overline{B}\,C = 1,$ $\qquad$ $\overline{G_{b3}} = 0$

c 端： $\qquad$ $G_{c1} = CD = 0,$ $\qquad$ $\overline{G_{c1}} = 1$ $\qquad$ $G_{c1} = \overline{G_{c1}}\,\overline{G_{c2}} = 1$

$\qquad$ $G_{c2} = \overline{A}\,\overline{B}\,\overline{C} = 0,$ $\qquad$ $\overline{G_{c2}} = 1$

d 端： $\qquad$ $G_{d1} = \overline{A}\overline{B}\overline{C}\,\overline{D} = 0,$ $\qquad$ $\overline{G_{d1}} = 1$

$\qquad$ $G_{d2} = \overline{A}\,\overline{B}\,C = 0,$ $\qquad$ $\overline{G_{d2}} = 1$ $\qquad$ $G_d = \overline{G_{d1}}\,\overline{G_{d2}}\,\overline{G_{d3}} = 1$

$\qquad$ $G_{d3} = AB\,\overline{B} = 0,$ $\qquad$ $\overline{G_{d3}} = 1$

e 端： $\qquad$ $G_{e1} = A = 0,$ $\qquad$ $\overline{G_{e1}} = 1$ $\qquad$ $G_e = \overline{G_{e1}}\,\overline{G_{e2}} = 1$

$$G_{e2} = \overline{B}C = 0, \qquad \overline{G}_{e2} = 1$$

f 端：　　　$G_{f1} = AB = 0, \qquad \overline{G}_{f1} = 1$

$$G_{f2} = B\overline{C} = 0, \qquad \overline{G}_{f2} = 1 \qquad\qquad G_f = \overline{G}_{f1}\overline{G}_{f2}\overline{G}_{f3} = 1$$

$$G_{f3} = A\overline{C}\,\overline{D} = 0, \qquad \overline{G}_{f3} = 1$$

g 端：　　　$G_{g1} = ABC = 0, \qquad \overline{G}_{g1} = 1 \qquad\qquad G_g = \overline{G}_{g1}\overline{G}_{g2} = 1$

$$G_{g2} = \overline{B}\,\overline{C}\,\overline{D} = 0, \qquad \overline{G}_{g2} = 1$$

由上述分析可知，译码器输出端 a、c、d、e、f、g 均为 1 状态，b 端为 0 状态，这样可以点亮共阴极 LED 数码管的相应发光段 a、c、d、e、f、g，显示出"6"字符。通过如图 9-28 所示的组合逻辑电路可以实现七段译码的要求。

在计数器、译码、显示器的基础上，可以用数字集成电路组成一个二位"二-十"进制的计数译码显示电路，如图 9-29 所示。计数器采用 74LS90 集成快，并接成 8421 码十进制计数器。译码器采用 74LS284 七段集成译码器。显示器采用共阴极的 LED 数码管 LC5011-11，其管脚排列同图 9-26c 所示。现有的数字集成电路产品中有将计数、译码、显示电路集成在一块芯片上，使用起来更方便。

第六节　模数和数模转换

随着计算机的日益普及，数字处理技术已经得到了广泛的应用。但计算机只能处理数字量，其运算结果也是数字量。在自动控制和信息处理方面，多数变量是随时间连续变化的模拟量，在用计算机对其处理之前，必须首先将这些模拟量转换成数字量，然后输入计算机。经计算机处理后的数字量还需转换成模拟量，才能最终实现目标对象的控制。因此，在数字电路中，模拟量与数字量的相互转换是一个很重要的问题。

模拟量和数字量之间可以通过适当的电路进行互换。把模拟量转换成数字量的装置称为模-数转换器，简称 A/D 转换器（Analog/Digital）。把数字量转换成模拟量的装置称为数-模转换器，简称 D/A 转换器（Digital/Analog）。

各种医学仪器中检测的主要是连续变化的量，如血压、体温、血液中的氧分压、呼吸的潮气量等，这些量值经过适当的换能器转换成电压或电流，称为模拟量（Analogy Quantity）。我们以后说的模拟量，都是指能够连续变化的电压或电流，有时也指时间间距，模拟量的精确度在理论上是没有限制的，但各种仪表读数的分辨能力总是有限制的，把这些模拟量转换成数字量（Digital Quantity），然后显示出来，可以一方面增加读数的精确度，另一方面为读数提供方便。医学上检测的各种量值由于本身的涨落和体内外各种干扰因素的影响，使得这些量值的精确度很难达到 1‰。因此，医学上把模拟量转换成数字量的主要目的，不是仅仅为了增加读数精确度，而是为了便于贮存测量结果和进行各种计算。上面提到的模拟量都是一次检测得到一个或几个量值，医学上还常遇到心电图、X 光照片等作为一元或多元函数的模拟量，这些模拟量的数字化，需要首先进行取样（Sampling）。本节旨在讨论模拟量和数字量的相互转换及取样问题。

一、数模转换（D/A）

数字逻辑电路或电子计算机的输出都是数字量。为了显示，或驱动各种仪表和记录装置，或控制各种可以连续变化的量值（如气流量和输氧量）等，需要把数字量再转换成模拟量。在后面所讲的模数转换电路中，我们也要利用数模转换（D/A）电路。

数模转换的方法很多，主要可分为并行和串行两大类，这里只讨论并行式的转换器。对于串行传输的数字量，可以用移位寄存器存贮起来，然后进行转换，如图9-30所示的上一排D触发器就是一个移位寄存器。输入线上在每个时钟节拍期间出现数字量的一位数码，先出现低位，后出现高位，这就是串行传输。第一个时钟脉冲把最低位传送到移位寄存器的最高位触发器，第二个时钟脉冲把较高一位的数码送到最高位触发器，这个触发器预先存放的数码则传送到较低位的触发器，这样依次传递。当时钟脉冲数等于数字量的位数时（这个脉冲数是由节拍发生器和其他门电路控制的）传输线上数字量的各位数码就依次存放在移位寄存器中。下一个时钟脉冲不进入移位寄存器，而是进入图中下一排寄存器，它接收移位寄存器中的数字量。移位寄存器在接收数码时，各位都是不断变化的，如果这种变化对于模拟量输出的影响是无关紧要的，下排的寄存器可以省略，直接由移位寄存器进行转换。如果需要转换的数字量是并行传送的，上排的移位寄存器可以省略，传输线直接连到下排寄存器的输入端。

如图9-30所示的第3排电阻是权电阻网络。假设每一个触发器的逻辑0相应的电势为0V，逻辑1相应的电势为U_1，a_n为第n位触发器的逻辑值（0或1），则Q_n输出端的电势为$a_n U_1$。设第n位触发器连接到运算放大器的反相输入端的电阻，称为**权电阻**（Weight Resistant），其大小为$R_n = R/K_n$，运算放大器的反相输入端电势与正端很接近，同相输入端接地时，反相输入端称为虚地。从各个触发器流向运算放大器的电流为：

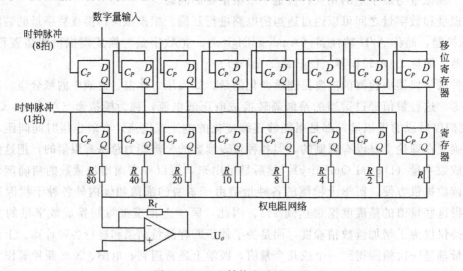

图9-30 D/A转换电路原理图

$$I = \sum \frac{a_n U_1}{R_n} = (\sum a_n K_n) \cdot \frac{U_1}{R}$$

上式中$\sum$号是把各位都相加起来。运算放大器的输入电流可忽略，因此这个电流就等于反馈电阻R_f上的电流，即：

$$I = \frac{0 - U_o}{R_f} = -\frac{U_o}{R_f}$$

由这两个公式得到：

$$U_o = -(\sum a_n K_n) \cdot \frac{R_f}{R} U_1 = -X \frac{R_f}{R} U_1$$

我们选取K_n为各位触发器输出端作为数码时的权重，那么$X = \sum a_n K_n$就是这个数字量的数值，由此得到了与数字量成正比的模拟电压。

$$X = \sum a_n K_n = (8a_3' + 4a_2' + 2a_1' + a_0') \times 10 + 8a_3 + 4a_2 + 2a_1 + a_0 \qquad 9\text{-}5$$

这里a_0、a_1、a_2、a_3是个位数的各位数码，a_0'、a_1'、a_2'、a_3'是十位数中的各位数码，所以，X正是一个二位十进制数的数值。

权电阻网络的最大缺点是各位的权电阻值都是不相同，规格太多，很难选取数值精确的电阻。实际广泛使用的是梯形网络，如图 9-31a 所示，为一种混合网络，其中每位十进制数码的四个触发器使用梯形网络，而各位十进制数码之间则使用权电阻网络。二进制可以完全作用梯形网络，如图 9-31b 所示，是各组梯形网络的等效电路，它们可多次重复应用电流源和电压源等效转换原理来证明，留给读者练习，在此不再详细讨论了。梯形网络的最大优点就是只使用一种规格的电阻（$2R$ 可由两个 R 串联，或者 R 由两个 $2R$ 并联），因而较易选用一致的阻值。

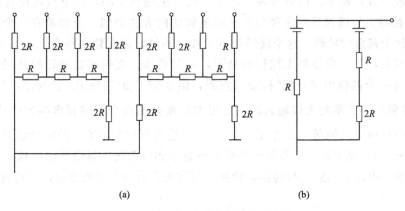

(a)　　　　　　　　　　　　(b)

图 9-31　梯形网络和权电阻混合网络

影响 D/A 转换电路精度的因素，除了电阻网络的阻值以外，就是逻辑电平的分散性，后者要更为重要一些。为了克服这个缺点，电阻网络不是直接连接到寄存器的输出端，而是连接到一对开关管，各个触发器控制相应的开关管，使电阻网络在该位处与标准电压接通或与地接通，如图 9-32 所示。若采用 PMOS 型集成电路寄存器，则开关管就应改用便于由触发器直接驱动的结型场效应管。这样得到的电压一致性较好一些，并且可以采用较高的标准电压（例如 24V）。标准电压愈高，开关管饱和压降产生的相对误差愈小。由于医用仪器中对于 D/A 转换的精度要求不高，通常不到 1‰，二位十进制数或八位二进制数已经足够，因而这里不详细讨论影响精确度的各种因素和提高精确度的办法。D/A 转换的速度，主要受到运算放大器的响应时间（约为数十微秒）的限制，对于医用仪器，转换速度足够满足要求。

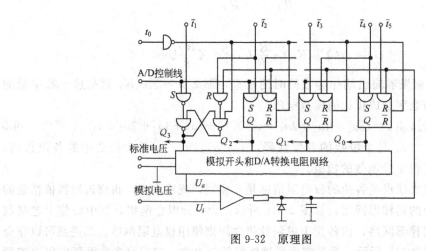

图 9-32　原理图

二、模数转换（A/D）

医学中检测的量大部分是模拟量，这些模拟量要转变为数字量才便于贮存和进行运算，以及直接以数字方式显示。模数转换（A/D）的方法是很多的，这里只讨论连续逼近法的 A/D 并行转换器。连续逼近的原理与天平称量物体的方法类似，重物放在一个秤盘上，另一个秤盘先放上最重的砝码，这个砝码的重量如果不够，就保留在秤盘上，如果重量过大，则从秤盘上取下，下一步是加上较轻的砝码，如此类推，直到加完最轻的砝码为止。如图 9-32 所示，为一个四位的 A/D 转换器示意图，图 9-32 中的四位 RS 触发器用作为寄存器，$\overline{R}_D$ 是使这些触发器置零的直接输入端。电阻网络就是上面介绍的权电阻网络或梯形网络，模拟开关管每位两个，如图 9-33 所示。$\overline{t_0}\,\overline{t_1}\cdots\cdots\overline{t_5}$ 是由节拍发生器来的时钟脉冲。假设需要转换的模拟电压 U_i 是正的，如果各个模拟电压有正和负两种，最简单的办法是用稳压管把它们都抬升为正电压，然后进行转换，转换后再减去没有信号时的数值，就得到正负符号的数字量了。

电路的工作原理是这样的，时钟脉冲 $\overline{t_0}$ 先把寄存全都置 0；同时 A/D 控制线成为高电势，使置位端 S 的"与非"门开通。时钟脉冲 $\overline{t_1}$ 使最高位触发器 Q_3 置 1，由 D/A 转换电阻网络得到的模拟电压 U_a 与需转换的电压 U_i 比较，如果 $U_a > U_i$ 则 C 点为高电势，寄存器中全部复位端 R 的"与非"门开通；如果 $U_a \leqslant U_i$，则 C 点为 0 电势，寄存器中全部复位端 R 的"与非"门封锁。时钟脉冲 $\overline{t_2}\ \overline{t_0}$ 使次高位触发器 Q_2 置 1，如果 C 为高电势，则 Q_3 同时被置 0，如果 C 为 0 电势，则 Q_3 仍保留为 1。时钟脉冲 $\overline{t_3}$、$\overline{t_4}$ 的操作与 $\overline{t_2}$ 类似，时钟脉

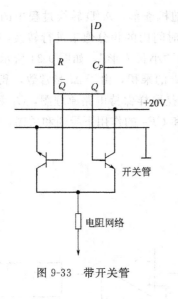

图 9-33 带开关管

冲 $\bar{t}_5$ 出现时，如果 C 点为高电势，则使 Q_0 置 0。这时寄存器中的数字量就是 D/A 转换的结果。在 C 点处的接地二极管是限制负电势，电容是在时钟脉冲 t_2、t_3、t_4、t_5 期间保存原先的电势，以便检查原先位置的触发器是否应当复位。可以将这个原理图很容易地推广到位数更多的情况。

A/D 转换器的精确度，几乎完全由 D/A 转换电路的精确度决定。8 位 A/D 转换器的速度很易达到每秒数万次，精确度保持在 1% 以内，这对医学应用（X 射线计算机断层除外）是足够了。现在集成的连续逼近法 12 位 A/D 并行转换器的速度可达到每秒十万次，精确度保持在满刻度的 0.05% 以内。

三、取样保持电路

医学上遇到很多一维波形，例如心电图、脑电图、脑阻抗图和肺阻抗图、外界刺激诱发的生物电效应（如视网膜电、各种神经纤维电位等），心音图是声信号经换能器转换为电信号，肾图是放射性强度转换为电信号，这些一元函数的自变量都是时间。A 型超声诊断仪是把脉冲式超声波的反射强度转换为电信号，自变量是反射层的深度。电泳标本在光密度计中扫描经过光电转换后得到的电信号，自变量是电泳距离，此外还可以举出很多例子。这些一维波形在用数字逻辑电路或计算机处理前，都必须进行转换，把这些模拟量转换为数字量。这个 A/D 转换过程当然只能是每隔一定时间进行一次，称为取样。理论证明，如果取样频率不低于波形中所含最高频率（包括噪声频率）的一倍时，我们就可以将这些取样完全恢复原先的波形。由于医学中遇到的波形缺乏严格的周期性，通常的规则是在每个波峰下面8～10个取样点。例如心电图的取样时间大约为1～10毫秒，脑电图的取样时间大约为 1 毫秒，也就足够了。

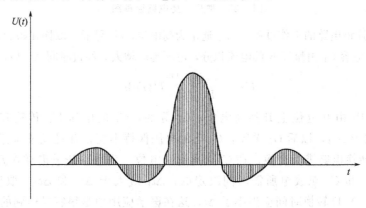

图 9-34 取样示意图

医学信号中的噪声很大，信噪比很低。为了降低随机涨落，A/D 转换过程中的模拟量通常不是选取一定时间点 $n\Delta t$ 的瞬间值，而是采用 Δt 时间内的积分值来进行转换，这也就是把波形曲线下的面积划分为很多个底边宽度为 Δt 的"小长方形"，如图 9-34 所示。各个"小长方形"的面积等于函数在间距 Δt 中的平均值与 Δt 的乘积，由于 Δt 是常数，我们就用这些小面积代表函数在各个间距内的平均值。图 9-35a 是取样保持电路原理图，G_1 和 G_2 是结型物效应管的模拟开关，它们分别在控制脉冲 CP_1 和 CP_2 的作用下导通和关断，如图 9-35b 所示，为这两个脉冲的波形图。

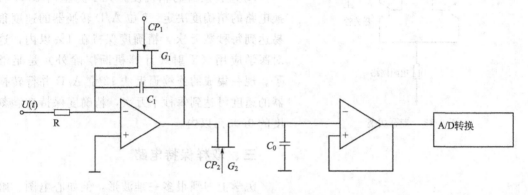

(a) 电路

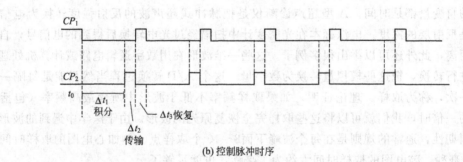

(b) 控制脉冲时序

图 9-35　取样保持电路原理图

现在简单描述该电路的工作过程。CP_1 通常为高电位，G_1 导通。取样开始后，CP_1 下降到 0 电位，G_1 截止，电容 C_1 由流经 R 的电流积分，电压逐渐增大。经过时间 Δt_1 后，电压为：

$$U_C = \frac{-1}{RC}\int_{t_C}^{t_C+\Delta t} U(t)\,dt \qquad 9\text{-}6$$

这时控制脉冲 CP_2 由 0 电位上升到高电位，G_2 导通，C_1 的电压 U_C 传输到保持电容 C_0，CP_2 的持续时间为 Δt_2，以后 G_2 关闭，C_0 上的电压保持不变，并且经过运算放大器的跟随器输出到 A/D 转换电路进行交换。在 CP_2 回到 0 电位，为下次积分取样作好准备。Δt_2 和 Δt_3 是分别由 C_0 和 C_1 充放电所需时间决定的，Δt_1 应大于 Δt_2 和 Δt_3。取样间距为 $\Delta t = \Delta t_1 + \Delta t_2 + \Delta t_3$。A/D 转换时间应当小于 Δt，这在医学应用中是很容易达到的。

医学中还经常遇到二维图像，例如 X 光照片、B 型和 M 型超声诊断仪的图像，核医学

中的扫描图像或 γ 照相机图像、热图像、光电显微镜和电子显微镜下的标本图像等等。这些图像可以用光度计对照片进行逐行扫描转化为时间的一元函数，有些图像可以用电视摄像管来获得逐行扫描的电信号，还有些图像可由诊断仪器（如超声诊断仪、核医学扫描机、热图像仪）直接供给扫描的电信号。这些电信号的取样和 A/D 转换方法与前面讨论的一维波形完全相同，差别在于这些信号转换后的处理，因为相邻各扫描行的信号是相关的。二维图像的处理可以改进信噪比和增加对比度，甚至提取数字特征和进行模式识别，有些图像（例如 X 光计算机断层和超声全息图）与实物的几何形状完全不同，只有经过复杂的计算后才能重建实物图像。可见，一维波形和二维图像的 A/D 转换，在医学中的应用都是非常广泛的。

本 章 小 结

1. 数字信号的时间和幅度都是不连续的、离散的。

2. 脉冲信号，是指那些在极短时间里突然变化的跃变信号。当数字电路的基本单元不断地在 1 和 0 两种状态之间快速转换时，输出的信号是一系列矩形波。

3. 基本的门电路有"与"门、"或"门、"非"门电路，它们的输入和输出量之间可以分别实现"与"、"或"、"非"的逻辑运算。逻辑表达式分别为：

与 $\qquad\qquad\qquad F=ABC$

或 $\qquad\qquad\qquad F=A+B+C$

非 $\qquad\qquad\qquad F=\overline{A}$

真值表是用来表明输入与输出的逻辑关系的表格。

4. 时序逻辑电路是一类具有记忆能力的电路。该电路的输出状态不仅取决于当时的输入状态，而且还与电路原来（初始）的状态有关。当输入信号消失后，这个信号对电路造成的影响能保存下来，把这个信号记住（存贮起来）。触发器是时序电路中最基本的逻辑单元。

5. 二进制加法的运算规律是"逢二进一"，十进制加法的运算规律是"逢十进一"。两者之间的换算关系为：

假设二进制数是 $\quad a_n a_{n-1} \cdots a_2 a_1 (a_i = 0 \text{ or } 1, i = 1, 2, \cdots, n-1, n)$

相应十进制数是 $\quad a_1 \times 2^0 + a_2 \times 2^1 + \cdots + a_{n-1} \times 2^{n-2} + a_n \times 2^{n-1}$

6. 数码显示器（简称数码管），是用来显示数字、文字或符号的器件。有辉光数码管、荧光数码管、LED 数码管，以及液晶显示器和发光数字板等。

7. 计算机只能处理数字量，其运算结果也是数字量。检测到的量一般是随时间连续变化的模拟量。因此，在用计算机对其处理之前，必须首先将这些模拟量转换成数字量，完成这一功能的装置称为模-数转换器（简称 A/D 转换器）。经计算机处理后的数字量还需转换成模拟量，才能最终实现对目标对象的控制，完成这种逆向转换的装置称为数-模转换器（简称 D/A 转换器）。几乎需要用计算机处理并最终实现控制的设备都必须用到 A/D 和 D/A 技术。

习 题 九

9-1 一个二极管门电路及它的二个输入端的电压波形，如图 9-36 所示。试画出该门电路输出端电压 U_F 的波形，并列出该电路的真值表，说明该门电路可以实现什么样的逻辑关系。写出其逻辑表达式。

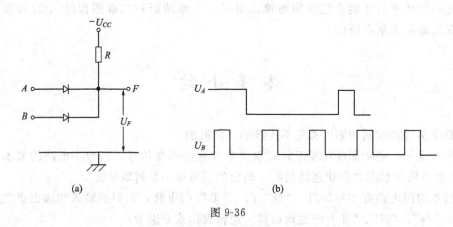

图 9-36

9-2 试写出如图 9-37 所示的各电路的逻辑函数表达式。

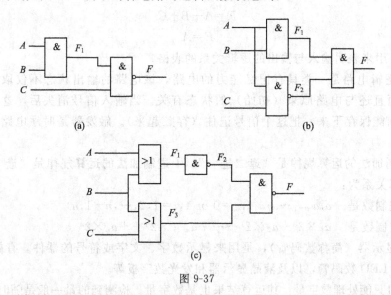

图 9-37

9-3 已知"与非"门的输入端电压波形如图 9-38 所示，试对应画出该"与非"门输出端电压波形。

9-4 已知三种电路及其输入端的波形如图 9-39 所示，试分别画出各电路输出电压的波形。

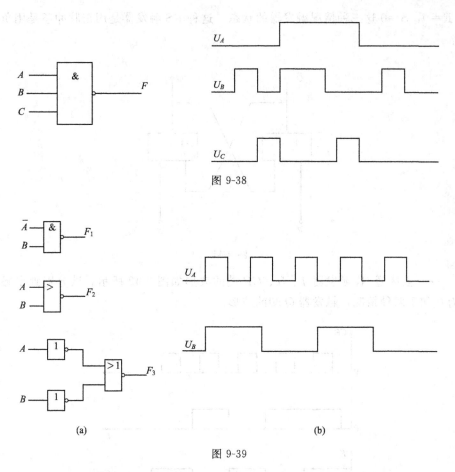

图 9-38

图 9-39

9-5 如图 9-40a 所示电路的各输入端的波形如图 9-40b 所示。试分别画出 F_1、F_2 及 F_3 端的电压波形，并写出该电路的逻辑表达式，列出该电路的真值表。

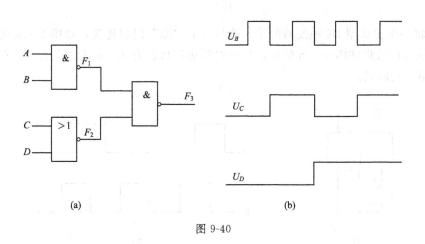

图 9-40

9-6 图 9-41 是由两个"或非"门组成的基本 RS 触发器。试分析 $R=1$，$S=0$；$R=0$，

$S=1$ 及 $R=0$，$S=0$ 这三种情况触发器的状态。这种 RS 触发器是用正脉冲还是用负脉冲置 0、置 1？

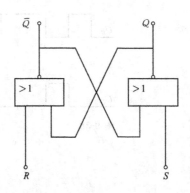

图 9-41

9-7 一个主从型 JK 触发器 J、K、CP 端的波形如图 9-42 所示。试分别画出触发器初始状态为 0 和 1 两种情况，触发器 Q 端的波形。

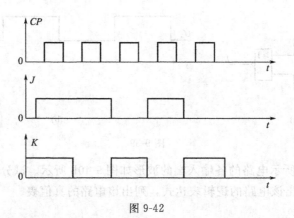

图 9-42

9-8 将一个主从型 JK 触发器的输入端与一个"非"门相连接，如图 9-43a 所示。其 D 端及 C 端输入的波形如图 9-43b 所示，设触发器初始状态为 0，试画出 Q 端的波形图，并列写出该电路的真值表。

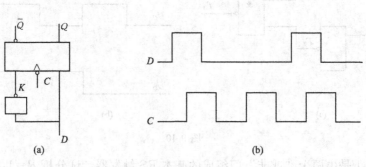

图 9-43

9-9 一个维持阻塞型 D 触发器 D 端及 C 端的波形如图 9-44 所示。试画出该触发器 Q 端和 $\bar{Q}$ 端的工作波形。

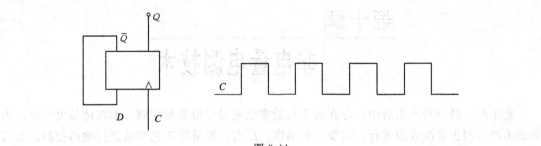

图 9-44

第十章

非电量电测技术

在生产、科研乃至生活中，存在着大量的非电量需要检测和控制。如在药品生产中，为保证生产过程正常高效地进行，需要对其温度、压力、流量等工艺参数进行检测控制。在药品研究中，需要分析各种化合物的组分和含量，需要掌握各种聚合物的物理、化学性能，又如在检测生物体非电量过程中，必须首先通过"换能器"把非电量变换为电信号，才能应用电子仪器加以处理，这一技术的应用对中医药现代化起着重要作用。随着科学技术的发展，对非电量测量的要求愈来愈高并广泛应用到各行各业中。

所谓非电量电测技术，就是先将各种待测的非电量变成相应的电量，然后进行电量测量。采用非电量电测的方法，具有快速、精确及便于遥测和实现自动测量等优点，因而得到了广泛应用。

第一节 非电量电测系统的组成

用电子仪器来检测非电量，首先需要将被测的非电量转换成电信号，送入电子测量线路进行处理，然后用显示装置显示出来，或用它去控制一定的执行机构。因此，非电量电测系统主要由三部分组成：传感器、电子测量线路和显示装置，其方框图如图 10-1 所示。

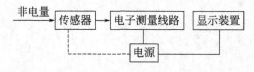

图 10-1 非电量电测系统的组成

传感器是一种将非电量变换成电量的器件，它在电测系统中占有重要的位置，它获得信息的正确与否，关系到整个测量系统的精度，如果传感器误差很大，而后的测量和显示仪表精度再高也难以提高整个测量系统的精度。

一个理想的传感器，它应只随被测参数的变化而发出具有单值函数关系的电信号。由于各种现象之间是相互联系的，很难找到理想的传感器，因此需要注意在测量过程中排除干扰，或加以补偿，或在测量结果中加以修正。

电子测量线路的作用是把传感器输出的信号进行处理，如整流、放大等处理成合适的电压或电流信号，使其能在显示装置上显示出来。电子测量线路根据传感器的要求不同而异，常用的电子线路有模拟电路和数字电路之分。

　　电子测量线路的选择还要注意与传感器的阻抗匹配问题。有些要求传感器内阻很高，如一些压电传感器、光电传感器及具有玻璃电极的 pH 计传感器，它们中有的内阻可达 $10^8 \sim 10^{10}\,\Omega$。因此与之配合的测量线路的输入阻抗应在 $10^{10} \sim 10^{13}$ 欧姆时，测量线路才能从传感器获得足够的信息量。

　　显示装置的作用是使人们了解被测的数值。显示方式有三类：模拟显示、数字显示和图像显示。

　　模拟显示是利用指针对标尺的相对位置表示读数，常用的有毫伏表、毫安表等指示仪表。数字显示是用数字的形式显示读数，实际上是一只专用的数字电压表、数字电流表或数字频率计。图像显示是用屏幕显示读数或被测参数变化的曲线。当需要测量被测量的动态变化过程时，就要使用记录仪自动记录。常用的自动记录仪有笔式记录仪（如电子电位差计，$X\text{-}Y$ 函数的记录仪等）、光线示波器、磁带记录仪、电传打字机等。

第二节　传感器简介

一、传感器的作用

　　传感器也称为换能器，是一种将非电量转换为电量或电参量的器件。传感器主要应用于非电量电测技术领域。例如，在科研和生产实践中，我们经常要测量温度、压强、流量、转速、光强、酸碱度和化学成分等等。测量时，先把这些非电量转换为电量或电参量，然后送至电子线路或电子仪器测量、显示和记录。我们之所以要这样进行测量，一方面这是因为现代电子学高度发展，电信号最容易显示、记录、传递、变换和处理，比用温度计、压力计等机械或其他形式的仪表能得到更快更准确的结果。因此希望把被测参量变换成电量形式。以测量温度为例，如果只要测量和记录温度可用温差电偶或热敏电阻作为传感器，配以毫伏计、记录仪和极简单电路。如果还要把温度控制在某一预定值上，可配上自动调节电路。另一方面，在定量检测，处理一般仪表无法检测的微弱非电量信号和生物体中各种非电性物理量和化学量时，更能发挥换能器的这种检测方法的优势和作用。因此不论是极简单的显示和记录还是复杂的控制，都离不了传感器。要使生产向更高水平发展达到所谓自动化，就需要对电信号进行大量加工和处理。如果没有传感器，就很难实现生产和医疗诊断的现代化。

　　在一些先进企业中，生产操作人员很少，但产品质量和数量却很高，其原因就是那里有成千上万的传感器，通过电子计算机起着耳目的作用，每时每刻都在严密"监视"每一生产的细节。作为尖端技术之一的遥感技术，更是集中采用了许多高灵敏度、高精度和高可靠性的传感器。在人造卫星上采用遥感技术，可观察地面上植物的分布和生长情况，预计作物的收成；能勘察人迹未到地区的矿藏，还能发现地下河流和湖泊。总之，这些在地面上难以完成的许多工作中，传感器将发挥很大的作用。

　　在当前对现有企业进行技术改造时，很需要传感器。随着人民物质文化生活水平的日益提高，传感器也广泛地进入人们日常生活中，如电子售货秤，烹调控温，火灾预报，能显示脉搏、血压和体温的电子手表，收录机上的话筒，电唱机上的拾音器等等都是实际例子。

二、传感器的主要种类和特点

非电形式的参量很多，传感器也因而多种多样，有对温度敏感的热敏元件，如温差电偶、铂电阻、热敏电阻和热释电器件；有对湿度敏感的湿敏元件，如湿敏电阻；有对磁场敏感的磁敏元件，如霍尔元件、磁敏二极管和晶体管；有对可燃气体敏感的气敏元件，如气敏电阻、测氧探头；有对力或压力敏感的力敏元件，如力敏电阻；有对光敏感的光敏元件，如光电池、光电二极管和晶体管、光电闸流管；另外还有一类对位置或位移敏感的元器件，如数码盘和差动变压器等。

从上述例子可知，大部分传感器是半导体器件。我们知道，随着半导体技术的出现，晶体管和集成电路使传统的电路技术面貌为之一新，而半导体用于传感器则是半导体技术的又一重大贡献。许多古老的传感器一旦用半导体来制作，灵敏度就大大提高，力敏电阻比金属丝或箔式应变片的灵敏度高十至数十倍，热敏电阻比铂电阻灵敏度高几个数量级。此外还有比半导体传感器更灵敏的传感器，如压电晶体和陶瓷，以及光纤维转速传感器等等。

三、传感器的分类

对传感器我们可以根据以下原则来分类。

1. 按输入物理量分

如速度传感器、温度传感器、压力传感器等等。这种分类法对使用者来说，有一定的方便，可以根据测量对象选择所需要的传感器，但名目繁多，对建立传感器的一些基本概念，掌握一些基本工作原理和分析是不利的。

2. 按工作原理分

如压电式、动圈式、涡流式、电磁式、磁阻式、差动变压器等等。这种分类有它有利的一面，除可避免上述分类名目繁多的缺点外，还可使工作者对一些传感器的工作原理作归纳性的研究。但缺点是在选用传感器时有时会感到不方便。

3. 按能量传递方式分

把所有的传感器分为无源传感器和有源传感器两大类，前者是把被测电量变换为电压（或电流）信号。这类传感器本身就是测量电路和指示器的电源，就不需要单独的辅助电源供电，故称无源传感器，例如电磁式、压电式、温差电偶等等。在一部分传感器中，能量的传递是可逆的。后者并不起控制或调制作用，所以它必须具有辅助能源（电源）。这类传感器最典型的有电阻、电感、电容式等等。因它本身并不是一个信号源，所以它所配合的测量放大器不是信号放大器，而通常是电桥电路或谐振电路。

这种分类法有利于对传感器的工作原理、内在联系作统一概括的分析，并能得到统一计算公式，有助于对传感器进行深入的研究。

4. 按输出信号的性质分

有模拟传感器和数字传感器两大类。前者如要配合数字计算机或数字显示，则需要进行模/数转换这一环节，而后者不需要。数字传感器可以将被测非电量直接转换成脉冲、频率或二进制数码输出。这些信号可以远距离传输而不被干扰。这种传感器是近年来才发展起来的，到目前为止还不是很多。

四、传感器的灵敏度、稳定性和线性度

在选择和使用传感器时，首先要了解传感器的灵敏度。若待测信号过大，超过传感器的量程，可设法将信号衰减后，再测量。但更为普遍的情况是待测信号很小，而传感器的灵敏度不够，这时就要采取一些辅助措施，例如，用温差电偶测量某种物体两端的温度，当温差很小时，可采用温差电堆，以提高信号电压。

传感器的另一个重要指标是稳定性，使用时应注意该传感器的参数是否会轻易地随环境条件或随时间发生漂移。半导体传感器的灵敏度高是它的一大优点，但稳定性差是它的根本弱点。对稳定性考虑不周，会造成假象和意外损失，所以在使用时应采取相应措施改善稳定性。例如减振、恒温、恒湿和遮光来改善和维持传感器的环境。另一种做法是采用补偿措施，即使用性能一致的两个传感器，一个用于测量，一个用于补偿因环境条件变化引起的测量值的变化。

在稳定性达到一定指标后，传感器的精度就有了保证，这时应注意线性度。在将传感器用于测量之前应了解它的线性度和线性范围，超出线性范围时应对读数进行修正。这个修正过程还可在电路设计上加以完成，使传感器线性化。

此外，必须注意每一种传感器都有它特殊使用要点，否则也会引起测量误差。在使用热敏电阻时应保持热接触良好，并减少电阻中工作电流自加热效应；使用温差电偶时要保持冷接触端的温度恒定；使用光电池时要注意负载电阻宜小，这样，光电信号就与光照强度成正比。

第三节 无源传感器

无源传感器也称为发电式传感器，其中有压电式、热电式、电磁感应式、光电式等等。下面就介绍几种常用传感器的构成原理和应用。

一、压电式传感器

天然晶体石英、电气石、酒石酸钾以及人工制造的陶瓷具有压电效应。即从这些压电材料，例如石英中某一方向切割一块直角平行六面体晶片，当在两平行面施加压力或拉力时，两表面上就产生等量异号电荷，所产生电量 q 与压力 f 成正比，即：

$$q = kf$$

10-1

式中，k 称为**压电模量**，为压电材料的灵敏度常数。

如果我们把晶体两个相对平行平面上的极板，视作平行板电容器，设板极的面积为 S，极板间的距离为 d，电压为 U，ε 为压电材料的介电常数，则电容 C 为：

$$C = \frac{q}{U} = \frac{\varepsilon S}{d}$$

由此可得：

$$q=kf=\frac{\varepsilon S}{d}U \qquad \text{10-2}$$

或

$$U=\frac{kd}{\varepsilon S}f \qquad \text{10-3}$$

因对于一定材料的晶片，S、d、ε 为常数，所以输出电压 U 与所施外力 f 成线性关系。如外力不断变化，那么就有一相应变化电压输出。反之，利用压电材料的逆效应，将振荡器所产生的交流电压加在晶片平面上，输入电压就转换成机械振动。如振荡频率等于晶片振动的固有频率，则振动的振幅达到最大。利用压电晶片的压电效应，把机械能转换成电能的这种装置就是压电式传感器。

压电式传感器已有六十余年历史，由于这种传感器具有频率响应好、方向性强、抗噪声能力大、灵敏度高等特点，目前已广泛用于电声测量、压力测量、振动测量以及超声技术和水声技术。

在医学上的应用也是很广泛的。在振动方面可以测心音、食管内心音、胸壁振动、脉动、身体晃动、手指震颤等；压力方面可以测心血管系统、气管、消化道等内压；力方面可以测心肌压力等；以及用超声诊断疾病。

二、热电式传感器

在制药等热力生产过程中，常常需要对温度进行测量和控制。准确测量温度是提高产品质量、保证生产设备安全正常运转的主要一环。

用作测量温度的传感器有热膨胀式、热电阻式和温差电偶等，这里只讨论温差电偶传感器。把两种不同成分的导体（或半导体）焊接成一闭合回路，当两接触点的温度 T_1 和 T_2 不同时，由于这两点所产生的接触电势差和导体中的自由电子密度不同，因而在回路中产生温差电动势，这种热电路称为**温差电偶**，也就是温差电偶传感器。由实验所测得温差电偶的电动势 ε 与温度差 (T_1-T_2) 的关系为：

$$\varepsilon=a(T_1-T_2)+\frac{1}{2}(T_1-T_2)^2 \qquad \text{10-4}$$

式 10-4 中，a 为与组成温差电偶的导体性质有关的常数。

温差电动势可以用电势差计来测定。测量时，把一个接触点（叫自由端）的温度，例如保持 T_1 不变，另一接触点 T_2（叫工作端）放在被测温度的地方，则不同 T_2 就产生相应的不同的温差电动势 ε。T_2 与 ε 的关系可以绘成曲线或列成表格，从仪表上测得的温差电动势就可得知温度 T_2。测量时必须保持自由端的温度稳定不变，否则就会产生误差。

这种传感器的优点是热容量小，灵敏度高，可以准确到 $10^{-3}℃$。铂与铂-铑合金制成的可量度的温度范围是 $200℃\sim1600℃$，还由于它可以做得很小，在生物医学研究中可以用它测量体内某些部位的温度。

三、电磁感应式传感器

利用电磁感应原理可以制成多种传感器。电磁流量传感器就是其中之一。它的构成原理示意图，如图 10-2 所示。当导电的工作液体，从直径为 D 非磁性材料制成的导管以垂直于磁场，流速为 V 流过时，若在管壁两侧插入电极，那么在电极上产生感应电动势大小为：

$$\varepsilon = BDV$$ 10-5

式 10-5 中，B 为磁感应强度，单位为特（T），V 的单位为米/秒（m/s），ε 的单位为伏特（V）。

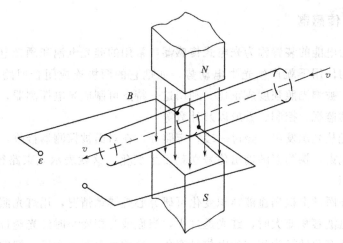

图 10-2　电磁流量传感器原理示意图

若速度在横截面内不均匀，但相对于管轴是对称的，则上式中 V 应以平均速度 $\bar{V}$ 代之。由式 10-5 可以求得流量 Q 为：

$$Q = \frac{\pi D^2}{4} V = \frac{\varepsilon \pi D}{4B}$$ 10-6

从上式可以看出，当磁感应强度 B 和导管直径 D 一定时，流量 Q 与感应电动势 ε 成正比，测出 ε，即可知液体的流量 Q。

电磁流量传感器的磁场有两种形式：

1. 固定磁场式

采用永久磁铁产生的固定磁场。这样在液体中产生的感应电动势是直流电动势，它将引起液体电解，使电极极化，增大测量误差。所以除了测量液态金属或在生物学和医学上应用外，大多采用交变激磁场。

2. 交变磁场式

激磁电流通常采用频率从几十到几百赫兹的正弦波。这里应该注意，交变磁场虽可消除极化现象，但也带来了新的矛盾。在传感器工作时，导体内充满液体，它与电极引线和测量仪表构成一个闭合回路，由于交变磁力线不可避免地穿过闭合回路，因而产生感生电动势，引起测量误差。为此，一般在结构上应注意使电极引线所形成的平面保持与磁力线平行，以避免磁力线穿过此闭合回路，同时设有机械调整装置以减小干扰电动势。

电磁流量传感器的优点是：①导管内没有可动部件或突出于管内部件，可以用来测量含有颗粒、悬浮物等液体的流量，也可在采取防腐衬里的条件下，测量各种腐蚀性液体的流量；②输出电动势和流量成线性关系，而且不受液体的物理性质，如温度、压强、黏滞性变化和流动状态的影响。同时，流速的范围也广，可测量 $1\sim10\mathrm{m/s}$ 的流速；③反应迅速，可测量脉动流量。

目前，应用同样原理，已制成各种形式血流量传感器，用来测定流过粗细不同血管血液的流量。

四、光电式传感器

将光能转换为电能的装置称为**光电式传感器**，常用的硅光电池和硒光电池就是属于这一类。光电池在光的作用下就产生光生电动势。如把它的两极连成闭合回路，就产生光生电流，电流的大小与被测光照强度成正比。利用这一特点可制成光电探测器，在工业生产上可以用于大量的自动监视、控制、警戒以及计数等。

例如，一束光从光源发出，经过一段特定路径，在对面被探测器接收，如在路径上出现任何物体挡住了光束，探测器的输出信号立刻发生变化，这就表示光束路径上出现了物体，从而起到探测作用。

光电探测器在医学上根据血液容积变化可研究心脏搏动情况，用灯光照射手指尖部放在硅光电池上，当血液容积变大时，红光透过少，当血液容积变小时红光透过多，利用光电探测器，把光照强度变化转换为相应的电信号变化，经放大电路放大后，把它记录下来就是光电容积脉搏波形图。

第四节　有源传感器

有源传感器（或参量传感器）有电阻式、电感式和电容式等。下面就这几种类型传感器的工作原理分别介绍如下。

一、电阻式传感器

电阻式传感器是利用阻值元件把被测物理量如力、温度、湿度、光照强度等变换成电阻阻值，从而通过对电阻阻值的测量达到测量该物理量的目的。电阻式传感器根据导体或半导体特性有很多种类，这里只介绍热敏电阻、光敏电阻和力敏电阻，最后介绍电解质电阻传感器。

1. 热敏电阻

热敏电阻是根据导体或半导体的电阻值随温度变化的性质来测量温度。这里讨论半导体电阻值与温度的关系，对于大多数半导体材料，其电阻与温度的关系可表示为：

$$R_T = R_{T_0} e^{B\left(\frac{1}{T} - \frac{1}{T_0}\right)} \qquad \text{10-7}$$

式 10-7 中，R_{T_0} 和 R_T 分别表示温度为 T_0 和 T 时的电阻值，B 为由材料性质决定的电阻温度系数，其值可以通过实验求得。

由式 10-7 可知，当测量温度范围较大时，其阻值随温度的变化是指数曲线关系，只有在测量范围很小时才近似为线性关系。如果测温范围较大，可采用补偿电路，使其接近线性关系。

在生物医学上，为了精密测定各部分的微小温度差，通常将热敏电阻接入电桥线路中作为感温元件，原理如图 10-3 所示。图中 R_{t1} 和 R_{t2} 为阻值相等、温度特性相类似的两个热敏电阻，R_3 和 R_4 为电桥电阻。测量时，将 R_{t1} 和 R_{t2} 分别放在被测量部位，在温度差为零时，使 $R_3 R_{t2} = R_4 R_{t1}$，整个申桥处于平衡状态，没有信号输出，仪表指示为零。当某部分温度较高，即当温度差增加时，设热敏电阻 R_{t2} 的阻值发生变化，使 $R_3 R_{t2} \neq R_4 R_{t1}$，电桥处于不平衡状态，则有信号输出。两部位温度差愈大，电桥愈不平衡，输出电压经运算放大器放大后，在指示器上即有显示。

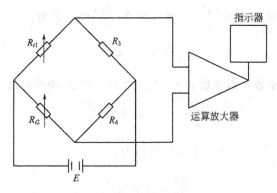

图 10-3　热敏电阻测量温度差

这种温度计灵敏度很高，可检测 10^{-5}℃ 的温度差，现已广泛用于测量流体、固体、气体、海洋、深井等方面的温度，成为当前自动测量温度的主要工具。

2. 光敏电阻

某些半导体材料受光照射后，阻值随着入射光的强弱而发生改变。一般说来，入射光增强时电导增大；反之，则电导减小。根据制作光敏电阻的材料经掺杂后的光谱特性，光敏电阻可分为紫外、可见和红外光敏电阻三种类型。紫外光敏电阻因对紫外光反应十分灵敏，可以用作探测紫外光。可见光敏电阻用于各种光电自动控制系统，如作光电自动开关和电子计算机的输入设备，光电跟踪系统等方面。红外光敏电阻广泛用于导弹制导、卫星运行姿态监视、天文探测、气体分析、无损伤探测方面。此外，如硫化镉光敏电阻对伦琴射线、各种放射性射线都很敏感，可用作测定这些射线剂量的元件。

光敏电阻的阻值除随光照强度变化外，还受温度的影响，测量时应采取补偿措施，最好办法之一是用电桥电路，其电路与图 10-3 相似。

3. 力敏电阻

力敏电阻种类很多，常用的有金属丝应变片、金属膜应变片、半导体应变片等等。将这些材料粘贴于弹性元件上，通过弹性元件的变形（位移）它把被测压力转换成电阻的变化，这就成为电阻式压力传感器。现将它的工作原理说明如下。

设金属丝的截面积为 S，长为 L，电阻率为 ρ，则其电阻

$$R = \rho \frac{L}{S} \qquad \text{10-8}$$

对上式全微分后，并用相对变化量来表示，则有：

$$\frac{dR}{R} = \frac{d\rho}{\rho} + \frac{dL}{L} - \frac{dS}{S} \qquad \text{10-9}$$

一般情况下，电阻丝是圆截面，设其半径为 r，则 $S = \pi r^2$，微分后可得：

$$dS = 2\pi r dr$$

则

$$\frac{dS}{S} = \frac{2\pi r dr}{\pi r^2} = 2 \frac{dr}{r} \qquad \text{10-10}$$

由力学可知，轴的纵向应变 $\left(\frac{dL}{L}\right)$ 与横向应变 $\left(\frac{dr}{r}\right)$ 的关系为：

$$\frac{dr}{r} = -\mu \frac{dL}{L}$$

上式中，μ 为泊松系数，对金属 $\mu = 0.24 \sim 0.40$。则式 10-9 可改写成：

$$\frac{dR}{R} = \frac{d\rho}{\rho} + (1 + 2\mu) \frac{dL}{L} \qquad \text{10-11}$$

对于金属应变丝，$\frac{d\rho}{\rho} \ll 1$，所以上式可近似为：

$$\frac{dR}{R} \approx (1 + 2\mu) \frac{dL}{L} \qquad \text{10-12}$$

因此，如果已知压力与应变的关系，则通过测量金属应变丝的相对电阻变化量就可以间接地测定压力的大小。测量方法一般都采用惠斯通电桥。

电阻式压力传感器常作为测量压力的仪表，在生物医学中十分重要。通过它可以测量位移，从而可以推算出速度、加速度和力，在心血管研究中，从测量位移来测量心脏大小和大血管的直径及其变化。如同时测量心室的压力和体积的变化，可以了解心泵的功能。根据大血管的周期变化和血压变化之间的关系，可以算出血管阻力和血管壁的弹性。

4. 电解质电阻

将电源两个电极插入电解质溶液中，构成一个电导池，正负两种离子在电场作用下，发生移动，并在电极上发生电化学反应而传递电子，因此电解质溶液具有导电作用，它的电阻就是电解质电阻。利用电解质电阻传感器可测定溶液的电导率。

电解质溶液是均匀的导体，其电阻服从欧姆定律，当温度一定时，电阻与电极间的距离 L 成正比，与电极的截面积 S 成反比，即：

$$R = \rho \frac{L}{S}$$

式中，ρ 为电阻率。对于一个电极而言，电极面积 S 与极间距离 L 都是固定不变的，故 L/S 为常数，称为**电极常数**，以 Q 表示。电导用 G 表示，而电阻的倒数为电导，所以电导

$$G = \frac{1}{R} = \frac{1}{\rho Q}$$

上式中，$\dfrac{1}{\rho}$ 为电导率，它与电解质种类和浓度有关。如以 γ 表示，则

$$\gamma = QG$$

5. 气体传感器

近年来半导体气体传感器得到了广泛应用。它是利用了吸附效应。半导体气体传感器通常由 SnO 等烧结制成，在烧结体上设置两个电极，并将其置于待测气体之中，通常两极间电阻很大，但当其表面吸附了待测气体分子时，其气体分子与烧结体之间发生电子交换，两极间的阻值将随着气体分子的吸附情况而增减。一般在还原性气体中电阻值减小，在氧化性气体中则增大。现已制成多种半导体气敏传感器。

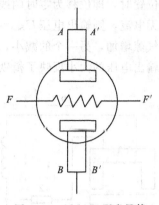

图 10-4　QM-N5 型半导体
气体传感器

如图 10-4 所示，为一种半导体气体传感器，它可以灵敏检测出气体中可燃性气体的浓度。它有六个引线端，$F\text{-}F'$ 为加热丝引线，使用时需在其两端加上 $4.5 \sim 5.5\text{V}$ 的电压，$A\text{-}A'$ 短接为测量极的一端，一般接到电源正极，$B\text{-}B'$ 短接构成测量极的另一端。

二、电感式传感器

电感式传感器是利用电感元件将被测的物理量的变化转换成自感系数或互感系数的变化，再由测量电路转换为电压信号。利用电感式传感器可以对位移、压力和振动等物理量进行静态或动态测量。由于它具有结构简单、灵敏度高、输出功率大和测量精度高等一系列优点，因此在工业自动化测量技术中得到广泛的应用。下面以自感式和互感式传感器为例，说明电感式传感器工作原理。

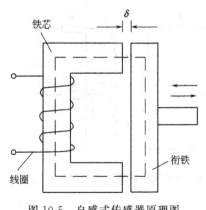

图 10-5　自感式传感器原理图

1. 自感式电感传感器

如图 10-5 所示，它是由铁芯、线圈和衔铁组成，在铁芯与衔铁之间留有一定厚度 δ 的空隙。传感器的运动部分与衔铁相连，当衔铁位置变化时，使气隙厚度发生变化，从而电感发生变化。根据理论计算，线圈的电感 L 为：

$$L = \frac{n^2 \mu_0 S}{2\delta} \qquad \text{10-13}$$

式中，n 为线圈匝数，μ_0 为空气导磁系数，S 为铁芯截面积。由式可知，线圈的电感与气隙厚度成反比。

这种传感器在工作时线圈中一直有电流，流向负载的电流不为零，衔铁始终受到吸引力，也不能反映极性，因此很少使用，在实际工作中常采用差动式电感传感器，它是将两个相同的简单传感器结合在一起，在二者之间有一公共衔铁，如图 10-6 所示。当衔铁处于中

间位置时，即位移为零时两线圈电感相等，这时两线圈中的电流 $I_1 = I_2$，$\Delta I = 0$，即负载 Z 上无电流，则输出电压 $U_{SC} = 0$。当衔铁在外力作用下向上或向下移动时，一个电感传感器的气隙增加，另一个的减小，这时 $I_1 \neq I_2$，$\Delta I \neq 0$，负载 Z 就有电流通过和电压 U_{SC} 输出。这输出电压的大小反映了衔铁的位移大小，方向反映了衔铁的位移方向。

2. 互感式电感传感器

这种传感器以差动变压器式的使用较广，它本身是一个变压器，原绕组输入交流电压，副绕组感应出电信号，当互感受外界影响时，其感应电压也随之相应变化。由于它的副绕组接成差动形式，故称为**差动变压器**。图 10-7 为差动变压器式传感器结构原理图，图中 P 为原绕组，S_1 和 S_2 为匝数相同、几何形状完全对称放置的副绕组，在绕组中间为一可移动的铁芯。当原绕组加上一定的交流电压 U_{Sr} 后，在副绕组感应出的交流电压与铁芯的位置有关。当铁芯在中心位置时，$U_1 = U_2$，输出电压 $U_{SC} = 0$。当铁芯向上移动时，$U_1 > U_2$，反之，$U_1 < U_2$。如不考虑涡流损耗、

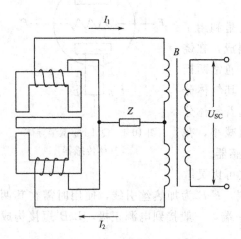

图 10-6　差动式传感器结构图

铁损耗等因素，理想差动变压器的等效电路，如图 10-8 所示，图中 R、R_1、R_2 分别为原绕组和副绕组的直流电阻，L、L_1、L_2 为自感，M_1 和 M_2 分别为原绕组和副绕组 1 和 2 之间的互感。

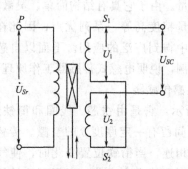

图 10-7　差动变压器式传感器结构原理图

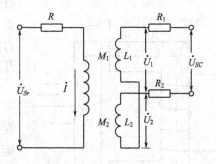

图 10-8　差动变压器式传感器的等效电路图

因原绕组的电流

$$\dot{I} = \frac{\dot{U}_{Sr}}{R + j\omega L} \qquad\qquad 10\text{-}14$$

副绕组的感应电压

$$\begin{cases} \dot{U}_1 = -j\omega M_1 \dot{I} \\ \dot{U}_2 = -j\omega M_2 \dot{I} \end{cases} \qquad\qquad 10\text{-}15$$

所以输出电压

$$\dot{U}_2 = -j\omega(M_1 - M_2)\dot{I} = -j\omega(M_1 - M_2)\frac{\dot{U}_{Sr}}{R + j\omega L}$$

其峰值

$$U_{SC} = \frac{\omega(M_1 - M_2)\dot{U}_{Sr}}{\sqrt{R + (\omega L)^2}} \qquad 10\text{-}16$$

输出阻抗

$$Z = R_1 + R_2 + j\omega(L_1 + L_2)$$

或

$$Z = \sqrt{(R_1 + R_2)^2 + \omega^2(L_1 + L_2)^2} \qquad 10\text{-}17$$

由式 10-16 可知，$M_1 = M_2$，则 $U_{SC} = 0$；移动铁芯位置，$M_1 \neq M_2$，则 $U_{SC} \neq 0$，输出电压经放大器放大，再经检波，就能显示出来。

差动变压器传感器在生物医学中广泛用于测定血压、眼压和膀胱内压等。

三、电容式传感器

电容式传感器是将被测物理量变化转换成电容器的电容量变化。现以平行板电容器为例说明其工作原理。

设平行板电容器的有效覆盖面积为 S，两板间的距离为 d，极板间充满介电系数为 ε 的电介质，在忽略极边缘影响的情况下，它的电容量

$$C = \frac{\varepsilon S}{d} \qquad 10\text{-}18$$

由 10-18 式可知，在 ε、S、d 三个参数中，任意保持其中二个参数不变，使另一个参数改变，则电容 C 也将改变。因此，电容式传感器有三种类型：

1. 改变覆盖面积

设覆盖面中的一块随外力作用发生移动，面积减小，则电容 C 随之减小。

2. 改变介电系数

设极板间的电介质原为空气，现有另一不同介电系数的电介质受外界影响逐渐被推入极板间，则因介电系数改变，电容器的电容也将发生相应的变化。

3. 改变极板间距离

与板垂直方向移动极板，改变极板间距离，电容器的电容量也将发生变化。

在实际应用中，为了提高传感器的灵敏度常制成差动式，它由两个电容器构成，共三块极板，其中一块是一公共极板，与拉杆连在一起，其他两块极板固定不动。因此，当拉杆在外力作用下与板面垂直方向移动时，一个电容器极板间距离减小，另一个增大，亦即一个电容增大，另一个减小。差动式传感器相当于两个传感器，故等效为两个阻抗，可分别作为交流电桥的两臂，另外两个桥臂用一定值阻抗。应用这种电桥就可把被测位移量变换成电信号。

电容式传感器的优点是灵敏度高、结构简单、消耗量小，因此得到了广泛的应用。它的缺点是容易受温度和湿度的影响，泄漏电容大，要求有严密的屏蔽等等。

下面，我们简略地介绍一下目前传感器的发展情况。

（1）传感器技术数字化。为了配合数字计算机，目前国内外正致力于数字式传感器的研究。例如温度-频率传感器，它就是以热敏电阻为桥臂的文氏电桥振荡器。当被测温度发生变化时，热敏电阻的电阻值随之发生变化，于是振荡器的振荡频率也随之变化，这样就将温度变换成频率量，不仅不需要经过复杂的模/数转换这一环节，而且给采用电子计算机控制系统带来了不少的方便，提高了系统可靠性，加强了抗干扰能力。

（2）激光、微波和红外等，在非电量测量的应用使传感器技术得到新的发展。如用激光干涉原理测量振动、应变、表面光洁度等等，微波测厚和红外测温。由于这些传感方法都是非接触式的，所以适宜于测量表面光洁度非常高的零件，而在这些零件上又不允许放置传感器。

（3）对于传感器，不仅要求它传感个别的非电量，而且要求它传感一个被测源所发出的全部信息，也即要传"像"，例如超声成像技术要求传感声像图。此外，对光学像、伦琴射线像、γ射线像等等的传感，要求传感器从大型发展到小型和微型，从单件发展到组合式，成千上万微型传感器组合成阵列，其中每个元件成为被测源的一个"像素"，然后将整个图像传感，显示在荧光屏上，这就是阵列式传感器发展的新方向。

（4）模拟生物机能传感器的发展。我们知道，生物体上充满着各种各样的有传感器作用的细胞，大凡视觉、听觉、嗅觉、触觉、味觉、冷热觉都有这些传递感觉的作用。由于这些具有感觉的细胞，它就是一个将非电量转变成生物电流，由神经系统传递给大脑，大脑就像一个具有最大功能的计算机，它处理这些信息，及时发出各种命令对付各方情况，目前，模拟生物机能的传感器正在发展，机器人的功能也在发展，新的机器人装有光电装置，更复杂的装有光电成像装置，微型计算机执行"大脑"的功能，根据摄取的目标图像进行识别和判断，发出指令，指挥机械手，进行工作。

传感器种类多、用途广、发展快。即使对同一被测量的量来说，也可用多种传感器，因此要根据实际需要正确合理地选择传感器。例如，需要长期连续使用时，就必须重视传感器长期使用的稳定性。对机械加工或化学分析等短时间的工序，就需要重视传感器的灵敏度和动态性能，此外还应了解传感器的外形尺寸、重量、价格等因素，综合选定所需的传感器。

第五节　非电量电测技术应用举例

下面通过常用的几个例子，简要介绍非电量电测的方法及其应用。

一、分析混合气体中各气体的百分率含量

要用电测量的方法测定各气体的百分率含量，首先要掌握各气体的百分率含量与混合气体的哪些物理、化学性质有关，这样才能选择适当的传感器，以便将气体的某些物理、化学性质的变化转变成电信号，间接测定各气体的百分率含量。

由物理和化学的知识可知，气体的导热系数与被测气体成分的浓度有关。对于不发生化学反应的混合气体，它的导热系数为各气体导热系数的平均值。如果两种已知气体组成了混

合气体，测混合气体的导热系数 λ_c 为：

$$\lambda_c = \lambda_1 a + \lambda_2 (1-a) \qquad \text{10-19}$$

式 10-19 中 λ_1、λ_2 和 a 分别为气体 1 和气体 2 的导热系数及气体 1 的百分含量。这样只要测出混合气体的导热系数 λ_c，便可知气体 1 的百分率含量 a。

我们采用温度传感器，将混合气体导热系数的变化，转变成相应的电量变化。将一根热电阻丝（简称热丝，即温度传感器）放置在一个分析室中，分析室中通入混合气体。如图 10-9 所示。给热丝通以恒定电流加热。在结构、尺寸、材料一定的条件下，热丝最后达到的平衡温度将取决于分析室内混合气体的导热系数。因此当各气体的百分率含量改变时，热丝的平衡温度及相应的阻值随之改变。通过实验和理论均可证明，在一定范围内，热丝的阻值与被分析气体的百分率含量之间具有线性关系。

如何把热丝阻值的变化转换成电压或电流的变化呢？通常可以采用电桥电路。如图 10-10 所示。将热丝 R_X 作为一个桥臂，测量前通过调节电位器 R_W 使电桥平衡，当混合气体通入分析室时，电桥失去平衡，电流计中流过的电流就是混合气体中各气体百分率含量的函数。

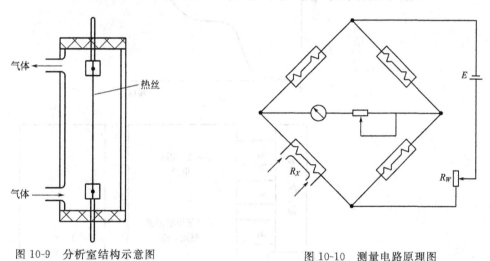

图 10-9　分析室结构示意图　　　　　　图 10-10　测量电路原理图

以上仅是测量原理，在组成实际测量电路时还需要考虑许多实际问题，如怎样提高测量精度，电路中各电阻值应采用多大为宜，电流采用交流还是直流，值取多大，电路中是否有温度补偿措施，分析室的结构尺寸如何确定等等，这些问题需进一步通过理论分析和实验来确定。

二、绘制高聚物的温度-形变曲线

在研究高聚物的力学性质时，需要测定当在高聚物试样加上一定负荷时，它在各温度下的相对形变，绘制出它的温度-形变曲线。该曲线对于估计被测高聚物的使用温度范围和加工条件及研究它的结构均有重要的作用。

要绘制上述曲线，首先有温度和形变两个非电量需要转换成电量，要同时相应记录下两量的变化关系，可使用 X-Y 函数记录仪。

　　我们可采用热电偶这种温度传感器，将试样温度直接转换成电压信号输出。对于高聚物试样的形变可采用位移传感器来测定，由于形变范围不大，我们可采用比较灵敏的差动变压器，使差动变压器的可动铁芯直接感受到试样的形变，这样由前面一节介绍差动变压器的工作情况可知，差动变压器输出电压的大小和相位反映了铁芯的位移大小和方向。通过相敏整流电路，将试样位移的大小和方向转换成一个直流信号的大小和极性的变化。

　　将热电偶输出的反应试样温度的直流电压信号 U_T 及由差动变压器及相敏整流电路输出的反映试样形变的直流电压信号 U_o 分别送入 X-Y 函数记录仪的 X、Y 轴输入端，则记录仪将自动绘制出试样的温度-形变曲线，如图 10-11a 所示。整个测试装置示意图，如图10-11b所示。

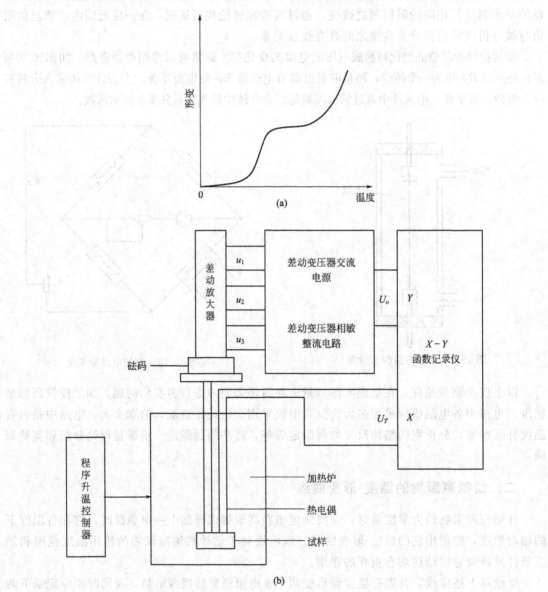

图 10-11　高聚物的温度-形变曲线测定

如图 10-12 所示，为差动变压器所需用的一种相敏整流电路。由图 10-12 可知差动变压器线圈电压 U_2、U_3 的大小与铁芯位移的关系。当 $U_2 = U_3$，即 $U_o = 0$ 时，u_2 和 u_3 在 R_L 上产生两个大小相等，极性相反的直流电压 $U_o = 0$。当铁芯移动使 $u_3 > u_2$ 时，整流后，R_L 两端电压 U_o 为上正下负。反之，若 $U_2 > U_3$ 时，U_o 则为下正上负的直流电压了。U_o 的大小和极性反映了铁心位移的大小和方向。

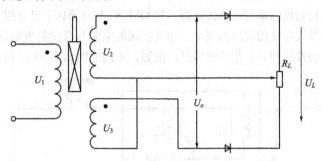

图 10-12　一种相敏整流电路

该装置中差动变压器需要一个正弦波振荡器提供合适频率的分流电压。试样温度需要一个程序升温控制器来控制。这些电路有成熟的线路可以借鉴，也有定型产品可以直接使用。

三、电导仪

现在简要介绍常用的 DDS-Ⅱ型电导仪的测量原理。

DDS-Ⅱ型电导仪是由振荡器、电导池、放大器和检波指示器组成，如图 10-13 所示。图中 R_X 为被测电解质溶液的电阻，E 为振荡器产生的标准电压，R_m 为标准分压电阻，E_m 为 R_m 上的交流电压。由电阻分压法，可得：

$$E_m = \frac{ER_m}{R_m + R_X} = \frac{ER_m}{R_m + \dfrac{Q}{\gamma}}$$

10-20

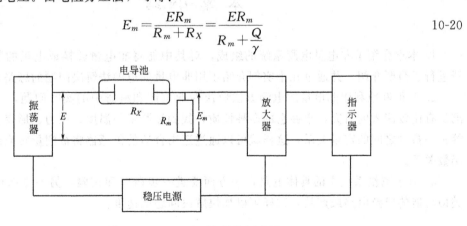

图 10-13　DDS-Ⅱ型电导仪原理图

从式 10-20 可知，当 E、R_m、Q 都为常数时，电导率 γ 的变化，必将引起 E_m 作相应的变化。通过测量 E_m，也就可以测得电解质溶液的电导率。

这里测量溶液的电阻不用直流而用交流，这是为了防止在电极上因极化作用而改变溶液的组成和阻值，因此信号电源采用振荡器产生的交流电。同时，所测得的交流电压 E_m 经放大器放大后就须再经检波将交流信号变成直流信号。最后由刻有电导率的直流指示器直接读出。由于温度对电解质电阻有影响，因此在测量过程中，必须保持温度恒定。

四、煤气报警器

当空气中煤气含量超过一定量时需接通报警电路，这也是一个非电量电测量的问题。对于空气中煤气含量的测定我们可以采用气体传感器，如 QM-N5 型（第四节已介绍过），其两个测量极间的电阻值随空气中煤气含量的增加而减小。用两极间的电阻与合适的电阻值相配合，使煤气含量达到一定浓度时，触发晶闸管，使蜂鸣器发声报警，原理电路如图 10-14 所示。

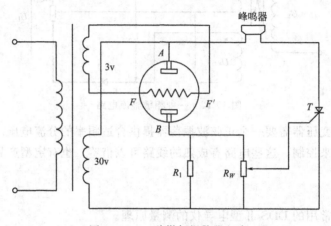

图 10-14　一种煤气报警器电路

本 章 小 结

1. 本章介绍了非电量电测系统的组成，对其中能将非电量转换成电量的装置——传感器进行了简要介绍，并通过几个实例介绍了用非电量的电测法解决问题的思路和方法。

2. 要很好地利用非电量的电测方法解决专业生产和科研中的实际问题，首先需要对被测量有比较深入的研究，掌握它的多种性质，找到被测量与温度、压力、形变、磁、光、声等某一参量之间的定量关系，这样就可以通过选用合适的传感器将被测量转换成某种电量的函数关系。

3. 对于测量系统中的具体电路，一方面要进一步研究和实验，另一方面可以借鉴具有类似功能的成熟电路或产品，这样可以加快解决问题的速度。

习　题　十

10-1　什么是传感器？有哪些应用？为什么说传感器已成为许多科学技术中一个不可缺

少的重要环节？

10-2　电磁流量传感器有哪些特点和不足之处？测量流量时应注意什么？

10-3　写出用半导体材料做成的热敏电阻的阻值与温度的关系式。如何看出当测量温度范围很小时，其阻值与温度变化为线性关系？

10-4　试述差动变压器式传感器的工作原理。

10-5　设有一个平行板电容式传感器，电容器的极板面积为 S，极板间隙为 d，极板间介质的介电系数为 ε，求当极板移动 X 距离后的电容量 C_X。C_X 与 X 是否成线性关系？如当 $X \ll d$ 时，则两者关系又是怎样？

10-6　试述电阻式压力传感器测定压力的原理。

10-7　请设计一种恒温箱温度自动控制电路，画出电路图。

10-8　请设计一种电机转速测量电路，画出方框图。

10-9　请阅读有关电气的杂志，读懂一种非电量电测的线路，并写出读书报告。

第十一章

现代医学仪器设计原理

第一节　现代医学仪器的发展

随着科学技术的发展，特别是电子技术和电子计算机技术在医学领域的广泛应用，现代医学仪器设备对防病治病越来越起到非常重要的作用，现代医学仪器设备已经成为人类对疾病诊断和治疗的必须手段和工具。本章简略介绍常用现代医学仪器设计的原理。

一、医学仪器的定义

参考国际标准化组织对医疗器械的定义，医学仪器通常是指那些单纯或者组合应用于人体的仪器，包括所需的软件。其使用目的是：①疾病的预防、诊断、治疗、监护或者缓解；②损伤或残疾的诊断、治疗、监护、缓解或者补偿；③解剖或生理过程的研究、替代或者调节；④妊娠控制等等。医学仪器对于人体体表及体内的作用不是用药理学、免疫学或者代谢的手段获得的，但可能有这些手段参与并起一定辅助作用。

以上是对医学仪器较为严格的定义。简单地说，医学仪器是以医学临床和医学研究为目的的仪器。

二、医学仪器发展简史

在远古时期，人类的生存条件十分恶劣，经常面临猛兽和自然灾害的侵袭，并受到各种疾病的困扰。我国近代考古发现，早在新石器时期，已出现医用石器，包括热敷、按摩、叩击体表、割刺脓疡、放血等不同的石器工具。其中用于刺入人体组织的石器叫"砭石"，它是一种锐利的石块。《说文解字》注："砭，以石刺病也。"以石为针，这应是我国古代针术的萌芽。2500 年前《黄帝内经》中所述的"九针"，是人类最早发明、精心制作的医疗器械；以经络学说为指导的针灸术成为中国医药学这个伟大宝库中重要的治疗手段。但在此之后，直到 18 世纪，无论是中国还是世界，除了 1816 年听诊器发明和 1850 年医用临床体温计的问世外，医疗器具的发展一直非常迟缓。

现代医学仪器的诞生和发展应归功于 19 世纪末 20 世纪初科学的重大发现（以量子力学和相对论为代表）和工业文明（以机械制造和电机工程为代表）的出现。最具代表意义的伟大成就是 1895 年德国物理学家伦琴（W. K. Roentgen），在维尔茨堡（Warzberg）大学物理研究所发现 X 射线。在次年的德国物理学年会上，他宣布并展示了为他妻子戴有戒指的手拍摄的 X 射线照片，由此开创了人体影像诊断的先河。当时的电子变压器高压输出已达 100kV 以上，满足了 X 射线产生的条件。伦琴在实验中采用的是 William Crookes 研制的高真空度的冷阴极射线管 Crookes 管（初期为冷阴极管，后改为热阴极管），如图 11-1 所示。这一里程碑似的发现使得伦琴获得了首届（1901 年）诺贝尔物理学奖。

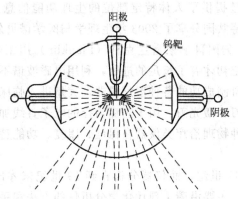

图 11-1　用以产生 X 射线的 Crookes 管

　　这期间另一个重大事件是 1903 年荷兰生理学家艾萨文（William Einthoven）研制成功了第一台采用弦线式电流计做记录的心电图仪（剑桥大学心电图室），他所创立的肢体标准导联测量方法一直沿用至今。艾萨文因为其开创性贡献获得 1924 年诺贝尔生理学与医学奖。

　　1924 年法国学者 Berger 首次采用头皮电极记录到人脑的电活动，发现人脑活动的 α、β 波节律，并第一次给出了人类癫痫病发作时的脑电图。特别是早在 1880 年已由 Jaequts 与 Pierre Carie 发明了基于压电晶体管效应的超声波发生装置，在第一、二次世界大战中超声波在水下探测方面发挥了巨大的作用，但作为真正商品化的医用超声诊断仪直到 1958 年后才出现，随之在医学临床上得到迅速而广泛的应用。X 射线投射成像技术在伦琴创立之后近百年间取得了长足的发展，借助于各种影像增强材料和手段，X 射线成像早已突破早期主要针对人体骨骼的成像范围，扩展到全身各个部位。但由于 X 射线将人体投影到二维成像平面时，反映的是垂直于射线方向上的无穷多个平行截面人体组织的叠加或平均，常使重要的空间信息模糊或丢失。1972 年英国工程师豪斯菲尔德（G. N，Hounsfield）将计算机技术与 X 射线相结合，发明了 X 射线计算机断层扫描仪（computerized tomography X-ray system，CT）。它能从许多不同的投影图，计算出真正的二维切片人体组织图像。此后人们还从获得的连续切片图通过组合，计算出人体各种角度的切片图直至三维图像。由于美国科学家科马克（A. M. Cormack）20 世纪 60 年代的相关工作，使豪斯菲尔德与科马克共享了 1979 年生理学与医学诺贝尔奖。

　　核医学影像类仪器，均是基于给病人施加放射性标记药物，在人体外部探测所发射的射线而成像的。自从 1958 年 H. O. Anger 研制成功医用 Gama 照相机后，借助于类似 X 射线断层成像技术，SPECT（单光子发射计算机断层成像）以及 PET（正电子发射断层成像）已应用于临床。它们提供了 X 射线成像技术不能提供的人体生理代谢方面的重要信息。

核磁共振（nuclear magnetic resonance，NMR）成为一种谱分析方法，早在 1946 年就由 F. Bloch 提出并用于化学分析，但直到 1973 年才分别由美国科学家保罗·劳特布尔（P. C. Lauter-bur）和英国科学家彼特·曼斯菲尔德（P. Mansfield）独立地研制出临床实用的磁共振成像仪（magnetic resonance imaging，MRI）。该仪器不仅提供了人体解剖图像，特别是软组织的图像，而且提供了人体特定部位的生理功能信息。由于这一卓越贡献，30 年后劳特布尔和曼斯菲尔德共同分享了 2003 年生理学与医学诺贝尔奖。

治疗类仪器自 18 世纪美国科学家富兰克林（Flanklin）用莱顿瓶放电治疗瘫痪病人以来，直到 19 世纪末 20 世纪初才有了长足的进展，利用电磁波谱不同频段（包括非电磁波谱的超声波）的生理效应，研制成功的各种治疗仪器，大量进入临床，最具代表意义的有可植入式心脏起搏器、高频电刀、激光刀、用于癌症治疗的电子直线加速器等。伴随微电子技术和计算机技术的发展，各种物理治疗类仪器在保健、康复、功能替代中发挥了越来越显著的作用。

生物化学分析起源于 17 世纪，而仪器分析直到 19 世纪末才出现，20 世纪得到长足发展。用于医学的分析仪器，主要沿袭了现代化学分析仪的方法和手段，如谱分析方法、电化学方法、各种分离技术等，对人体成分进行离体分析。直接针对活体内成分的测量，是医学分析仪器的特殊之处和极重要的方面，这里存在有创和无创、短时诊断和长期监测之分。如针对糖尿病患者血糖的诊断与监护，针对呼吸系统病人的血氧饱和度的诊断与监护等。20 世纪末得益于生物工程技术和微电子技术的发展，使医用分析仪器在大规模测量和微型化、快速分析等方面均取得了重大进展。

三、医学仪器发展趋势

现代医学仪器是多学科交叉的产物，它的发展与当今自然科学技术的发展息息相关，同时也受到人文科学、人类社会发展和需求的牵引与制约。以下从两个方面来观察医学仪器未来发展的趋势。

1. 医学模式的变革

当代医学正处于从传统的"生物-技术"模式向"生物-心理-社会-技术"的现代医学模式转变的进程中，无疑这是 21 世纪医学发展的大趋势，医学仪器及其传统设计观念将面临这一转变的巨大挑战。这一转变是基于以下社会和医疗状况的客观现实提出的。

（1）伴随人类物质生活水平的提高，当代疾病的流行趋势已发生了显著的变化，与人们社会生活方式密切相关的疾病和突发性公共卫生疾病已成为危害人类健康的主要疾病，由此已造成政府与个人医疗开支不断增长的巨大压力。据资料报道，美国约有占人口 25% 的人受到高血压症的困扰。表 11-1 为 1996 年一项调查，显示了美国 4 大病症人数及其年开支情况。

表 11-1　　　　　　　　　　1996 年美国公布的 4 大疾病人数及年开支

疾病名称	患者人数/万人	亿美元/年开支	疾病名称	患者人数/万人	亿美元/年开支
慢性心脏病	＞6000	1040	癌症	≈130	1040
糖尿病	≈1400	1000	艾滋病	≈100	370～700

同样，在我国列首位的是高血压，高血压患者约占人口的 11%，而且呈逐年上升趋势。过去在我国少见的糖尿病，1980 年患病率约为 0.67%，而到了 1999 年已上升到 3.21%，增加了近 5 倍！专家预测还将成倍增长。现在糖尿病患者在我国已约 5000 万人。迄今为止还没有一个国家能根治糖尿病。对这些疾病的诊断和治疗，包括对突发性公共卫生疾病的预防和监测已成为十分突出的社会问题，靠传统的医疗模式已难以从根本上满足这一变化的需求。

（2）19 世纪末 20 世纪初医疗与保健经历了从以家庭为中心到以医院为中心的重大转移。在 19 世纪 80 年代执照行医制度出现以前，绝大多数的医疗保健是在家庭环境中完成的。到 19 世纪末 20 世纪初在西方国家中出现了现代医院的雏形，医院中逐步配备了诊断用的影像设备，适合外科手术的各种麻醉设备、监护设备，以及治疗用的放射设备、自动化分析仪等；直到 20 世纪中叶更加复杂昂贵的电子设备涌入医院，确立了以医院为中心的医疗环境。医疗费用逐年上升，以致达到纳税人难以承受的程度；特别是它使得大多数人失去了对疾病预防和早期诊断的便宜条件；众多的慢性病患者，因高昂的护理费用，而却步于医院大门之外，其后果是十分严重的，如糖尿病人因得不到及时有效的治疗和监护其所产生的并发症——心血管疾病、肾功能衰竭、肢坏死、双目失明，会给患者带来更大的痛苦和经济压力，仅在美国每年就约有 50000 人因糖尿病神经病变而进行脚部或下肢的截除手术。

（3）以信息技术为代表的当代科学技术，包括计算机技术、网络技术、微电子技术、材料技术、分子生物学和生物工程技术所取得的巨大成就，为我们在生命科学的宏观和微观层面上展开了新的篇章。面对社会、家庭和个人对医学仪器更广泛、更多样化的需求，当代科学技术已可以使这些需求成为现实。

综上所述，随着当今人类社会健康观念更新、疾病谱改变、老龄化社会到来及医学模式的转变，以医院为中心的模式必然会回归到以预防为主、以社区医疗（含家庭和个人保健）为中心的模式上来，从而真正实现世界卫生组织提出的"21 世纪人人享有保健"的动议。医学仪器的研究和设计者应积极适应这一转变的巨大需求和挑战，并努力推进这一转变。传统医学仪器的微型化、智能化、个性化和网络化是必须迈出的第一步，然而更重要的是要发展全新概念的医学仪器，使它们能真正"无缝"地融入家庭和社区环境中，从而造福于人类。

2. 技术发展预测

1997 年美国食品与药物管理局（FDA）所属器械和放射卫生中心（CDRH）在对专家学者广泛调研的基础上，提出了医疗器械技术未来 10 年的 6 大发展趋势预测报告，归纳为 6 大发展方向，无疑值得我们从事现代医学仪器设计参考。

（1）计算机相关技术

归属于该类的技术包括计算机辅助诊断、智能器械、机器人和器械网络。相应的新型产品包括集成化病人医学信息系统、病员智能卡、临床实验室机器人、计算机辅助临床实验系统、生物传感器和机器人外科手术等。专家们预测，在智能化器械中将包括小型化生化和光学生物传感器，并以集成"融合"的方式出现。

（2）分子医学

在该类技术中，包括遗传诊断、遗传治疗和组织工程化器械等相应的产品以及微生物传感器。专家们预测，随着人类基因计划的实施，基因诊断和组织工程化器械将在未来 5～10 年中有显著的进展，基因诊断将有助于胆囊纤维化之类的单基因病症的发现与确诊。作此用途的相应产品有 DNA 微阵列芯片传感器器械等。

（3）家庭和自我保健

归在该类的技术有：家庭/自我监护与诊断、家庭/自我治疗和远程医疗。相应的产品包括家用诊断仪器和病人在家使用的远程医疗产品。专家们预测，在未来 10 年中该技术领域将会有较大发展，将有一批新产品问世，包括一些血尿生化指标和药物浓度的家用诊断测试器械，如适合老年人糖尿病患者使用的血糖水平检测仪和实现家用智能化器械来控制治疗与"训导"病人等。一些简单的家庭护理用的远程医疗产品将被开发出来，尤其适用于社区的医疗系统。专家们特别强调"低操作技术"，即高技术产品使用的简单化。

（4）微创与无创方法

归入该技术领域的有：微创及无创器械、医学成像、微型化器械、激光诊疗、机器人外科器械和非植入式辅助传感等。相对应的器械产品有：微创心血管和神经外科、激光外科、机器人微创外科、纳米技术、内镜、功能和多模式成像、MRI、PET 和造影剂。专家们预测该领域技术在未来 10 年中的发展势头较强，并会有新的临床实用产品被开发出来，主要集中在微小型化器械上。除助听器的发展会非常快之外，非植入性辅助器械也会有一定程度的革新。内镜技术将继续拓宽应用范围，在纤维光学激光外科和光学诊断以及小型智能化机器人器械中得到应用。

（5）器械/药物的复合产品

该技术领域有器械/药物/生物复合化制品，相应的产品为植入式药物传递系统（以药物传递为主）和药物灌注器械（药物传递附属于器械功能）。专家们特别强调该领域技术特性，因其发展将造福于大量的病人，未来 10 年中会有 3 个趋势：第一，用于胰岛素和其他药物的植入式泵，采用生物传感器监视身体中药物浓度并对药物递送速度进行动态调节，还会开发出新的聚合物缓释器械，实现药物的安全性和长效性；第二，将研制出新型药物灌注器械，如用于抗血栓形成的心脏植入物、抗菌包敷的矫形等所用的植入物；第三，会出现适用于老年人家庭使用的简单可靠的药物递送系统，如鼻腔和口腔吸入器械。

（6）采用硬件和组织工程的器官移植/辅助器械

归纳在该技术领域的包括人工器官、组织工程化器官和电刺激。相应的人工产品是：骨、心脏瓣膜、心泵、软骨、胰、血管、肾、皮肤、肝、眼和再生的神经细胞，以及心脏、神经和神经肌肉刺激器。专家们预测，在未来 10 年中，电刺激技术将进一步在心脏、神经和神经肌肉方面得到应用，并形成一些新的临床产品，人工器官和组织工程化器官将在较晚些时候有显著的进展。

根据上述预测，CDRH 报告中将未来医疗器械的特点归纳成 4 点：①医疗器械将更加智能化，器械和系统的内部功能可能更为复杂，但外部操作方式将简单化。②产品的智能化和简易化，将有利于保健工作从医院向家庭发展。③产品开发的需求将促使生物学领域与物理学和工程设计领域互相交叉融合，产品集成化、复合化趋势将更加明显。④技术发展将大大提高临床诊治在时间上和空间上的精确性。

第二节 人体生理信息及其特点

一、人体生理信息的来源

从医学的观点出发，活的人体结构就是一个完整的活人，但人生了病，需要进行治疗，就得从病人身上取出样本。取样有两种方式：第一种是动态取样，通常是通过电极（Electrodes）[或传感器（Transducers）]直接在人体上测量生理参数；第二种是静态取样，即从活体组织上采取一定量的组织标本，然后着手进行分析。动态取样需要一个能对人体各组织瞬时变化产生响应的医学仪器系统。静态取样则表示某一特定时刻及规定条件下由医学仪器系统获得的样本，它既可能与任何其他时刻的条件有关，也可能无关。

动态取样一般需要某些传感器。传感器是一种能将生理现象从它们固有力学状态或电化学状态中转化为电信号的装置。电信号幅度、变化率和重复率与生理现象的幅度、变化率、重复率成比例。传感器是一种由机械能或化学能激励的简单的电子器件，它能产生一种与机械能或化学能成比例的电信号。

传感器可以是简单的，如一块银-氯化银平板表面电极，也可以是复杂的，如一个膜片驱动的线性可变差动变压器。

由化学反应、电化学性的电变化或物理性的压力和温度的变化以及随意机械位移等，而产生变化的任何电参数，都可以当作传感对象。这些传感器包括电阻的、电容的和电感的，亦包括压电、光电器件，如图11-2所示，为人体及其可被监视的主要动态生理现象。

二、医学信息的分类

在临床医学与基础医学的实践中，会碰到三类医学信息，包括文字信息、一维信息与多维信息，其分类如图11-3所示。

文字信息可以通过中文或英文直接加以描述。

一维信息是从人体得到的随时间变化的生理信号，如心电信号（Electrocardiogram，ECG）、脑电信号（Electroencephalogram，EEG）、肌电信号（Electromyography，EMG）等。多维信息为二维或三维医学图像信息，如 X-CT、MRI、B超平面或立体图像信息。

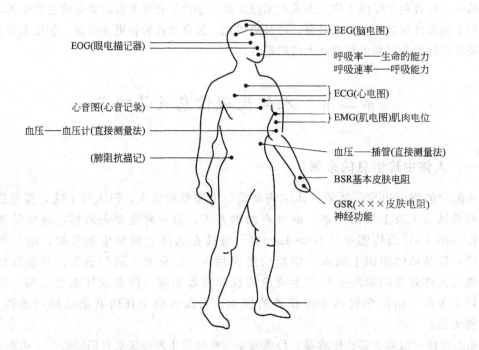

图 11-2　人体及其可被监视的主要动态生理现象

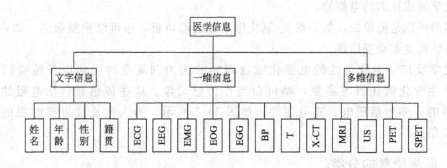

图 11-3　医学信息分类

三、典型生理参数及其特点

　　表 11-2 表示的为人体生理信号的典型幅值和频率范围。人体生理信号的频率带宽是指那些由生理现象所产生的所有频率。

　　假如生理信号相当缓慢或呈正弦曲线变化，如脑电图，则其形成的频带就相对较窄，所用的传感器的带宽也应该相应很窄；而对于像压力监护中的那些中等带宽的频率，所用的传感器也就相应地必须有中等宽度的频率响应。

表 11-2　　　　　　　　　　**人体生理信号的典型幅值和频率范围**

生理信号	典型幅值	频率范围
心电图(ECG)	50μV～50mV	美国心脏协会规定的 0.05～100Hz,3dB
脑电图(EEG)	2μV～10μV(头皮)	1～100Hz(头皮)
肌电图(EMG)	20μV～10mV	10Hz～2kHz(针电极)
		10Hz～10kHz(玻璃电极)
眼电图(EOG)	10μV～4mV	0.1～100Hz
血压脉冲	5～15m/s	
血压(间接测量)	0～300mmHg	0.1～500Hz
血压(直接测量)	0～40mmHg(静脉)	0.1～100Hz
	0～300mmHg(动脉)	
血流	1～300mL/s	1～20Hz
心音(PCG)	—	5Hz～4kHz
呼吸速率	500mL 空气 10～20 次	0.15～1.5Hz
呼吸流量速率	3～100L/min	
未处理的皮肤电阻	50～8000kΩ	
胃电图(EGG)	10μV～80mV	0～1Hz

　　人体生理信号的典型幅值和频率范围为放大器、滤波器以及生理信号采集系统的 A/D 转换器的设计提供了依据。就心电图机的心电放大器而言，成年人的 ECG 的输入幅值约为 5mV，输入到 A/D 转换器的双峰值可以是 5V，这样就要求放大器的放大倍数约为 1000 倍；频带宽度应该是 0.05～100Hz；A/D 转换器的采样频率应该大于 200Hz。

　　人体生理信号的特点：①幅值小，约从几微伏到几毫伏。②频率低，约从 0.01Hz 到 10kHz。③随机性强，易被干扰与噪声所掩蔽。以上特点，为我们选用电极（或传感器）以及处理方案提供重要依据。

第三节　医学仪器系统组成与诊治疾病流程

　　在 21 世纪，无论你到哪个医院去看病，如果一个临床医生，在一天的工作时间里不使用任何医学仪器诊治疾病，医院将会出现难以想象的状况，临床医生将会感到不可思议。因为，当今医生对病人的诊断和治疗都极大地依赖于从医学仪器所获的各种信息，不论是心脑血管系统的疾病还是消化系统的疾病，离开了先进医学仪器的帮助，诊治疾病的准确率和有效率就不可想象了。就是传统的中医学和中医院，在疾病的防治过程中也离不开现代医学仪器。

一、医学仪器系统的组成

　　医学仪器可以帮助医生扩展他的感官功能，从某种意义上可以说，它能为医生提供新的感官功能来收集信息。如图 11-4 所示，是医学仪器系统组成方框图。该图以微机为核心，生理信号首先从人体的特定部位通过电极或传感器提取出来，并转换成为电信号。这些信号传到处理机，在那里执行放大、滤波、抑制干扰和微机分析处理等操作。然后，信息流至显示器、记录器和分配器。分配器可以通过 Internet 分配到其他更远的地方，显示器可以具体地形象地显示出诊断的结果。最后，经处理后的数据流入控制器去控制病人的治疗或刺激病人，以达到治病的目的。

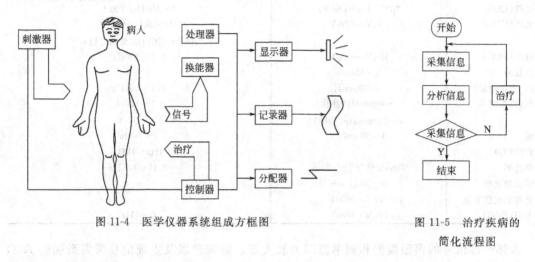

图 11-4　医学仪器系统组成方框图　　　　　　　图 11-5　治疗疾病的
　　　　　　　　　　　　　　　　　　　　　　　　　　　　简化流程图

二、人类诊治疾病的简化流程图

　　人体各种不同的生理信息来源于人体特定部位，例如，从脑部可获得脑电、脑磁信号；在人体的胸前可以获得心电信号。这些人体的生理信息与相应的疾病有密切的关系。不论是中医的望、闻、问、切，还是西医的听诊、测体温、量血压，无非都是从病人身上获取与诊治疾病密切相关的各种生理信息，然后与已为人们所掌握的经验进行比较做出判断，如此往复直至症状消失为止。其诊治过程可用一个简化流程图来加以描述，如图 11-5 所示。其步骤可概括为：①收集数据；②分析数据；③做出判断；④通过判断制订治疗方法；⑤重复上述步骤。

三、医学仪器诊治疾病的流程

1. 疾病的诊断流程

当医生开出医学仪器的疾病检查单后，医务人员接收疾病检查单，并将患者置于医学仪器的适当位置（如躺在 CT 机的床上），剩下的工作就由医务人员操作医学仪器进行疾病的诊断。首先是医学仪器采取生理或生化信息，并进行模/数转换，送达电子计算机处理系统对所采取的信息进行自动处理，如显示图像，或是打印报表，或是输出诊断结果。由于疾病诊断的复杂性，多数情况下是由医生根据医学仪器所反映的信息，再结合自己的临床经验，最后对疾病做出比较准确的诊断。

2. 疾病的治疗流程

　　当医生开出医学仪器的疾病治疗单后，医务人员接收疾病治疗单，并将患者置于医学仪器的适当位置，剩下的工作就由医务人员操作医学仪器对疾病进行治疗。在治疗的过程中医务人员要根据疾病的诊断结果，确定治疗的部位、方法、时间、剂量（如放射性剂量等）或波长（如照射光的波长或强度）等。同时，要注意观察治疗情况和治疗效果，及时改进治疗方案，以达到最佳治疗效果。

第四节　现代医学仪器结构与设计

人体生理信号如心电图、脑电图等都是模拟信号，是以连续方式存在和变化的。长期以来，人们接触到的是模拟的信号。随着微机技术和数据转换器件的迅速发展，数字信号应用得以实现，它具有便于存储、运算及抗干扰能力强等优点。

数据采集系统把从传感器或其他方式得到的模拟信号，经过信号转换系统进行必要的处理后，换成数字信号（A/D 转换），供存储、处理、显示、传输之用，如图 11-6a 所示。信号转换系统也可将数字信号转换成模拟信号（D/A 转换），经处理后输出，如图 11-6b 所示。

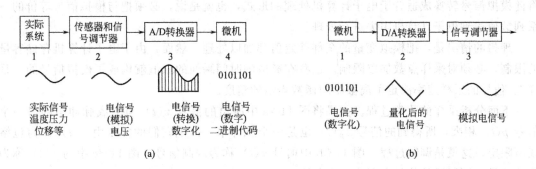

图 11-6　信号转换系统

一、信号编码基础

从现实世界得到的信息必须转化成适合于微机处理的形式。由于微机使用二进制数，故这里首先介绍几种最常用的二进制编码。二进制中仅用两个可能的系数 0 和 1，又称二进制数字或"位"。基数为 2，系数的"权"取决于 2 的幂次。

1. 普通二进制

普通二进制也称为自然二进制，它是最常用的二进制。二进制代码的最右位是最低有效位（LSB），最左位是最高有效位（MSB）。在这种编码中，每一位的贡献取决于它在数字串中的相对位置。在一个 4 位的二进制数中，例如，1101，MSB 的权是 2^3，而 LSB 的权是 2^0，这个数码所代表的二进制数可将非零位的权相加得到：

$$1101 = (1 \times 2^3) + (1 \times 2^2) + (0 \times 2^1) + (1 \times 2^0) = 13（十进制）$$

对于一个非零位的 n 位的数字串，MSB 的权为 2^{n-1}，能表示的最大数为 $2^n - 1$。要对 2^n 个不同的量编码，至少需要 n 位二进制数。然而，二进制编码允许用任意多位来表示一个数。例如，二进制数 00001101 也代表十进制数 13。

2. BCD 码

用二进制代码表示一个十进制数字至少需要 4 位，最常用的这种代码称为 BCD 码（二进制编码的十进制数）。赋给每位的权与自然二进制中一样，仍为 8—4—2—1，虽然 4 位允许表示 16 个不同的数（0 到 15），在 BCD 中，仅有 10 个数有效，即 10 个十进制数字 0 到 9。要对任意十进制数用 BCD 编码，必须把每个数字分别转换成它自己等价的 4 位二进制数。例如，十进制数 283 用 BCD 编码，可表示为 0010 1000 0011。它与普通二进制的表示是不同的。普通二进制表示为 100011011。前一种情况是对十进制数编码的例子，而后一种情况代表将一个十进制数字转换成二进制数的表示法，转换所得到的位是二进制数编码中所得到的数位，前者是数字 1 和 0 依照所使用编码规则（此处为 BCD 码）排列的组合。

二、采样定理

从一个传感器或一个敏感元件得到的模拟信号，它代表在每一时刻都确定的一些实际参数。换句话说，模拟信号是一个连续的时间函数。因为电子计算机只能处理数值，所以必须将此模拟信号转换成适合于电子计算机处理的形式，也就是说，必须把与模拟信号等价的一系列数值送到电子计算机中去进行处理。

理想的情况是，把模拟变量的全部确定值都加以处理。然而，由于电子计算机存储容量的限制，必须对采样点数加以限制。这些在离散的时间瞬间的取值就构成了模拟信号的"采样"。信号的采样速率决定了离散时间函数表示的精度。

下面分析采样的数学过程。如果将图 11-7a 中所给的信号 $x(t)$ 与组成脉冲串的另一个信号 $p(t)$ 相乘，所得到的信号 $x_p(t)$ 也是一个脉冲串，但是它们的幅度由 $x(t)$ 作为包络线所限定，这就是调制过程。图 11-8b 中信号 $x(t)$ 称为调制信号，图 11-8c 中的 $p(t)$ 称为载波信号，调制后的信号由图 11-8d 中的 $x_p(t)$ 表示。

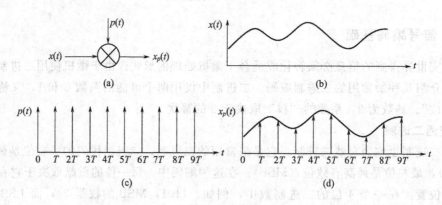

图 11-7 采样

如图 11-8 所示，a 图为调制信号 $x(t)$ 的频率成分，由 $x(f)$ 表示；b 图为脉冲电 $p(t)$ 的谐波；c 图为被调制信号频谱 $x(f)$ 的重复模式，调制信号可用低通滤波完全恢复；d 图为低于采样频率时的被调制后信号的频谱 $x_p(f)$，出现重叠现象。我们还希望能将 $x_p(f)$ 恢复为模拟信号。采样理论认为："在一定的条件下，一个连续时间信号可完全地用等时间间隔的瞬时值或采样来表示，并且当知道这些采样值后，可以完全恢复信号本身。"这就是著名的奈奎斯特采样定理所表述的主要思想。

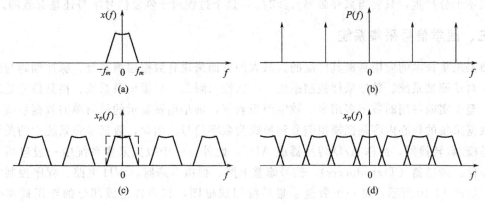

图 11-8 信号的傅里叶变换

研究恢复条件时，必须考虑图 11-7 所示的信号在频域中的情况。可以用傅里叶变换得到这些调制信号，载波及被调制信号的频率分量。

图 11-8a 中所示的是图 11-8b 中信号 $x(f)$ 的频谱。可以看到，对于高于 f_m 的频率，$x(f)=0$，即 $x(f)$ 没有高于 f_m 的频率成分，$x(f)$ 称为带限信号。如图 11-8c 所示，等时间间距的脉冲串的频谱也是一个脉冲序列，其时间间距为 $T_s \leqslant \dfrac{1}{2f_m}$（$f_m$ 为最高截止频率）。

图 11-7d 中被调制后的信号 $x_p(f)$ 的频谱如图 11-8d 所示。$x_p(f)$ 的图形是图 11-8a 中 $x(f)$ 频谱的重复模式，这些重复模式的间距精确地等于采样频率 $f_s = \dfrac{1}{T_s}$。

为把模拟信号 $x(f)$ 从它的采样表示恢复为信号本身，意味着要在频域内完全恢复其频谱。设有一个低通滤波器，其频率响应如图 11-8c 中虚线所示，只要它的采样频率 $f_s \geqslant 2f_m$，就可恢复 $x(f)$。

现在可以完成采样理论了。精确表示及恢复的条件是，信号必须频带有限，而且采样频率不能低于信号最高频率的 2 倍。如图 11-9 所示，是实际信号在采样前，用一个低通滤波

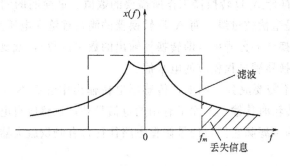

图 11-9 实际信号 $x(f)$ 频谱

器加以限制。信号中较高频率丢失了，这样就构成了所谓的"缺漏误差"。所有信号的处理都是对一个存在"缺漏误差"的信号，而并非对原来的信号进行处理。如果由滤波引起的信息丢失不十分严重，只要当采样频率 $f_s \geqslant 2f_m$，这个过程对于恢复信号本身还是有效的。

三、医学信号采集系统

数据采集技术的应用是极其广泛的。从大的方面来说有数据遥测系统、脉冲编码与调制通信、自动测试系统、数据采样控制系统、一次性（瞬态）数据记录系统、视频信号处理系统等。至于实验室用的数字多用表、数字面板表等，则是用做显示的最简单的数据系统。

数据采集的核心内容是把模拟信号转换成为数字信号。因此，数据采集系统中的关键器件就是模/数转换器，简称 A/D 转换器或 ADC。此外，一个数据采集系统中一般包括下列各种器件：传感器（Transducers）、信号修整电路、模拟多路器、S/H 电路、程序控制定序器等。如图 11-10 所示，是一个数据采集系统组成框图，其中各组成部分的作用概要介绍如下。

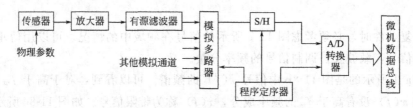

图 11-10　数据采集系统

1. 传感器

送入系统的各种待转换物理参数，如温度、压力、位移、流量等都是模拟量。首先要把这些模拟量转换成为电信号，才能由电路做进一步的处理。把各种物理量转换成电信号的器件称为传感器。测量温度的传感器有热电偶、热敏电阻等；测量机械力的有压（力）敏传感器、应变片等；测量机械位移的有感应式位移传感器等；测量气体的有气敏传感器等。

2. 信号调整电路

传感器给出的电信号往往远不是所需要的理想状态，这就要对信号加以调整。信号修整电路是内容极为丰富的各种电路的综合。它的作用如下。

① 把信号调整到符合 A/D 转换器工作所需要的数值。最简明的例子是放大。例如，传感器的输出信号一般是毫伏数量级，而 A/D 转换器的满量程输入电压大都是 2.5、5、10V。为了充分发挥 A/D 转换器的分辨率（即转换器输出的数字位数），就要把传感器输出的模拟信号放大到与 A/D 转换器满量程相应的电平值。

② 滤除信号中的不需要成分。例如，传感器电桥输出中含有不需要的共模分量；在恶劣电磁环境中远距离传输时传输线上除了有用的电信号外，还感应有电噪声；信号中含有不需要的高频分量等。为了滤除它们，信号修整电路往往含有测量放大器、隔离放大器、滤波器等。

③ 把信号调整到便于进一步处理的需要。例如，传感器电桥输出输入关系具有非线性

性质，电桥电路的线性化修整可使系统的反馈控制大为简单；又如，几乎被噪声淹没的信号，通过"相加平均"电路可使信噪比大为改善。

④ 减轻对后续电路性能指标的过高要求。例如，对大动态范围信号的对数压缩，可以避免对 A/D 转换器的分辨率提出不切实际的要求。

3. 模拟多路器

如果有许多独立的模拟信号源，都要转换成数字形式，那么，方法之一是在这些信号源与一个 A/D 转换器之间接入模拟多路器（或称模拟多路开关），如图 11-11 所示。在选址输入作用下，多路器顺序地或按指定顺序地把各路模拟信号依次送入 A/D 转换器转换成数字形式。A/D 转换器对模拟信号的转换要花费一定时间，称为转换时间。在转换时间内模拟信号应保持不变，这样，A/D 转换器数字输出才有确切的含义，即代表指定的被转换模拟量。为此，模拟多路器对于每个模拟信号通道都要接通一段时间，才能换接到下一个通道。接通时间应大于或等于 A/D 转换器的转换时间与多路器本身的一个开关接通延迟时间之和。前者视 A/D 转换器类型不同从几十毫秒到几微秒，后者通常为几十纳秒。因此，信号在数据采集系统中的通过率（Through-put-rate），即每秒转换信号数据的次数是有限的。

4. S/H 电路

在很多情况下，待转换的模拟信号是随时间快速变化的。如果在转换过程（即转换时间）中信号电平有改变，则转换结果会与指定瞬间的模拟信号有较大误差，甚至可能已是面目全非了。为了保证 A/D 转换的精确性，需要在模拟信号源与 A/D 转换器之间接入 S/H 电路，如图 11-12 所示。在"采样"指令作用下，开关 S 接通，电路进入采样模式，S/H 电路的输出跟随输入一同改变。当"保持"指令到达时，开关 S 断开，电容器 C 上的电压及 S/H 电路输出电压均保持在"保持"指令到达瞬间的模拟信号值。然后，A/D 转换器开始转换，给出对应的数字输出。从采样定理可知，只要满足一定条件，按固定时间间隔采集的样品可以完整地恢复出原始的模拟信号。

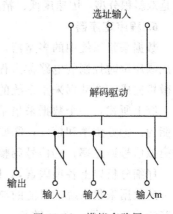

图 11-11 模拟多路图

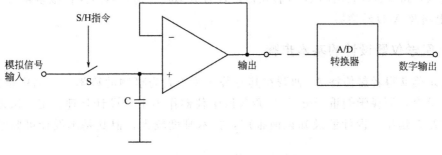

图 11-12 采样/保持电路示意图

S/H 过程实际上是把模拟信号样品存储在电容器中。对电容器充放电需要一定的时间，其大小由时间常数决定。所以 S/H 电路对样品的采样需要经过一段采集时间。外加的采样时间必须大于或等于采集时间，电容器上的电压才能基本等于模拟输入信号。S/H 电路的采集时间一般为几十纳秒到几微秒。显然 S/H 电路的接入必将降低数据采集系统中模拟信号的通过率。

5. A/D 转换器

A/D 转换器把模拟输入信号电压转换为与之对应的数字输出。A/D 转换器最主要的技术指标是分辨率和转换率。A/D 转换器的分辨率是指 A/D 转换器能够分辨的最小模拟输出电压变化量，即在这一模拟输入变量作用下，A/D 转换器的数字输出最低有效位的状态将有改变。分辨率与 A/D 转换器的数字输出的位数直接有关。A/D 转换器把模拟信号转换成数字信号需要一定时间，称为转换时间。转换时间的倒数即为转换率，表示 A/D 转换器每秒能够完成的转换次数。

这里的精度、线性度、单调性、输入电压量程、数字输出的制式等参数以及尺寸、价格等也是使用 A/D 转换器时必须考虑的性能和因素。A/D 转换器类型很多，各有优点。目前最常用的基本上是两种。一种是逐次逼近型，以其优异的精度和速度综合性能而得到广泛应用。另一种是双斜积分型，因速度低、精度高、价格低，被广泛应用在数字多用表、数字面板表中。

6. 程序定序器

数据采集系统中的多路器，S/H 电路、A/D 转换器都要按一定时间顺序有秩序地工作。完成顺序定时控制的电路称为程序定序器，它可以在微机控制下工作。在有些情况下则直接由微机完成整个数据采集系统的控制任务。

综上所述，一个数据采集系统电路结构的设计以及元、部件的选择，首先要考虑的关键性能为：①分辨率和精度；②要监测的模拟信号的通道数目；③每个通道的采样率；④系统的模拟信号通过率；⑤信号调整的需要；⑥价格。

仔细分析以上各项因素，目的是力求得到既能满足数据采集性能要求，在价格上又最为经济的数据采集系统。可能的典型结构如下：①单通道转换。被采集的只有一个模拟信号。电路结构可能是：直接转换；信号修整后直接转换；S/H 转换；信号修整、S/H 转换。②多通道转换。被采集的模拟信号有两个以上。电路结构可能是：各通道单独有信号修整、S/H 电路、A/D 转换器，经数字多路器送入数据总线；各通道单独有信号修整、S/H 电路，经模拟多路器送入共用的 A/D 转换器；各通道单独有信号修整经模拟多路器送入共用的 S/H 电路及 A/D 转换器。

四、医学仪器设计的基本步骤

诺贝尔奖获得者赫伯特 A. 西蒙在其专著《关于人为事物的科学》一书中指出："工程侧重于综合，而科学侧重于分析。"现代医学仪器作为工程设计是理、工、医多学科知识的高度综合运用，设计涉及知识面很广，技术难度较大，但其基本设计可归纳为如下六步：

（1）生理模型的构建

这是现代医学仪器设计中十分关键的一步。在对生理、病理、生化或解剖等相关知识分析的基础上，根据物理、化学、数学和生物医学的基本理论，或对实验所获数据的统计分析，构建设计目标的数学模型（或物理模型，或描述模型），并提出仪器设计应实现的技术指标。

（2）系统设计

根据构建的生理模型和设计指标，提出系统总体设计方案和工程实现的方法、途径；接着按功能（并考虑空间结构）进行合理的模块化分解；最后，按照产品成本要求和性价比优选的原则，进行软、硬件设计的选择与规划，并绘制出系统总框图。

（3）实验样机研制

实验样机设计包含了仪器的软件和硬件设计、工艺设计和安全可靠性设计；在完成设计的基础上，制作实验样机；在实验室条件下进行仪器样机性能测量和模拟试验，各项指标应达到设计要求

（4）动物实验研究

对于第二、三类医学仪器，建议在临床实验前，先进行动物实验。要选择好适当的动物，接着对实验样机性能进行较全面的考察验证，包括生理、生化指标的检测，疗效观察，仪器的电气和生物安全性、可靠性评价（包括材料的生物相容性分析）等。并将实验结果反馈到（1）～（3）步。

（5）临床实验

在向有关医政管理部门提出临床实验申请之前，应首先拟定产品标准，经有关标准化主管部门审定、备案；其次产品须经医政管理部门指定的第三方检测中心，按产品标准对样机进行测试，达到标准要求后，方可进入临床实验。对于临床实验过程，国内外都有严格的规定。对实验所获数据，应选用适当的统计方法分析，其结果应反馈到（1）～（3）步。

（6）仪器的认证与注册

首先向医政管理部门提交仪器认证与注册的有关申请，获准后，按照生产规模要求，即可进行仪器的外观设计、工装设计、模具设计和工艺设计等，当然这些设计已超出本书讲述范围，可参阅其他有关资料。

本 章 小 结

1. 现代医学仪器的发展简史与发展趋势。
2. 人体生理信息及其特点，以及生理信息的采集等。
3. 现代医学仪器系统的组成与诊治疾病的过程。
4. 现代医学仪器结构与设计步骤。

习 题 十 一

11-1　影响和制约现代医学仪器发展的因素有哪些？

11-2　医学仪器设计应如何适应医学模式变革的需求？试举出当前值得大力发展的医学仪器种类。

11-3　试述利用生命科学在微观领域取得的成果进行医学仪器研究和设计的可行性。

11-4　医学仪器设计中最为关键的一步是什么？如何进行创新设计？

11-5　西蒙认为"工程侧重于综合"，医学仪器设计属工程设计，其"综合"性体现在哪些方面？

第十二章

常用医药电子仪器

电子学技术在医药学领域一直有着重要和广泛的应用，随着科学技术的进一步发展，电子仪器在医药学中的应用也越来越广泛，诸如心电图机、电子脉搏计、电子温度计、电针仪、电泳仪等。在知识爆炸的今天，现代科学的很多新发现，科学技术的很多新发展，都会为医药科学提供更新更好的理论、工具和方法，相当一部分新的诊断和治疗技术的实现，也大量地运用了电子技术，如 X 射线电子计算机断层扫描仪、放射性同位素显像设备、核磁共振设备等。

本章介绍一些常用的医学诊断仪器、医学治疗仪器和电子类的药用仪器，这是今天学医药的学生和医药工作者必备的基础知识。

第一节　电子医学诊断仪器

一、心电图机

心脏的跳动是由于心脏受到了它本身所产生的电激动刺激而引起搏动，这种电激动在空间所建立的电场是随时间作周期性变化的。任一瞬间，在人体体表不同的两点（如左臂与右臂）之间的电压是确定且可测量的。通过两个电极连接身体表面构成回路，取得人体表面两点间所产生的心电压，输入到心电放大器，经放大后驱动描绘笔绘出这两点间的电压的曲线，就是心电图。体表心电图携带了大量有关心脏的结构及功能的信息，对人体心脏系统疾病的诊断有着较大的价值，广泛应用于临床。

普通心电图机的基本原理和结构如图 12-1 所示，可分为输入部分、放大部分、记录部分和电源部分。

输入部分由电极、输入电路、导联选择器、高频滤波器、过电电压保护和缓冲放大器等组成。电极拾取信号给输入电路，导联选择器是对十个电极进行组合的装置；高频滤波器由 RC 低通滤波电路组成，滤去不需要的高频信号（如心电图机附近的电器、电焊的火花发出的电磁波）以减少高频干扰，确保心电信号通过；过电电压保护电路用以消除通过电极和导联线窜入心电图机的高压信号；缓冲放大器一般采用电压跟随器，利用它输入阻抗大的特点达到减小心电信号衰减和匹配失真的目的；输入部分的作用是将生物体各部分的信号电压引导到放大器的输入端。

放大部分的功能是将微弱的输入电压放大到足够推动记录器工作的功率，由前置放大

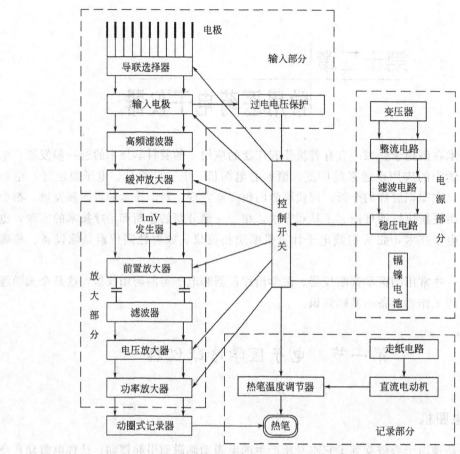

图 12-1　心电图机电原理框图

器、滤波器、电压放大器、功率放大器等组成。前置放大器是对心电信号的第一次放大，因为信号微弱，混杂有干扰信号，所以它的主要功能是滤除一些共模干扰信号，同时对心电信号进行有限的放大，为了实现这个目的，要求放大器有高输入阻抗、高共模抑制比、低零点漂移、低噪声和较宽的线性工作范围；滤波器是为了滤除电极的极化电压而设的，由 RC 滤波网络完成；电压放大器为直流放大器，增益较大，一般均采用差分放大电路；功率放大器采用对称互补级输出的单端推挽电路，要求输出信号有足够的功率。

记录部分的组成视不同心电图机而不同，采用直接描记式的心电图机由电流型记录器和记录纸驱动系统组成，照相记录式心电图机则包括示波器和照相机，这些装置的目的都是将放大了的信号以曲线形式记录下来。

电源部分由变压器、整流电路、滤波电路、差动放大串联式稳压电路组成（便携式还配有镉镍电池组），给各部分提供合适的工作电压。

二、脉搏测试仪

脉搏测试仪是用来测量一个人心脏跳动次数的电子仪器，这类仪器的要求是用医学传感器将心脏搏动或脉搏跳动产生的力学信号或光学信号转变为电信号,然后对其进行滤波、放大、整形、计数,最后得到脉搏数。

这里我们以一款数字显示式脉搏测试仪为例进行工作原理和电路分析,它在传统的人工触摸法基础上来测试人脉搏每分钟跳动的次数,具有显示直观、使用方便等特点。

该电路由传感器、信号放大电路、振荡器和计数显示电路组成,如图 12-2 所示。电路中各部分的功能和工作原理分析如下:

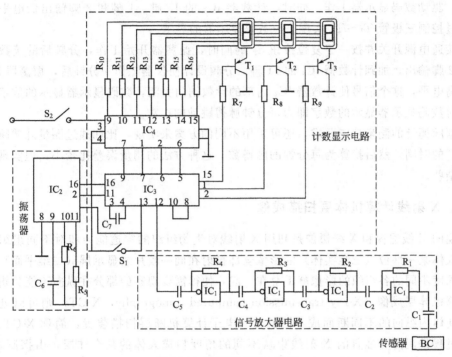

图 12-2 脉搏测试仪电路图

(1)传感器

压电式传感器 BC 压在测试者手腕的桡动脉处,将因脉搏而产生的压力变化转换为相应的电脉冲信号。

(2)放大电路

其功能是对微小电脉冲信号进行放大。每一个非门集成电路 IC_1 与一个并联电阻、一个串联电容器组成一级放大电路,四级线性放大器依次放大,将微弱的脉动电信号放大到足够的幅度送给计数电路计数。

(3)振荡器

由 14 位串行二进制计数分频振荡器集成电路 IC_2、电阻器 R_5、电阻器 R_6 和电容器 C_6 组成,输出经分频后的计数脉冲信号来控制七段译码器集成电路 IC_4 在规定的时间间隔(1分钟或 30 秒)后停止计数。

(4)计数显示电路

在门控信号作用期间,对从信号放大电路来的电脉冲信号进行计数,并经译码器译码,再由数码管显示所计数值。此电路由 BCD 计数器集成电路 IC_3、七段锁存译码驱动器集成电路 IC_4、电阻器 $R_7 \sim R_{16}$、晶体管 $T_1 \sim T_3$、电容器 C_7、复位按钮 S_2 和数码显示器组成。

使用时，将传感器压在测试者手腕的桡动脉处，接通电源开关并按一下复位按钮 S_2，这个按钮同时连接着 IC_3 和 IC_4 的复位端，使 IC_3 和 IC_4 清零复位，数码显示器显示读数 000。传感器将拾取的脉搏跳动信号转换成电信号，经四级线性放大器放大后，送入计数器集成电路 IC_3 进行计数和分频处理，并产生一组 BCD 码。该 BCD 码经译码驱动器 IC_4 译码处理后，驱动数码显示器工作。同时，计数器 IC_3 的 15 脚、1 脚和 2 脚输出低电平控制信号，通过控制三极管 $T_1 \sim T_3$ 实现三位数码显示器的显示。

在接通电源开关并按一下复位按钮 S_2 的同时，振荡器开始工作，分频后的读数脉冲信号就从 2 脚输出，加到计数器 IC_3 的 11 脚。分频设计使仪器工作一分钟后，振荡器 IC_2 的 2 脚变为高电平，这个信号使计数器 IC_3 内部的计数闸门关闭，数码显示器显示的数字跳变停止。此时数码显示器显示的数字即为每分钟脉搏跳动的次数。

依据脉搏计的测量功能要求，还可采用不同的方案来实现，比如通过测量脉搏跳动固定次数所需的时间，然后换算为每分钟的脉搏数。这种方法的测量误差比较小，但实现起来电路要复杂些。

三、X 射线计算机体层扫描成像

常规的 X 线透视和 X 线摄像是利用 X 射线对生物组织的穿透能力和对不同组织的差别吸收把人体某一部位（三维实体）的影像全部投射在同一胶片或显示屏（二维平面）上，所以体内深度不同的各组织的影像就重叠在一起，使得需要观察的部分在纵向不能分辨。而 X 射线计算机体层成像（X-ray transmission computed tomography，X-CT）则可以进行体层扫描，使体内纵向的不同断面成不同的像。电子计算机断层扫描装置，简称 X-CT。X-CT 的工作过程是用高度准直的 X 射线束从不同的角度扫描人体的某个体层，由探测器接收，再把接收到的大量信息经模数转换器将模拟量转换成数字量后输入到计算机，经电子计算机处理，求解出衰减系数值在生物组织此层面上的二维分布矩阵，再应用电子技术把这个二维分布矩阵转变为监视器荧光屏上的灰度分布，就获得了该体层的解剖结构图像。这是一种现代医学成像技术，它的问世标志着 X 线诊断技术进入了计算机时代，为诊断疾病提供了一种无损伤诊断的极好方法。

常用 X-CT 机的结构有五个主要部分组成：数据测量系统、图像重建系统、图像显示与存储系统和中央控制器。整机系统框图如图 12-3 所示。图像重建系统是由计算机构成的；图像显示与存储系统主要由磁盘、磁带机、光盘机、监视器等外设组成。电子线路较集中的是数据测量系统，下面主要介绍数据测量系统的组成和工作原理。

数据测量系统中包括 X 射线发生系统（含高压发生器）、数据探测器、扫描系统、检查床系统和数据处理系统。X 射线发生装置发出一定频率和强度的 X 射线，系统中的准直和滤过部分是以铅合金等吸收材料为主的硬件装置，通过这些装置的处理，X 射线的硬度、方向性被约束在所需要的范围内。在扫描系统的控制下，X 线通过被测体被探测器接收。探测器是一种将 X 线能量转换为电信号的装置，由性能相同的探测单元排列而成，每个单元对

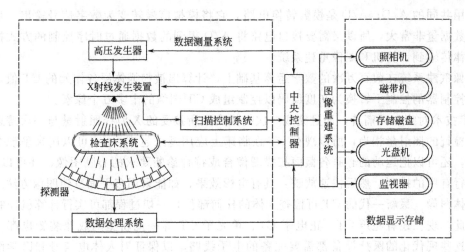

图 12-3　X-CT 机的结构框图

应着一束 X 线,根据其辐射强度转换为一定大小的电信号,将其送往数据处理系统。

数据处理系统的作用是将微弱的电信号放大,然后经模数转换器(A/D)转换为计算机能够识别的数字信号,由接口电路输入图像重建系统。数据处理系统的电路结构如图 12-4 所示。

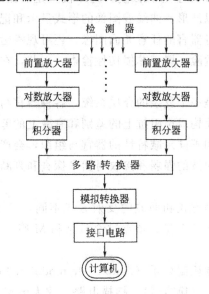

图 12-4　数据处理系统的电路结构图

探测器的输出阻抗很高,输出信号又很小,首先必须使用高输入阻抗的前置放大器进行放大和阻抗变换;因为 X 射线的吸收系数与检测到的 X 射线的强度之间存在对数关系,所以在此设置了对数放大器,使输出信号正比于穿透 X 射线的强度的对数;在 X-CT 扫描过程中测量的是每个角度下 X 光子的总和,因此要对在每个工作脉冲中采集的信号求积分以计算光子的总和,所以在对数放大器后接有积分器,它输出的是每个脉冲期间信号的积累,在脉冲保留期内,将多路转换器信号移到数模转换电路;多路转换器将多路输出信号转换为一路，使用共同的 A/D；A/D 是模数转换电路，它将模拟信号转变为数字信号输出，从这里输出的数据量非常大，所以又需要接口电路将 A/D 得到的数据通过时序控制的方式按照一定的规律传输到计算机和图像重建系统。

图像重建系统在数百万次的数学运算基础上，计算出被扫描体层各体元的 CT 值，然后在中央控制器的控制下转换为灰度编码以控制组成 CT 图像的十多万个像素。

CT 技术对病人无痛苦，而且完成一次扫描病人所接受的 X 射线照射量与一次普通的颅骨照片检查的照射量相当，所以现在 CT 在临床上应用越来越广，CT 可以用来呈现全貌的定位片，还可以把运动的心脏各截面扫描图像合成符合诊断要求的心脏图像，并可以把 CT 图像进行有序的排列，然后快速放映，具有电影效果，如能采用多平面重建图像方法，又可获得立体图像。最新一代的 CT 可检查人体的任何部位，一切过程都可实行计算机控制。

除此，现在还有超声 CT、正电子 CT、单光子 CT 等一批新型的成像装置也都应运而生，但这些现代化的医疗设备都需要完备的电子线路，以保证对人体电信号和医学图像的处理。

四、超声成像

超声波是频率在 20000Hz 以上的机械波。超声检查是利用超声波的物理特性和人体器官组织声学性质上的差异，以波形、曲线或图像的形式显示和记录，借以进行疾病诊断的检查方法。超声诊断设备可获得器官的任意断面图像，还可观察运动器官的活动情况，而且成像快，诊断及时，无痛苦与危险，属于非损伤性检查，因此，在临床上应用已普及，是医学影像学中的重要组成部分。

人体结构对超声波而言是一个复杂的介质系统，各种器官与组织，包括病理组织有它特定的声阻抗和衰减特性，因而构成声阻抗上的差别和衰减上的差异。超声波射入体内，由表面到深部，经过不同声阻抗和不同衰减特性的器官与组织，会产生不同的反射与衰减。接收反射回来的回波，就能根据回波的强弱和接收时间来探查和判断组织和器官的相对位置和组织构成。

超声诊断仪按换能器运动方式和回波的反射方式不同，可分为 A 型、B 型、C 型和 M 型、PPI 型等等，本节简单介绍 A 型，重点讨论 B 型和 M 型。

1. A 型超声波诊断仪

A 型超声波诊断仪是幅度调制显示（Amplitude modulated display）的简称，由同步信号发生器、高频振荡器、探头（换能器）、扫描电路、放大电路、示波管、显示器等几部分构成。A 型超声波诊断仪的工作原理，如图 12-5 所示。

同步信号发生器的作用是调节扫描电路与高频振荡器的频率，使其步调一致，同步信号发生器每发出一个脉冲信号，都触发高频振荡器，使其输出只含几次电振荡的高频脉冲，同时又触发扫描电路，使其输出扫描电压，加在示波管水平偏转板上，为高频脉冲提供一个时间轴，称为**扫描基线**。

高频振荡器发出的高频电脉冲输入探头（换能器），致使探头中的压电晶体产生逆压电效应，从而发射超声波。在探头发射超声波的同时，高频电脉冲加到放大器的输入端，经示

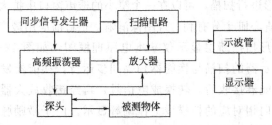

图 12-5　A 型超声波诊断仪工作原理框图

波管在显示器的荧光屏上显示出始波脉冲，简称为**始波**。超声波入射到被测物体的各不同界面被反射，探头接收到反射回波后，由于正压电效应，又将反射回波转变成微弱的高频电振荡-回波电信号。将探头产生的回波电压放大处理后加于示波管的垂直偏转板上，在水平偏转板上加随时间线性变化的锯齿波扫描，就可以把探头发出的始波和接收到的各界面的回波信号以脉冲的形式按时间先后在荧光屏上显示出来，回波幅度大小提供了介质的种类信息，可以区别组织器官等，各回波脉冲与始波的时间间隔提供了各反射界面的深度也就是位置信息。

A 型超声诊断仪给出的是一维图像，不能显示整个器官的形状。

2. B 型超声诊断仪

B 型超声诊断仪是在 A 型超声诊断仪的基础上发展起来的，它是一种辉度调制显示（Brightness moduiated display，BMD）的成像仪器。它能得到人体内部脏器的二维断层图像，并且能对运动脏器进行实时动态观察。

B 型超声波诊断仪的工作原理，如图 12-6 所示。B 型超声波诊断仪的基本原理与 A 型相同，它也是利用超声波束在组织内传播时遇到不同介质的分界面反射而获得的不同时间、不同强度的回波，以确定界面的不同性质和距离。但 B 型不像 A 型那样，把回波信号加在示波管的 Y 轴上，而是加在控制栅极或阴极上，用于控制电子束的强度，这就成了调制信号，这是 B 超扫描特点之一。在示波管 Y 轴偏转板上，加锯齿波扫描电压，使电子束沿 Y 轴移动，因此每个回波在荧光屏上产生一个光点，界面处两种组织的密度相差越大，回波越强，光点越亮，光点的位置和产生反射的界面位置相对应。在水平方向加一个慢扫描信号，当探头作与扫描线同步的水平移动时，一条条载有回波信息的垂直扫描线，构成探头移动线和声速所决定的平面上的人体组织的二维超声断层图像，所以 B 超又称为超声波断层显像仪。新型 B 超的扫描方式，除上面所述的线性扫描外，还有高速电子相控阵扇形扫描，它能使发射的超声波

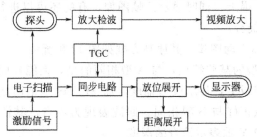

图 12-6　B 型超声波诊断仪工作原理框图

速以某一偏向角，呈扇形进行扫描，可以在一个窄小的透声窗口中扩大扫描范围，而不受肋骨与胸骨的阻碍，这对探查心脏十分有利，且图像清晰，是目前应用最广泛的一种超声技术。

高速电子相控阵扇形扫描断层显示仪基本电原理框图，如图 12-7 所示，控制信号发生器产生同步信号，使显示器的扫描与换能器扫描同步运行，换能器发出的超声波束射入人体内，各界面的回波被换能器接收后，转换成电信号，再经接收放大器放大后，按同一顺序在扇形光栅中与该声束方向相对应的扫描线上作调辉显示。由于激励脉冲延迟时间 τ 的不断按顺序往返重复改变，所以换能器发射的声束方向，也作相应变化。每一方位的声速又与显示器扇形光栅中的每一扫描线一一对应，这样一条条载有回波信息的扫描线，就构成一幅被测脏器的剖面图。

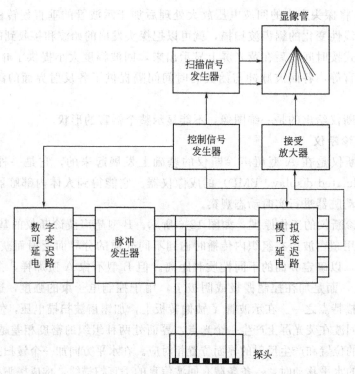

图 12-7　相控阵扇扫 B 超原理框图

近年来，先进的 B 超已普遍使用数字扫描变换器，它既能显示动态像，也能显示静态像、局部像，还可在同一屏上，同时显示几帧图像，有的还可以进行三维观察。

3. M 型超声诊断仪简介

M 型超声诊断仪又称心动图仪，其原理方框如图 12-8 所示。

M 型兼有 A 型和 B 型的某些特点，与 A 型相同的是，换能器固定不动；不同的是 A 型把回波信号加在垂直偏转板上，显示波形幅度，而 M 型则是把回波电信号加在阴极或栅极上，实现辉度调制，这点正好与 B 型相同。回波表现为小点，其深度扫描电压也是加在示波管垂直偏转板上，图像 Y 轴表示检查的深度。

M 超与 B 超主要不同之处，在于 B 超探头呈直线扫描时，可以得到切面超声图像，而

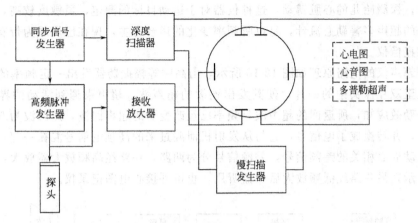

图 12-8 M 型超声诊断仪方框图

M 超的探测方法，是将探头固定在某一探测点上，加一慢扫描锯齿电压，使整个深度扫描线沿水平方向缓慢移动，所以图像的 X 轴实际上代表时间。为了区别不同时刻不同深度组织界面的反射波，在示波管的垂直板上加有一组锯齿波电压，实现深度扫描，Y 轴代表深度。当器官随时间发生位置的变化时，即可得到动态的位置时间曲线。

使用时探头固定在某一点，如对应心脏某个部位，由于心脏有节律地收缩和舒张，心脏各层组织和探头间的距离也随之改变，将所得到的回波信号加在示波管的阴极或栅极上，这时在荧光屏上会出现随心脏搏动而上下摆动的一系列光点。当代表时间的扫描线从左到右匀速运动时，上下摆动的亮点便横向展开，由此而得到心动周期中心脏各层组织结构的活动曲线，即超声心动图（简称 U、C、G）。图 12-9 中的 a 为组织结构示意图，b、c、d 曲线分别表示 A 超、B 超和 M 超的对应回波。

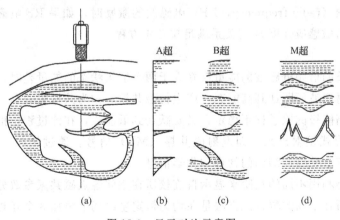

图 12-9 显示对比示意图

M 型超声诊断仪，往往还包括心电图、心音图部分，以便于观测它们的相互关系。超声心动图主要用来辨别心脏各界面的病变，测定心脏组织的位置及大小。

4. 超声多普勒诊断仪

多普勒效应应用在超声诊断技术上，就产生了超声多普勒诊断仪，用来测量人体的血流速度和方向，探测胎儿的心脏搏动，这种仪器对于运动目标的测定，灵敏度较高，因此发展很快。早期的超声多普勒血流计，是以听频率变化的声音为主，现在已发展为带有微处理机的彩色血流显像仪。

多普勒超声仪的电路原理如图 12-10 所示，由高频等幅振荡器发出一定频率的超声频连续振荡，送至双片探头中的一片，使其发出连续的超声波，超声束遇到活动的界面发生反射，由多普勒效应知，所返回的超声波是频率已经改变了的超声回波，此回波为双片探头的另一片接收，并转换成了电信号，它与从发射机泄漏过来的高频电信号混在一起，经解调器后得出与运动界面相关的差额信号，差额信号分为两路，一路经高频放大器放大，积分后用电子仪器指示，另一路经低频放大后作监听用，也可外接心电图记录仪。

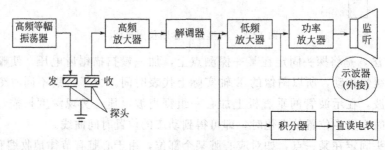

图 12-10　多普勒超声仪电路方框图

五、磁共振成像

磁共振成像（Magnetic resonance image，MRI）是基于核磁共振现象的医学影像技术。核磁共振现象的基本原理是：在磁场中，具有磁矩的原子核存在着不同的能级。当处于磁场中的物质受到射频（radio frequency，RF）电磁波的激励时，如果 RF 电磁波的频率 ω、原子核的旋磁比 γ 与磁感应强度 B 的关系满足拉莫尔方程

$$\omega = \gamma B \qquad\qquad 12\text{-}1$$

也就是照射原子核的射频电磁波的能量恰好等于两个能级状态的能量差时，处于低能态的原子核就可以吸收射频波而跃迁到高能态，产生核磁共振，称为共振吸收。当 RF 电磁波停止激励时，跃迁到高能级的原子核不稳定，又要跃迁到低能级，在此过程中把吸收能量中的一部分以电磁波的形式发射出来，即发射磁共振（MR）信号。通过接收、测量和分析此信号，可以得到许多有关物质结构的物理和化学信息。

磁共振成像是利用不同的灰阶来显示自旋核所在空间各点磁共振参数分布的。它用磁场值来标记自旋核所在空间的位置。方法是在均匀恒定主磁场上叠加 3 个互相垂直的线性梯度磁场，由于被测空间各点磁感应强度不同，各处核的共振频率也不同，所以共振频率可作为自旋核所在空间的"地址"标记，通过测量就可以建立起不同点的共振信号与空间位置的一一对应关系。实现这一点需要解决两个问题，一是把研究对象简化为若干个体素，然后依次测量各体素的成像参数，采集 MR 信号并用以控制对应像素的灰度；二是空间位置编码，即获得层面体素的空间位置，把观测对象进行空间编码，再根据各体素的编码与空间位置一

一对应关系，实现图像的重建。

如图 12-11 所示，为磁共振成像系统的体系结构图。其各部分的组成和工作原理分析如下：

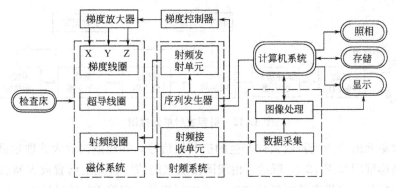

图 12-11　磁共振成像系统的体系结构图

（1）磁体系统

磁体系统是磁共振成像系统的关键设备，用于产生一个高度均匀、稳定的静磁场，它的性能直接关系到系统的信噪比，因而在一定程度上决定着图像的质量。正因为如此，几乎所有的厂家都在努力追求高质量的磁体，超导磁体的出现，既满足了 MRI 对高场强的需要，又使磁场的均匀性和稳定性等方面的性能得以改善。一般把主磁体做成圆柱形或矩形腔体，里面不仅可以安装主磁体的线圈，还可以安装 X、Y、Z 方向梯度磁场的线圈和全身的 RF 发射线圈与接收线圈，病人可借助于检查床进入其中。

（2）梯度磁场系统

梯度磁场系统包括梯度线圈、梯度放大器、梯度控制器和序列发生器。它的功能是为系统提供线性度满足要求的、可快速开关的梯度场。序列发生器产生一定开关形状的梯度电流，经放大后由驱动电路送至梯度线圈产生所需的梯度磁场，以实现 MR 信号的空间编码。

（3）射频系统

这个系统是 MRI 系统中实施射频激励并接收和处理 RF 信号的功能单元，此系统不仅要根据扫描序列的要求发射各种射频波，还要接收成像区域内氢质子的共振信号。射频系统包括射频脉冲发射单元和射频信号接收单元。

射频脉冲发射单元的功能是在射频控制器的作用下，提供扫描序列所需的各种射频脉冲。其结构框图如图 12-12 所示，脉冲生成器控制射频振荡器产生射频电磁波，送入频率合成器，使其频率得以校正，成为完全符合序列需要的 RF 波，然后，标准频率的 RF 波进入调制器，调制器的作用是产生需要的波形；RF 波还要经过多级放大，使其幅度和功率得以提高，输出一定发射功率的射频波；这一 RF 波通过一个阻抗匹配网络进入射频线圈，阻抗匹配网络兼有缓冲器和开关的作用，由于有些线圈（如体线圈和头线圈）既是发射线圈又是接收线圈，必须通过阻抗匹配网络的转换。射频发射时，阻抗匹配网络建立的信号通路阻抗非常小，使线圈成为发射天线，射频接收时，它建立的信号通路阻抗则很大，线圈成为接收天线。脉冲功率放大器是本单元的关键组成部分，一般不仅要求它有足够的输出功率，而且要工作可靠、有一定宽度的频带和非常好的线性。

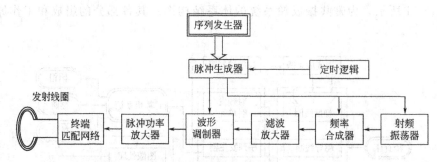

图 12-12 射频发射单元框图

射频接收单元的功能是接收人体产生的磁共振信号，并经适当放大处理后供数据采集单元使用。其结构框图如图 12-13 所示。由线圈接收来的信号首先由前置放大器放大，然后到达混频器，使信号与本机振荡混频后产生一个中频信号，即将 RF 信号转换至较低的中间频率上，该信号经中频放大器进一步放大后送往相位检波器，相位检波电路具有很高的选择性，输出两个相位差为 90°的信号，其幅值分别正比于输入信号的振幅和相位，该信号经两个低通滤波器，滤除其中混杂的交流成分后送数据采集系统供 A/D 转换用，这样，使高频噪声在数字化时不会进入信号频谱中去。前置放大器是本单元的重要部分，因为从接收线圈中感应出的信号功率只有微瓦数量级，所以要求前置放大器既要有很高的放大倍数，又要有很小的噪声，设备对射频接收系统的灵敏度的要求也非常高。

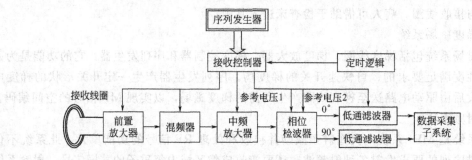

图 12-13 射频接收单元框图

信号采集和处理系统由数据采集单元和图像处理单元组成。信号采集单元进行信号采集，并将采集到的模拟信号转换为数字信号，其结构如图 12-14 所示，其核心是 A/D 转换器，因为转换过程主要有采样和量化两步骤，而这两个步骤的快慢都将影响数据处理的速度，所以，转换速度和精度是两个 A/D 转换器的主要指标。A/D 转换所得到的数据还不能直接用来进行图像重建，它们在送入图像处理单元之前还要进行一些简单的处理，包括传送驱动和重建前的预处理等。这些工作将在图像处理单元完成。

图像重建实际上是对数据的高速数学运算，这一工作在主控计算机中通过运行有关软件来完成。

计算机系统是整个 MRI 系统的调度中心，它运行的软件包一般包括患者信息管理、图

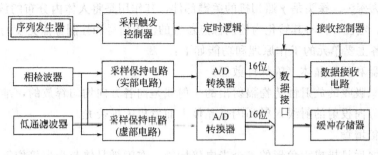

图 12-14 数据采集单元

像管理、图像处理、扫描及扫描控制、系统维护、网络管理和主控程序等模块。

六、放射性核素成像

放射性核素成像（Radio nuclide imaging，RNI），是一种利用放射性核素示踪方法显示生物组织与器官结构的医学影像技术，是四大医学影像技术之一。

生物组织与器官的功能主要表现为物质在生物体内的动态变化规律，例如组织、器官的运动性功能，物质在生物体内的输运、聚集、排泄，物质在细胞内的新陈代谢，物质代谢在空间的分布等。由于体内不同组织和器官对某些化合物具有选择吸收的特点，若将一定量的放射性核素引入人体，它将与体内原有的非放射性同位素一样参与人体的新陈代谢，或者在特定的脏器或组织中聚集。选用不同的放射性核素制成的标记化合物注入体内后，可以使体内各部位按吸收程度进行放射性核素的分布，而放射性核素在其衰变过程中会发出在体外可以检测到的射线，通过对这些射线的检测就可以做到对超微量物质的定量测量及较精确的定位，并将测量结果以图像的形式显示出来，从而获得被研究物质在生物体内的动态变化图像。这种成像方法就称为**放射性核素成像**，它所得到的图像中含有丰富的人体内部功能性、结构性信息。

目前放射性核素成像的主要技术有 γ 照相、单光子发射型计算机断层成像及正电子发射型计算机断层成像，本节重点讨论 γ 照相机的工作原理。

γ 照相机是将人体内部的放射性核素分布情况快速地、一次性显像的设备，它可以提供局部组织脏器的图像，既可以提供器官、组织的静态图像，也可以进行动态观测，所提供的图像中功能信息丰富，是诊断肿瘤及循环系统疾病的重要设备。它主要由准直器、闪烁晶体、光电倍增管、前置放大器、定位信号电路、能量信号电路、图像处理电路和显示装置等组成。其结构框图如图 12-15 所示。

在图 12-15 中，准直器、闪烁晶体、光电倍增管、前置放大器和定位信号电路中的电阻矩阵等固定在一个支架上，组成

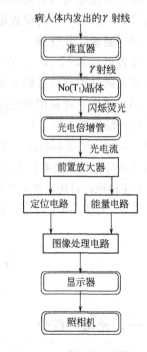

图 12-15 γ 照相机的结构框图

探测器，又称为探头。探头是 γ 照相机的关键部件，其作用是将人体内分布的放射性核素的 γ 射线进行限束、定位，再将其转化为控制像点位置的位置信号和控制像点亮度的 Z 信号。

γ 照相机各主要单元的工作原理和功能如下：

（1）准直器和闪烁晶体（闪烁计数器）

被人体组织吸收的放射性药物辐射出的 γ 射线是向各方向均匀释放的，准直器的作用是只让沿准直孔方向投射的射线入射到闪烁晶体上而发出闪烁荧光。

（2）光电倍增管

闪烁晶体之后是排成六角形的多个光电倍增管，在闪烁晶体与光电倍增管之间由光纤连接，光纤的作用是将闪烁晶体产生的荧光有效地传输到光电倍增管的输入屏上。光电倍增管将接收到的闪烁光按照一定的比例关系转换成脉冲光电流。

（3）前置放大器

由于用作显像的示踪核素的剂量很小，因此在晶体平面形成的光点是稀疏的，需要一定的时间累计才能形成与示踪核素在脏器中分布对应的二维图像，另外，射线在晶体平面上产生的闪烁荧光也是较微弱的，因此脉冲光电流比较微弱，光电倍增管的输出电流还需经前置放大器放大后，输出到定位电路和能量电路。

（4）定位信号电路

定位电路就是在每个光电倍增管的输出端加一个与位置有关的权重电阻，将每个管输出的信号进行位置权重，再利用加减法电路求所有的位置权重的信号总和，利用比分电路得出这一事件所有的位置信号。电阻矩阵是由一些阻值不同的电阻排列成的进行这类运算的矩阵。每一个光电倍增管给出的电流在经前置放大后分别通过四个电阻形成照相示波器电极 X^+、X^-、Y^+、Y^- 的位置信号。

（5）能量信号电路

位置信号 X^+、X^-、Y^+、Y^- 还要在一个加法器中被处理，再通过脉冲幅度分析器，选取需要的脉冲信号送到显示器的 Z 输入端，控制像点的亮度，又称为 Z 信号。

（6）图像处理和记录电路

位置信号和 Z 信号都由一个延迟电路控制，使像点按时间顺序依次形成，最后形成完整的画面。示波器是基本的显示装置，一般使用三台示波器，一台是记忆示波器用于储存图像，另外两台是与记忆示波器同步的普通显示器，一台用于照相，另一台用于医生对图像的观察。

γ 照相机都有功能测定装置，γ 照相机与一个线性计数率仪器相连接，把计数率转化为直流电压信号，送到 XY 记录仪，即可绘制放射性活度随时间变化的曲线，显示脏器的功能状态。

第二节　电子医学治疗仪器

一、光谱治疗仪

可见光与生物组织作用可产生光化学反应，波长不同，强度不同，其反应程度也不同，合理利用，可起到辅助治疗多种疾病的作用。光照射是利用卤钨灯的特性，配以合适的电源电路和振荡电路组成光谱治疗仪，由其产生 600～700nm 的红色光谱，当光照射达到一定的光强后，就可以对人体组织产生有效的治疗作用。图 12-16 就是一款简单的光谱治疗仪的电路图。

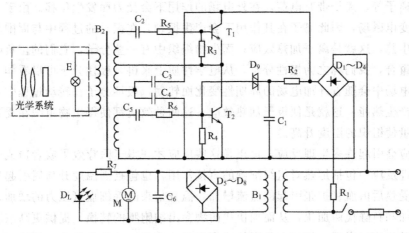

图 12-16 光谱治疗仪的电路图

电源电路由熔断器，电源开关，电源变压器 B_1，整流二极管 $D_1 \sim D_8$，滤波电容 C_6，电阻 R_1、R_7，电源指示发光二极管 D_L 和降温风扇电动机 M 等组成，给电路提供直流电压，并起到降温和电源指示的作用。

振荡输出电路由晶体管 T_1、T_2，电阻 $R_2 \sim R_6$，电容 $C_1 \sim C_5$，双向触发二极管 D_9，振荡输出变压器 B_2 和卤钨灯 E 组成。

电路接通后，220V 交流电分为两路：

一路经变压器 B_1 降压，桥式整流电路 $D_5 \sim D_8$ 整流，C_6 电容滤波后，成为 12V 直流电压，驱动风扇电动机 M 工作，为卤钨灯降温，同时也将发光二极管点亮，指示电源处在接通状态。

另一路经电阻 R_1 分压，桥式整流电路 $D_1 \sim D_4$ 整流，整流电路通过 R_2 对 C_1 充电，当双向触发二极管两端电压超过其触发电压（也称为转折电压）时，D_9 导通，使得 T_1 和 T_2 轮流导通，产生高频振荡，其振荡频率由电路中各电阻、电容等元件的参数决定，在输出变压器 B_2 的二次绕组上产生 12V 高频交流电压，卤钨灯发光工作。

本仪器的光学系统由滤光器和透镜组等组成。滤光器是装在玻璃容器中的滤色液体，它能滤除 600～700nm 以外的其他频段的光谱，透镜组对出射光线聚焦，最后形成红色的聚焦强光，照射在人体病灶部位以进行治疗。

二、微波治疗仪

频率在 300MHz～300kMHz 的电磁波，其波长较短，在 1m～1mm 之间，我们称之为微波，很明显，微波是由交变电磁场构成的。由于波长短，频率高，所以微波传播的方向性好。当其与生物组织相互作用时，会产生各种生理、病理反应。这些反应有致热效应、场力效应、压电效应和超导效应等。微波用于治疗时多数是利用其致热效应，生物组织在微波作用下的致热效应有离子加热效应和偶极子加热效应两种。

生物组织是由各种细胞组成的，在细胞内液和细胞外液中含有大量的离子，如钾离子、钠离子、氯离子等。离子带有电荷，在外电场的作用下会受力而发生位移。由于微波在本质上是一种交变电磁场，因此离子在其作用下会产生振动，在振动的过程中与周围其他离子或分子碰撞而生热，这就是离子加热效应；而生物组织中有一些分子，它们的正负电荷中心不在同一位置重合，我们称之为极性分子，从电学性质上来讲，极性分子可以看作一个电偶极子，在交变电场中会随着外加电场的周期性变化而转动，极性分子在转动过程中与相邻分子摩擦，也会产生热能，这就是偶极子加热效应。这两种效应都使得生物组织在受到微波照射后吸收其能量使组织的温度升高。

致热效应会引起许多生理反应，也正是这些反应才获得了医疗效果或者造成生理上的微波损伤。生理反应中包括加热对组织细胞的直接作用，也包括因温度升高后引起的一系列间接作用，如受热后由血管扩张引起的血流增加，温升带来的毛细血管压力的增加，细胞膜的渗透性的增加和新陈代谢加快，从而加快代谢物穿出细胞膜的转换，提供更高浓度的白细胞和抗体，以及加快将毒素、细菌和代谢物输离患部的速度，使肌肉松弛，消除疼痛和缓解肌肉痉挛等。在这些反应中，组织的温度是决定的因素。如组织受热后引起充血的生理反应与温度有明显的依赖关系；又如癌细胞对温度的敏感性高于正常细胞，微波加热可选择性地破坏癌细胞，在适当加温的条件下可以做到只杀伤癌细胞而不破坏正常组织。在微波透热疗法中，有效治疗温度的范围是很狭窄的，稍有过高就易造成损伤，至于在微波治癌中更要注意，若温度过高易损伤正常组织，而温度过低，不仅无治疗作用，甚至还可能促使癌细胞的扩散和转移。因此在微波治疗中准确测量和控制温度是极为重要的。

微波治疗机实质上是一种连续波的微波功率源，其中作理疗用的称为微波理疗机，作治癌用的则常称为微波热疗机。两者的本质差别在于功率的大小不同，通常后者的功率要比前者大些。微波治疗机一般都采用磁控管来产生微波功率，磁控管利用了外加稳恒磁场对管内电子运动的影响，本质上是一个置于磁场中的真空二极管，它是微波治疗机的心脏，治疗机的结构主要包括磁控管、电源、磁铁和微波输出系统以及为了使用安全和设备安全所设置的各种保护电路。图12-17是一种微波治疗机的电路结构框图。

电路中各部分的结构和功能如下：灯丝电源主要是一个降压变压器，用来将220V市电电压降到灯丝额定值。由于磁控管的灯丝与阴极是连通的，因此灯丝变压器处于阴极负高压的电位。阴极高压电源是用来提供磁控管阴极直流负高压的，它是磁控管产生微波能量的电能供给者，因此，它具有较大的功率，输出的直流高压要求能在一定范围内可调，是微波治疗机中的主要电源。阴极高压电源主要包括高压调压器、高压变压器和高压整流器。其中，高压调压器为一个自耦变压器，用来调节高压变压器的输入电压，从而能用来使直流高压改变。高压变压器是一个升压变压器，将220V市电升压到所需的高压。而高压整流器则是由四个高压硅堆构成的桥式整流器，它将高压变压器输出的交流高压变为直流高压。磁场电源是供给磁控管电磁铁励磁电流的电源，由一个降压变压器和一个低压整流器组成。全机各路

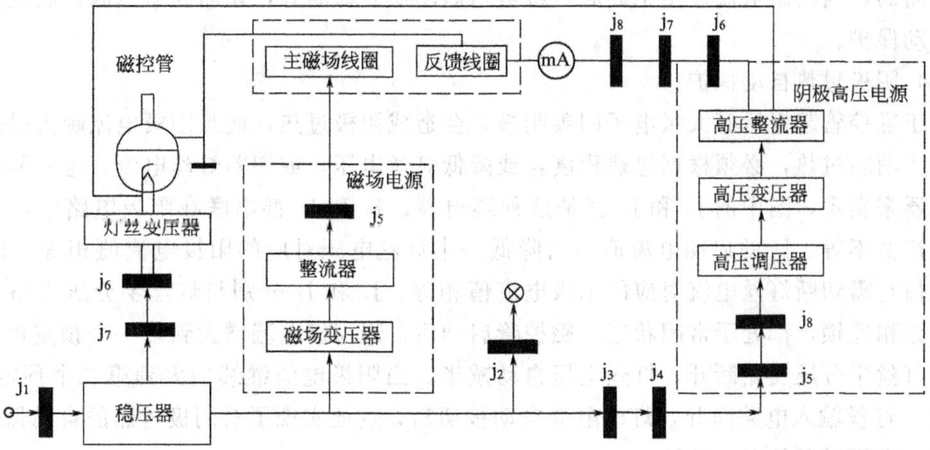

图 12-17　微波治疗机的电路方框图

电源都经过一个电源稳压器稳压。

高压电源输出的直流高压加于磁控管的阴极和阳极之间，阴极为负，阳极为正。为了安全，通常都将阳极接地，因此，阴极便带有负高压。指示磁控管阳极电流的直流毫安表串接在高压电源的输出电路中。

为了提高磁控管工作的稳定性，电源电路中采取了磁场补偿措施。回旋电子的平均速度取决于相互作用空间中直流电场和磁场的比值。磁控管要稳定工作，电子流必须与行波保持稳定同步，然而，由于阳极电压的不稳会引起直流电场变化，如果此时磁场不相应变化，就会影响同步条件的保持，因而也势必会影响磁控管工作的稳定性。为了提高稳定性，在电源的阳极电路中串联了一个磁场反馈线圈，此线圈与电磁铁主磁场线圈组合在一起构成电磁铁线圈，并让两线圈磁场极性同向叠加。这样，当直流电压升高时，虽然直流电场增强，但同时阳极电流会增大，因而磁场反馈线圈的磁场也会增强，这就引起了电磁铁磁场的相应增强。结果，直流电场和磁场的比值将会保持不变或变化很小，这就达到了提高工作稳定性的目的。

为了保证磁控管的安全和正常工作，机内还设置了各种自动保护电路，由各类继电器构成。

（1）高压延时保护

由延时继电器 J_2 完成。当微波治疗机的电源接通后，磁控管的灯丝通电，阴极开始预热，必须经过几分钟后才能接通高压，否则会损坏阴极。接入延时继电器会满足这种要求。将它接于高压电源的输入端，只有当预热的时间到了时，高压开关才能启动，并有高压指示灯指示。从而保证了阴极有起码的预热时间，以防无意中损坏电极。

（2）励磁电流防断路自动保护

由断路继电器 J_5 完成。从前面分析已知，磁控管应绝对避免在无磁场情况下加高压。这就决定了在采用电磁铁提供磁场的治疗机中，励磁电流突然中断时需要马上断开高压电源。为此，在两个励磁电路中各接入一个断路继电器，并让它与高压电源连锁。这两个继电器是常闭的，当励磁电流发生中断时，继电器启闭键立即断开，切断高压电源，磁控管便得到了自动保护。

（3）阴极过热自动保护

由于磁控管起振后有大量电子回袭阴极，会造成阴极过热，而且阳极电流越大过热越厉害。为了消除过热，必须根据过热程度，或降低灯丝电压，或切断灯丝电流。这一要求也可用继电器来实现，图中的 J_6 和 J_7 就是这种继电器。J_6 和 J_7 都串联在阳极电路中，各自的启动电流值不等。J_6 的启动电流值与需降低一半灯丝电压对应的阳极电流值相等，J_7 的启动电流值与需切断灯丝电流对应的阳极电流值相等。J_6 和 J_7 分别与灯丝半分压支路和灯丝输入电路相连锁，都处于常闭状态。磁控管启动后，当阳极电流增大到第一个预定值时，J_6 启动，灯丝半分压支路断开，灯丝电压自动减半。当阳极电流继续增大到第二个预定值时，J_7 启动，灯丝输入电路断开，灯丝电流自动被切断，这便实现了对阴极过热的自动保护。

（4）高压过荷的自动保护

不管由于何种原因使高压升高并超过磁控管的阳极电压额定值时，管子都会因工作状态的破坏或阳极的过荷而受到损害，因此，必须防止高压过荷出现。图中 J_8 是用来自动防止高压过荷的继电器，也是一个常闭继电器，其起动电流等于阳极电压额定值对应的阳极电流值。J_8 串联在磁控管阳极电路中，当阳级电流大到额定值时，继电器启动，高压自动切断，管子得到了保护。这种保护为磁控管在较大阳极电流下工作提供了安全保障。

（5）可调延时自动保护

这是一种治疗时间控制和治疗终结报警的自动装置，通常称为定时钟蜂鸣器，如图中所示的 J_4。它接于高压电源的输入端，当开机治疗的时间达到预先待定的值时，高压电源自动断开，同时，指示灯发亮，蜂鸣器鸣叫，以告诉操作者进行处理。这对病人来讲是一种控制治疗时间的安全保护。

三、超声治疗仪

超声波是 20000Hz 以上的高频率的机械波动，它具有方向性好、强度大、穿透能力强等特点。当用它来辐照生物媒质且超过一定的阈值辐照剂量时，就会对生物媒质的状态、功能和结构产生一定的影响，这就是超声波的生物效应。不同频率和剂量的超声波对机体的作用是不同的。一般地说，高强度、大剂量超声波起抑制、破坏作用，可造成组织形态学上的不可逆变化，如适当剂量的超声波具有击碎硬度很高的物质的能力，医学上用超声手术刀进行手术，对牙齿进行钻孔，施行体外碎石甚至治疗脑血栓；低强度、中小剂量的超声波能量却可以起刺激、调节作用，如改善组织中的血液及淋巴循环，对组织营养、代谢有良好影响，超声辐射还可以改变细胞的胶质状态，使细胞膜的扩散和渗透性升高，增强新陈代谢的进行，提高组织再生能力，而不引起或仅引起轻微可逆性的组织形态学的改变。因此，对超声波频率和剂量的调节和控制，就成为超声治疗中的重要一环。实验证明，强度为 $0.5 \sim 1.0 W/cm^2$、频率为 $1 \sim 1.5 MHz$ 的超声波结合药物疗法能比较显著地改善人体局部血液循环和营养状况，加速软组织扭伤、挫伤的愈合。

下面以超声治疗仪为例，介绍超声治疗仪的工作原理和电路结构。超声治疗仪能输出连续波和通断比可调的脉冲波，超声波输出强度在 $0.1\sim1.0\mathrm{W/cm^2}$ 范围内可调，用于治疗软组织损伤，能实现超声头的空载保护。治疗仪的结构框图如图 12-18 所示。

单片机是这个系统的控制核心，它控制着超声波的输出方式、输出强度、输出大小，同时由它的晶振产生原始的超声波信号，再经分频后产生 1MHz 的脉冲方波，此方波经单片机控制信号调制后，成为频率为 100Hz 的脉冲方波，脉冲通断比根据治疗需要仍由单片机来调节或设定。

单片机产生的方波信号经缓冲放大电路提高其电压幅度，再经一级功率放大器使其具有足够的输出功率，然后送入滤波电路以获得正负双向的正弦波，输出给超声头作为超声波激励源。

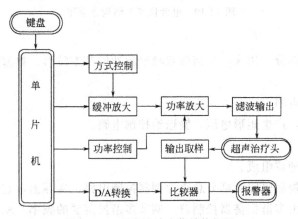

图 12-18　超声波治疗仪结构框图

超声头在空载情况下是直接与空气接触的，此时由于能量发射不出去而极易使超声头过热而损坏，因此必须有保护电路自动切断输出，并发出警告，提示出现误操作。超声治疗头的特点是：空载时，反射回来的超声波作用于探头，由于正压电效应使输出回路的电流增大，从而使正负双向的正弦波幅度增大。根据这一特点，本例中的保护电路从与超声头串联的取样电阻采样，提取峰值电压送入比较器与标准信号比较，当采样电压增大到设定值时，比较器翻转，触发报警，同时保护电路切断输出信号，使超声头与电路断开，起到保护作用。由于不同输出强度的报警阈值不同，因此采用 D/A 转换器，由单片机编程控制标准信号的大小。

四、电针仪

电针疗法是中医学针刺法与近代生理学和电子技术相结合的产物。用电针仪输出的脉冲，通过毫针刺激人体穴位，可以治疗疾病。

电针仪输出的波形：根据治疗和麻醉的需要，常用的治疗仪波形有连续波、疏密波、断续波三种。由于人体对电刺激的生理特点，一般电针仪输出的波形是高幅双峰窄脉冲，高幅双脉冲分正负脉冲，正脉冲接近矩形，负脉冲接近三角形尖波，正负脉冲电压不对称，因此仍会引起体内离子的单向移动，但很弱，故对组织无电解作用。脉冲的间隙时间长，对人体作用电量的时间平均值小，保证了人体的安全。

电针仪工作原理：目前电针仪虽有各种类型，但从电路原理来看大体相似，基本上是一个电脉冲产生器。

电针仪的结构，一般由电源、矩形波发生器电路、控制电路、振荡电路及输出电路等几部分组成，如图 12-19 所示。

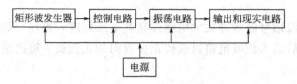

图 12-19 电针仪基本结构方框图

（1）振荡电路

它是仪器的中心部分，用来产生高幅双峰窄脉冲的基本波形。典型的振荡电路是间歇振荡器。

（2）矩形波发生电路

它是多谐振荡器，产生矩形电压，输送给控制电路。

（3）控制电路

它主要由射极跟随器组成。

矩形波发生器和控制电路两部分总称为调制控制电路。实际上，它相当于一个开关，接通一次，断开一次，由多谐振荡器控制着。调节多谐振荡器的频率，就可以改变开关的通断时间，从而控制着主振电路输出的波形，控制它输出连续波、疏密波或是断续波。

（4）输出电路

提供输出通路并且可以控制输出强度。电针仪一般都有几个输出插孔，各插孔可以插入针夹插头（供针刺麻醉及配合针灸治疗）和导电极插头（供治疗用）。

下面以 G6805-1 治疗仪为例来介绍其组成和工作原理。G6805-1 治疗仪是一款简单的电针仪，它有五个输出插孔，对应着五个输出旋钮控制输出强度。其电原理如图 12-20 所示。

由晶体三极管 BG_1、BG_2，电阻 R_1、R_2、R_3、R_4，电容器 C_5、C_6 等组成多谐振荡器，它可产生一定频率的矩形电脉冲波，其振荡频率由 R_3、R_4、W_1，以及 C_5、C_6 决定。电位器 W_7 可微调它的振荡频率。

由 BG_3 R_5 等组成的射极输出器起阻抗变换作用，使后面的电路不影响多谐振荡器的正常工作，它和 6 刀 4 掷波段开关 K_1 组成调制控制电路。

BG_4 和变压器 B 等组成电容式接地自激间歇振荡器，其振荡频率基本上取决于 C_7 和 R_6（包括 W_2、W_3 等联合组成，其组成形式由 K_1 控制），这就是主振电路。

输出部分较简单，由变压器 B 的次级 N_1、N_2、N_3、N_4 和 N_5 分五路输出，由电位器 $W_4 \sim W_7$ 分别控制输出的大小。N_3 作指示用，N 为指示氖管。

当接通电源后有输出时，氖管 N 亮，当无输出时，氖管 N 不亮，以提示仪器有故障。本机电源是由 6V 干电池供给，由 $C_1 \sim C_4$ 和 R_{10}、R_9，组成电源滤波电路。

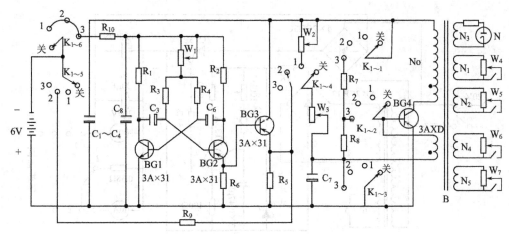

图 12-20 G6805-1 型治疗仪电原理图

第三节 电子药用仪器

一、电泳仪

电泳原来特指胶体粒子在电场影响下的移动。胶体是由两相组成的物质，其中一相为大小在 $1\sim100$nm 的胶体粒子，称为**分散质**，另一相为均匀的溶剂，称为**分散媒**。以带电离子形式存在的分散质在电场作用下会向着与其电性相反的电极移动，这种现象称为电泳。溶液中的氨基酸、核苷酸和生物物质等（如病毒、细胞、蛋白质、细胞器等），在电场作用下的移动也称为电泳。由于不同粒子的电荷、质量有着差异，会有不同的荷质比，因此在同一电场中具有不同的迁移速度，所以电泳法可用于对各种物质的分离和分析。电泳仪是分离、鉴别、提纯、分析从无机离子到复杂的生物高分子化合物的重要工具之一，在医药研究中有广泛的应用。下面介绍两种型号的电泳仪。

1. DY-1 型电泳仪

它采用晶闸管整流电路，输出电压连续可调。可同时供四个电泳槽进行电泳。广泛用于医疗临床诊断，制药设备和科研实验室，其电路如图 12-21 所示。

仪器电路由桥式整流器、晶闸管调压器、π 型滤波器、电压电流表组成。220V 市电经变压送往桥式整流器将交流电压变成直流电压，触发电路由削波电路和单结晶体管 BT 构成的脉冲信号发生器组成，其输出脉冲触发晶闸管，改变晶闸管导通角，则主电路输出的直流电压可平滑调节。

2. JDY-1 型电泳仪

JDY-1 型电泳仪输出直流电压稳定可调，多用于医疗检验、药物分析及科研实验室。仪器主电路实质上是一个采用了辅助电源的串联型稳压直流电源，其电路如图 12-22 所示，

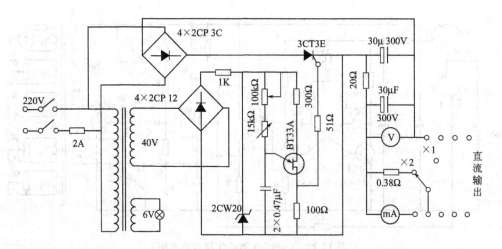

图 12-21 DY-Ⅰ型电泳仪电路图

220V 市电经变压送往 $D_1 \sim D_4$ 桥式整流电路变为直流电后，加在稳压电路输入端。T_1 是主电路调整管，T_3、T_4 构成差分或抽样比较电路，比较后的差额信号经 T_2 组成的射极输出器控制调整管 T_1，调整稳定输出电压。为提高整机直流输出电压的稳定度，T_2 又单独由 $D_5 \sim D_8$ 全波桥式整流、滤波后的辅助电源供电。

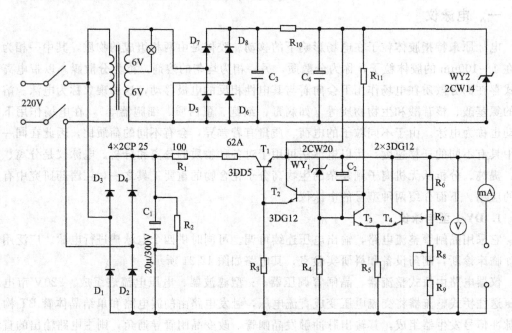

图 12-22 JDY-1 型电泳仪

仪器面板上可装电压表指示输出电压，电流表指示电泳电流的数值，可用电位器调节。

二、酸度计

酸度计是专为应用玻璃电极测定溶液 pH 值所设计的一种仪器，也可以用它来测定电极的电位以及配合电磁搅拌器作电位滴定。

由于玻璃电极的内阻很高，因此必须用输入阻抗很大的电子管或晶体管电位计，还要求被测电池的电流必须很小，否则由于电池内阻上的电位降会产生较大的误差。例如在测量中有 $I=10^{-9}$A 电流通过，电池的内阻 $R=1\times10^8\Omega$ 时，在电路中产生的电位降为 $10^{-9}\times1\times10^8=0.1$V，这时测得的电位差比电池实际的电动势低 0.1V；如果每 pH 单位相当于 60mV 计算，就产生 $0.1/0.06=1.6$pH 的误差。如利用输入阻抗很大的电子管或晶体管电位计，则测量时电流可小至 10^{-12}A 以下，若电池内阻仍为 $1\times10^8\Omega$，则电池内电阻引起的电位降仅为 $10^{-12}\times1\times10^8=10^{-4}$V，仅产生 $10^{-4}/0.06=0.0017$pH 的误差。

PHS-29 型酸度计采用晶体管电路，交直流电源均可使用，体积小，使用方便，便于携带，适合于供电不正常的地区或野外使用，其电路如图 12-23 所示。

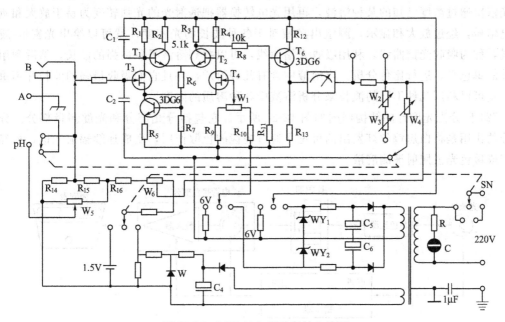

图 12-23　PHS-29A 型酸度计电路图

仪器采用 65-1A 型复合电极，用玻璃电极和银、氯化银两个电极装在二个同心的玻璃管中做成。整机由输入装置、放大器、指示器、自动记录输出装置、电源五部分构成。输入装置由玻璃电极插座，银、氯化银电极接线柱，读数开关组成。由于输入是弱信号，所以各部分的接触、绝缘均应良好。输入级采用场效应管，输入阻抗可达 $10^{11}\Omega$。放大器部分以两级差分放大器为主，并设计了调零、定位、温度补偿、mV-PH 转换等线路，以保证整机要求。

本机表面备有 100mV 输出插座，配上合适的记录器，可自动记录酸度。温度对电动势与 pH 值的转换关系有影响，故在酸度计上装上温度补偿器，也就是改变一个适当电位，以抵消温度的影响。

三、可见分光光度计

分光光度计是医药研究单位及其他科研部门常用仪器，可在可见光谱区范围内进行定量比色分析。

常用的分光光度计，有可见分光光度计，如国产的 721 型，在此基础上改进的 722、7230 型；还有可见-紫外分光光度计，如国产 751 型。下面介绍 721 型分光光度计的工作原理、光学线路及电路原理。

1. 仪器工作原理及方框图

光照射到物质时，一部分光会被吸收，物质对光的吸收具有选择性，其吸收光谱取决于物质的结构。每一种物质都有其特定的吸收光谱，因此可以根据物质的吸收光谱来分析物质的结构和含量。可见分光光度计就是在可见光谱区范围内检测待测样品的吸收光谱，通过对比的方法来确定样品的物质组成的仪器。

分光光度计利用棱镜或光栅偏转的方法获得单色光，转动棱镜或光栅，使不同波长的单色光依次通过浓度已知的某种溶液，再用光电转换器把透射光的光强转变为易于放大和测量的电信号，经过放大和显示，测定出溶液对于各种波长的光密度，就可以绘出光密度-波长曲线，称为吸收光谱曲线。利用吸收光谱曲线，可以找到溶液吸收最强的波长，然后利用此波长的单色光，进行比色分析。当溶液中含有几种溶质，并且它们吸收最强的波长并不重合时，就可以利用几种不同的波长来分析溶液中各种溶质的浓度。

721 型分光光度计的结构框图如图 12-24 所示。它包括分光部分和光度测量部分。分光部分的作用是将白炽钨丝灯发出的可见光通过棱镜的色散作用，变成连续辐射光谱，再经狭缝变成单色光去照射被测溶液。

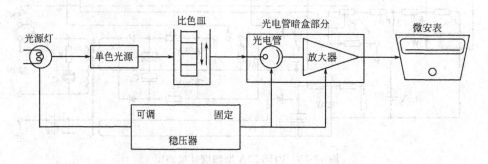

图 12-24　721 型分光光度计方框原理图

光度测量部分把通过溶液后的光束射到光电管上，使光电管产生微弱电流，该电流经过放大后用微安表显示测量结果。

2. 721 型分光光度计电路分析

721 型分光光度计的电路系统，主要由稳压电源（放大器稳压电源、钨灯稳压电源）和放大器电路组成。

（1）放大器稳压电源

如图 12-25 所示，它是串联型晶体管稳压电源，作为稳流管的场效应管 T_1（BG_1）、T_8

（BG_8）分别是 T_4（BG_4）、T_5（BG_5）的负载，这样可以提高放大倍数，进一步提高稳定性，$\pm 12V$ 输出供运算放大器用，$\pm 8V$ 供放大器输入级用，$\pm 0.7V$ 供调零电位器用。

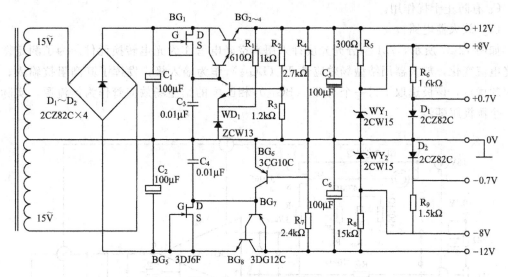

图 12-25　放大器稳压电源

（2）钨灯稳压电源

如图 12-26 所示，它是以 5G23A 集成运算放大器作放大环节的稳压电源。由于运算放大器的增益很高，因此，这种稳压器的稳定度也较高。

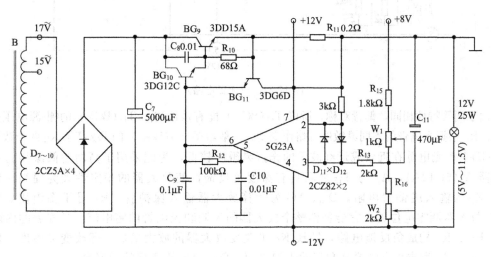

图 12-26　钨灯稳压电源

运算放大器的同相输入端"3"接基准电压，反相输入端"2"通过 R_{13} 接地。运算放大器的两个输入端之间的电压近似为零，于是"3"端也近似为地电位，所以流过 R_{15} 和 W_1的电流恒为 $(8/R_{15} + W_1)$，流过 $R_{16} W_2$ 的电流也为此值。调节 W_2 则可改变电源的基准电压，使稳压电源的输出电压从 $3.7 \sim 11.5V$ 连续可调。输入端接有保护二极管 D_{11}、D_{12}，以避免接通时的冲击。取样电阻 R_{11} T_{11}（BG_{11}）管组成限流保护电路。R_{12}、C_9、C_{10} 是消振元件。R_{10} 可减少 T_9（BG_9）管的穿透电流，从而不至于使 T_{10}（BG_{10}）管截止而发生失控现象。C_8 有防止干扰作用。

（3）放大器电路

如图 12-27 所示，721 型分光光度计采用真空光电管作为光电转换元件。为了测定微弱的光电流变化，放大器用结型场效应管 T_{12}（BG_{12}）作为输入极，发挥了其高阻抗输入、低噪声的优点，该极选取了另一个与 T_{12}（BG_{12}）相匹配的结型场效应管作为恒流源，实际上是一个源极跟随器。

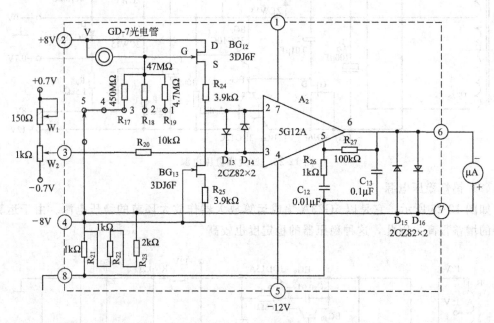

图 12-27　放大器电路

由于两管特性相同，偏置对称，所以 T_{13}（BG_{13}）能有效地消除 T_{12}（BG_{12}）的栅-源电压失调偏移。R_{17} 根据光电管的不同灵敏度可略作变动，一般希望 T_{12}（BG_{12}）的 R_{GS} 高于 R_{17} 两个数量级。

GD-7 型光电管在近紫或近红波段的光谱灵敏度较低，为此采用了高增益低漂移的运算放大器 A_2（5G12A），A_2 与 T_{12} 之间具有深度负反馈，使放大器的稳定性大为提高。R_{17}、R_{18}、R_{19} 为输入级偏置电阻。D_{13}、D_{14} 为运算放大器输入保护管。R_{20} 是平衡电阻。W_3、W_4 是放大器调零电位器。它能补偿整个放大器的失调和光电管的暗电流。微安表的内阻与 R_{21}、R_{22}、R_{23} 构成负反馈电路，转换 K_2 可改变放大器的放大倍数，即改变灵敏度。R_{26}、R_{27}、C_{12}、C_{13} 为防止自激振荡和消除干扰之用。D_{15}、D_{16} 用于保护微安表。

在此基础上改进的 722、7230 型，光路基本与 721 相同，只是将指针式显示方式改为数码显示，也有的将棱镜色散系统改为光栅色散系统，增加了波长自动扫描等功能部件。

四、磁共振波谱仪

磁共振波谱分析和磁共振成像都是核磁共振理论在医学上的应用，其基本原理是相同的，其区别从设备结构上看，磁共振成像的信号是通过磁场梯度成像的，而磁共振波谱分析所取的数值则是通过测化学位移值取得的，无需梯度磁场；从应用上看，磁共振成像主要显示组织器官的影像，而磁共振波谱分析主要提供被测样品的化学组分的数据信息。磁共振波谱分析在药学研究中有广泛的应用和重要的意义。

1. 工作原理

与磁共振成像的基本原理相同，在磁场中，满足拉莫尔方程（式 12-1）的原子核受到射频电磁波的激励时，会吸收射频电磁波的能量从低能态跃迁到高能态，发生共振吸收。当 RF 电磁波停止激励时，原子核又要从高能级跃迁到低能级，在此过程中把吸收能量中的一部分以电磁波的形式发射出来，即发射磁共振信号。通过接收、测量和分析此信号，可以得到许多有关物质结构、物质组成的信息。

磁共振信号的频率主要取决于两个方面：一个是旋磁比，这是原子核的固有属性；另一个是共振原子核所处位置的磁场强度。影响此磁场强度的因素也有二：其一是外加磁场的磁场强度，其二为该原子核周围的电子和相邻原子核周围电子的作用，这些电子与外磁场相互作用，改变了被测原子核周围的局部磁场强度。因此，某一样本中每一种化学组分的不同原子核都将以略有差异的频率发生共振，从而产生不同的磁共振信号，这种现象称为化学位移。

磁共振波谱仪就是利用磁共振中的化学位移来测定物质的分子组成和空间结构。

对溶液中化学组成的成分来说，磁共振信号是由一系列比较狭窄的波峰构成。磁共振波谱仪数据处理的内容一般有：①波峰的位置即化学位移，反映原子核中进动物质的种类；②波峰高度，反映受检原子核的数量；③半峰线宽，代表波峰的尖锐度；④峰域，如果实验重复得较慢使其能在充分弛豫的状态下进行的话，峰域代表波峰总面积，与标本内受检成分的浓度成正比；⑤其他，还有峰型、波峰是否对称等。

2. 基本结构

根据磁共振波谱仪的工作原理，磁共振波谱仪的结构有四大部分：首先要有被测的样品，第二要有一个稳恒磁场，第三要有一个能激发射频信号的射频发射系统，第四要有一个接收、显示和记录共振信号的接收和处理系统。再加上为了得到更多的信息，为了达到尽可能地稳定可靠，为了使操作更加方便简单而设计的控温装置、样品旋转装置、磁通稳定器、氘锁系统和自动控制系统、显示装置等，实际的磁共振波谱仪的结构是相当复杂的。其结构方框图可以如图 12-28 表示。

主要电路结构部分有氘锁系统、射频发射系统、射频接收系统和去耦通道系统。下面以 AC-80 核磁共振谱仪为例介绍这几个系统的功能和结构。

（1）氘锁系统

氘锁系统是为了控制磁场的慢漂移而设置的。它从磁场内取核磁共振讯号的色散模式作为控制讯号，经积分、微分后加到磁铁的控制电源上，控制磁场的慢漂移。本例核磁共振谱仪的氘锁系统的结构如框图 12-29 所示。

由综合器来的 10MHz 的信号，经 57 倍分频，35 倍倍频，得到 6.14035MHz 的频率，分为三路：第一路，再次两倍频，然后经调制，放大以后作为发射脉冲经由前放、混频输入探头，其载波频率为 12.2803MHz，分时脉冲调制的重复频率为 6.66MHz；第二路，三倍频，

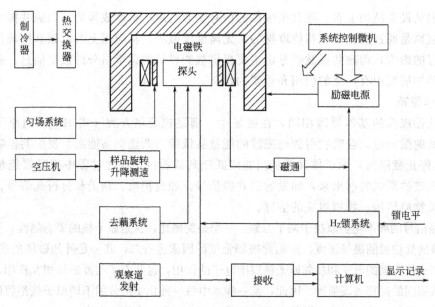

图 12-28　磁共振波谱仪的结构方框图

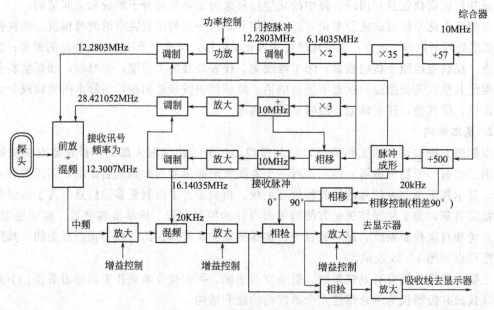

图 12-29　氘锁系统的结构框图

然后加综合器 10MHz 的信号，放大调制后经由前放、混频输人探头作为高频混频的参考信号，频率为 28.421052MHz；第三路，经相移，加 10MHz 的信号，放大、调制为频率为 16.14035MHz 的信号，作为中频参考。

氘共振信号取自第三路的上边带，其中心频率为 12.3007MHz，经前放后，与高频进行混频得到 16.12035MHz 的中频，放大后，再与中频进行混频，得到 20kHz 低频，再分两路与 20kHz 的参考信号相检，得到 NMR 锁信号（色散模式）和锁线显示信号（吸收模式），分别输给 BSN-16 磁场控制板以锁定磁场，同时输给显示器以指示匀场，并进行自动匀场。

另外，仍由综合器来的 10MHz 的信号，经 500 倍分频，得到 20kHz 的频率，也分两路：一路经相移，输出两路相位差为 90°的相检参考信号，用以检测第三路上边的带锁信号。另一路 20kHz 的信号再经三分频得到 6.66kHz 的频率，通过脉冲形成器放大，得到所需的发射、接收脉冲，提供给调制器，来调制发射和接收中的有关频率。

（2）去耦通道系统

AC-80 谱仪去耦通道的框图如图 12-30 所示。从计算机来的 25～75kHz 的信号，经锁相压控振荡器，形成 26.7MHz＋0.2/3Hz 的频率，三倍频后是 80.13MHz＋0.2Hz 的去耦频率，经调制以选择 CW、BB 门去耦等工作状态，然后放大，再经计算机控制的衰减器，输给探头作为 ^{1}H 的去耦频率，f_2 频率源中锁回路需要的信号，由综合器经缓冲器输入。相位控制信号由计算机直接输入，以保证去耦信号也有 0°、90°、180°和 270°四种发射相位。

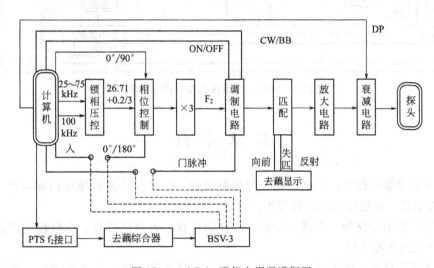

图 12-30　AC-80 谱仪去耦通道框图

如图 12-31 所示，是 AC-80 谱仪观察通道的方框图，它包含了射频发射系统、射频接收系统和输出显示系统。

（3）射频发射系统

框图中的上半部分是射频发射系统。由计算机通过 PTS f_1/f_2 接口控制的频率综合器，发出一个 3.5～100.6MHz 的 SY 输出信号，在混频器中与计算机控制的发射频偏 01 混频，再经发射脉冲调制，形成所需发射的脉冲 f_1，输入宽带脉冲发射器经功放后输给探头样品线圈，去激发在磁场中的样品的核磁共振。

（4）射频接收系统

框图中的下半部分是射频接收系统。样品的共振信号由探头线圈感应，经前放输入接收器，进行混频，中频放大（10MHz），正交检波，然后分 A、B 两路进入计算机，经过滤波、模数转换，存入内存。再通过 FT、相位校正就得到正式谱图。存入内存的 FID 信号及谱图，通过图像显示处理器输到彩色显示器显示，谱图还可由数字绘图仪画出。

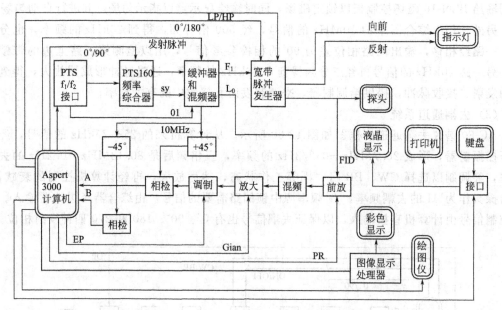

图 12-31　AC—80 谱仪观察通道的方框图

本 章 小 结

1. 电子医学诊断仪器：心电图机、脉搏测试仪、X 射线计算机体层扫描成像、超声成像、磁共振成像、放射性核素成像等工作原理。

2. 电子医学治疗仪器：光谱治疗仪、微波治疗仪、超声治疗仪、电针仪等仪器的工作原理和部分电路功能分析。

3. 电子药用仪器：电泳仪、酸度计、可见分光光度计、磁共振波谱仪等仪器的工作原理和部分电路功能分析。

习 题 十 二

12-1　参照图 12-1，简述心电图机的工作过程。

12-2　参照图 12-2，简述脉搏测试仪的工作原理。

12-3　从 A 超和 B 超的工作原理的角度，比较 A 超和 B 超的优缺点。

12-4　参照图 12-16，分析光谱治疗仪的电路组成及各部分电路的功能。

12-5　参照图 12-17，分析微波治疗机的电路组成及各部分电路的功能。

12-6　参照图 12-20，分析 G6805 型治疗仪的电路组成及各部分电路的功能。

12-7　参照图 12-28，分析磁共振波谱仪的电路组成。

12-8　在医药电子仪器中，你认为不可缺少的电路有哪些？

附录 | 直流电路的分析与计算

一、直流电路基础

1. 电路及电路模型

电在日常生活中得到了广泛的应用。在电力、通信、电子计算机等领域中使用许多电路来完成多种任务。电路的形式、功能虽然多种多样，但它们受共同的规律约束，在这共同规律的基础上，形成了电路分析的一整套理论和分析方法。学好电路分析的理论和方法对进一步学习电子技术及电子计算机的后续课程十分重要。

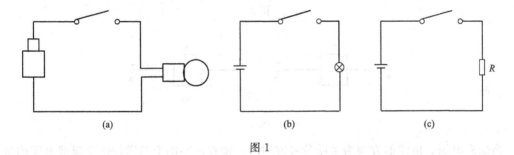

图 1

如图 1 所示，实际电路是由电器件（如电源、电阻、晶体管等）相互连接组成的。例如一个手电筒的实际电路如图 1a 所示。图 1b 给出了手电筒实际电路的"电气图"。在这个图中实际的干电池、灯泡及开关分别用它们的电气图符号表示。可以看出，电气图要比实际电路图简单多了。图 1c 给出了手电筒电路的电路模型，也称"电路图"。在电路图中的元件是理想元件。理想元件是一定条件下对实际元件的理想化。这种理想化元件也称电路模型。一个实际电路元件在用理想元件表示时，根据要求条件不同，取得的电路模型也不同。例如图 1a 中的实际电路元件干电池，当其内阻可以忽略不计时，可以用一个理想电压源构成它的电路模型。而实际电源的内阻必须考虑时，则其电路模型为理想电压源与电阻 R 串联。因此一个实际电路元件的电路模型可以有一个或多个理想元件构成它的电路模型。

各种实际电路元件可以用理想模型近似表示它的特性。实际的器件是一个整体，内部有电能的消耗、电磁能的存储等。而构成它的电路模型中的单个元件，是假设只有一种基本现象，这种元件称为**集总参数元件**，简称为**集总元件**。

为器件建立模型时，采用上述"集总"假设的条件是：在电路中，电场作用只发生在电容元件中，磁场作用只发生在电感元件中，不存在电磁辐射的能量损失。即只有在辐射能量可以忽略不计时，才能应用集总的概念。

由集总元件构成的电路模型称为**集总电路模型**，或称为**集总电路**。本书不加注明的都是讨论集总电路的分析。以后讨论中为了简化，通常忽略"集总电路"中的"集总"二字。一般情况下，当电路工作的频率对应的波长与电路的元件尺寸相比，波长远大于元件的尺寸时，就可以不考虑电磁辐射问题，而把电路作为集总电路考虑。

2. 欧姆定律

（1）关联参考方向

在进行电路分析时，我们既要对流过元件的电流选取参考方向，又要对元件两端的电压选取参考方向，两者是相互独立的，可以任意选取。如果电流的参考方向与电压的参考方向一致，则称为**关联参考方向**，如图 2a 所示；反之，则称之为非关联参考方向，如图 2b 所示。

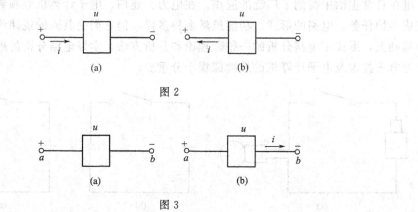

图 2

图 3

当选取电压、电流的方向为关联参考方向时，则在电路图上只需标出电流或电压的参考方向即可，图 3 所示的是两种等效的表示方法。

（2）欧姆定律的作用

① 欧姆定律：欧姆定律是电路分析中的重要定律之一，主要用于进行简单电路的分析，它说明了流过线性电阻的电流与该电阻两端电压之间的关系，反映了电阻元件的特性。遵循欧姆定律的电路称为线性电路，不遵循欧姆定律的电路称为非线性电路。

直流电路中的电阻器如图 4 所示，在 U、I 的关联参考方向下，欧姆用实验得出 U、I、R 三者间的关系与式（1）相同（欧姆用的是实际电阻器，U、I 为实际方向）。这个关系称为欧姆定律。

$$U = RI \tag{1}$$

电阻单位为欧姆（Ohm，简写 Ω）。此外，常用的单位还有千欧（kΩ）、兆欧（MΩ）等。

② 电导：电阻的倒数为电导，以 G 表示，即

$$G = \frac{1}{R} \tag{2}$$

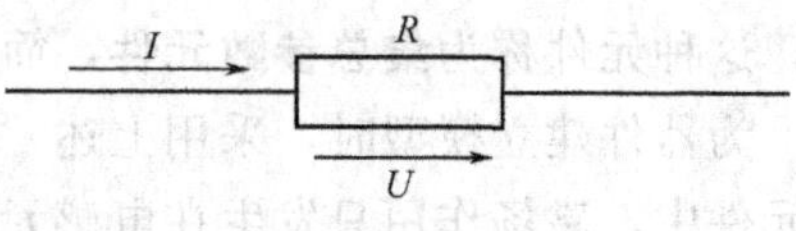

单位为西门子（siemens，简写 S）。

图 4

引入电导概念后，式（1）给出的欧姆定律又可以写成另一种形式，即

$$I=GU \tag{3}$$

③ 电阻器上功率的计算：在图 4 中，电阻器的端电压为 U，端电流为 I，在关联参考方向下，将欧姆定律代入功率计算公式后，则电阻器上的功率为

$$P=UI=RI^2=U^2/R=GU^2 \tag{4}$$

图 4 中的电阻（正电阻），在关联参考方向下，当电压为正值时，电流 I 亦为正值，这时有 $P=UI>0$，即正电阻总是消耗功率，在负电阻上（在含有受控电源的电路中，有时会出现负电阻），在关联参考方向下，当电压为正值，电流为负值，这时有 $P=UI<0$，即负电阻是产生功率的。在近代电路理论中，人们称正电阻为无源元件，称负电阻为有源元件。

必须指出，电阻器、电阻和电阻元件这三个术语经常被人们混用。此外，R 既表示电阻元件的参数，又表示电阻元件。

（3）部分电路的欧姆定律

欧姆定律由德国科学家欧姆于 1827 年通过实验提出，它的内容为：在一段不含电源的电路中，流过导体的电流与这段导体两端的电压成正比，与这段导体的电阻成反比。其数学式表示为：

$$I=\frac{U}{R} \tag{5}$$

式（5）中 I 表示导体中的电流，单位为 A；U 表示导体两端的电压，单位为 V；R 表示导体的电阻，单位为 Ω。

电阻是构成电路最基本的元件之一。由欧姆定律可知，当电压 U 一定时，电阻的阻值 R 愈大，则电流愈小，因此，电阻 R 具有阻碍电流通过的物理性质。

（4）欧姆定律的几种表示形式

电压和电流是具有方向的物理量，同时，对某一个特定的电路，它又是相互关联的物理量。因此，选取不同的电压、电流参考方向，欧姆定律形式便可能不同。

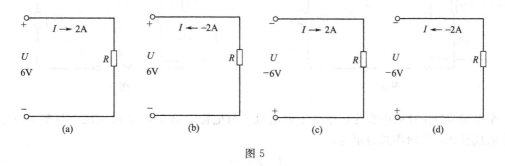

图 5

在图 5a、图 5d 中，电压参考方向与电流参考方向一致，其公式表示为：

$$U=RI \tag{6}$$

在图 5b、图 5c 中，电压参考方向与电流参考方向不一致，其公式表示为：

$$U=-RI \tag{7}$$

无论电压、电流为关联参考方向还是非关联参考方向，电阻元件的功率为：

$$P = I_R^2 R = \frac{U_R^2}{R} \tag{8}$$

上式表明，电阻元件吸收的功率恒为正值，而与电压、电流的参考方向无关。因此，电阻元件又称为**耗能元件**。

【**例1**】 应用欧姆定律，求图5所示电路中电阻 R。

解：

在图5a中，电压和电流参考方向一致，根据公式 $U = RI$ 得：

$$R = \frac{U}{I} = \frac{6}{2} = 3\Omega$$

在图5b中，电压和电流参考方向不一致，根据公式 $U = -RI$ 得：

$$R = -\frac{U}{I} = -\frac{6}{-2} = 3\Omega$$

在图5c中，电压和电流参考方向不一致，根据公式 $U = -RI$ 得：

$$R = -\frac{U}{I} = -\frac{-6}{2} = 3\Omega$$

在图5d中，电压和电流参考方向一致，根据公式 $U = RI$ 得：

$$R = \frac{U}{I} = \frac{-6}{-2} = 3\Omega$$

本例题告诉我们，在运用公式解题时，首先要列出正确的计算公式，然后再把电压或电流自身的正、负取值代入计算公式进行求解。

（5）全电路欧姆定律

全电路是指含有电源的简单闭合电路，如图6所示，虚线框中的 E 代表电源的电动势，r_0 代表电源自身具有的电阻叫内阻。通常把电源内部的电路叫内电路，电源外部的电路叫外电路。

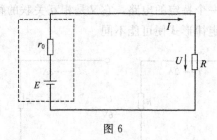

图6

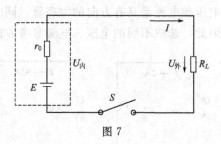

图7

全电路欧姆定律的内容为：电路中的电流 I 与电源的电动势 E 成正比，与整个电路中的电阻成反比，其数学式表示为：

$$I = \frac{E}{R + r_0} \tag{9}$$

式（9）中，I 表示电路中的电流，单位为 A；E 表示电源的电动势，单位为 V；R 表示外路的电阻，单位为 Ω；r_0 表示内电路的电阻，单位为 Ω。

由式（9）可得

$$E = IR + Ir_0 = U_{外} + U_{内} \tag{10}$$

式(10) 中 $U_外$ 是外电路的电压，又称端电压，$U_内$ 是内电压。则全电路欧姆定律的内容又可叙述为：电源的电动势在数值上等于闭合电路中各部分的电压之和。

根据全电路欧姆定律，就可以研究全电路中的电压与电流的变化规律。

① 通路，又叫闭合电路。如图 7 所示。当电路处于通路状态时，由全电路欧姆定律得：

$$U_外 = E - U_内 \tag{11}$$

式(11) 表明：当电路处于通路状态时，电源向外电路所提供的电压要低于电源的电动势 E，由 $U_内 = Ir_0$ 知，r_0 越大则向外电路所提供的电压越小，反之，若 r_0 越小则向外电路所提供的电压越大。因此，对电压源的要求是内阻越小越好。在理想状态下 $r_0 \rightarrow 0$，此时的全电路欧姆定律为：

$$E = IR + Ir_0 = U_外 + 0 = U_外 \tag{12}$$

显然，电源向外电路所提供的电压 $U_外$ 就等于它的电动势 E，满足这个关系的电源称为**恒压源**，也就是通常所说的直流电源。

② 开路，又称断路。当电路处于断路状态时，如果图 7 中开关 S 断开，相当于 $R_L \rightarrow \infty$，电路中没有电流。

③ 短路，是指电路中电位不相等的两点之间直接连接在一起。根据短路产生的原因又分短接和事故短路。短接通常是人为原因造成的，如果图 7 中负载电阻 R_L 的两端误被导线连接在一起。事故短路则是由于连接在电路中的某个元器件因工作环境改变而形成的，如线圈之间的绝缘层老化或工作在高于其额定值时线路烧毁。

电路处于短路状态时，相当于 $R_L \rightarrow 0$，此时的全电路欧姆定律为：

$$I = \frac{E}{R_L + r_0} = \frac{E}{0 + r_0} = \frac{E}{r_0} \tag{13}$$

由于电压源的内阻 r_0 通常很小，电源提供的电流将比通路时所提供的电流要大很多倍（在理想状态下 $r_0 \rightarrow 0$，则 $I \rightarrow \infty$），极易出现烧毁元器件的现象，所以，短路通常是一种严重事故，要尽力避免电路中出现短路情况。在实际工作中，为预防短路事故的发生，除了按规程要求经常检查电气设备和线路的绝缘情况外，还在电路中接入熔断器或自动断路器等保护装置来预防短路事故的发生。

通路、开路和短路统称为**电路的三种工作状态**。

【例2】　如图 8 所示电路，理想电压源的电压 $U_S = 10\text{V}$。求：

(1) $R = \infty$ 时的电压 U，电流 I；

(2) $R = 10\Omega$ 时的电压 U，电流 I；

(3) $R \rightarrow 0$ 时的电压 U，电流 I。

解：题意明确告知图 8 电路中的电源是理想电源，即内阻 $r_0 \rightarrow 0$，此时全电路欧姆定律为 $U_S = E = IR + Ir_0 = IR - 0 = IR = U$。电路的工作状况主要由外接电阻 R 决定。

(1) 当 $R = \infty$ 时，即外电路开路，U_S 为理想电压源，故 $U = U_S = 10\text{V}$

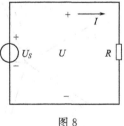

图 8

则

$$I = \frac{U}{R} = \frac{U_S}{R} = 0$$

（2）当 $R=10\Omega$ 时，$U=U_S=10V$

则
$$I=\frac{U}{R}=\frac{U_S}{R}=\frac{10}{10}=1A$$

（3）当 $R=0$ 时，电路短路，故 $U=U_S=10V$

则
$$I=\frac{U}{R}=\frac{U_S}{R}\rightarrow\infty$$

显然，这么大的电流极易烧毁电路元器件和设备，所以，要避免电路中出现短路情况。结合这个例题，大家要很好地理解电路的三种工作状态的概念。

3. 基尔霍夫定律

（1）基尔霍夫定律的作用

基尔霍夫定律是电路中电压和电流所遵循的基本规律，是分析和计算较为复杂电路的基础，由德国物理学家基尔霍夫于 1847 年提出。它既可以用于直流电路的分析，也可以用于交流电路的分析，还可以用于含有电子元件的非线性电路的分析。

运用基尔霍夫定律进行电路分析时，仅与电路的连接方式有关，而与构成该电路的元器件具有什么样的性质无关。

（2）基尔霍夫电流定律（KCL）

基尔霍夫电流定律是确定电路中任意节点处各支路电流之间关系的定律，因此又称为节**点电流定律**，它的内容为：在任一瞬时，流向某一结点的电流之和恒等于由该结点流出的电流之和，即：
$$\sum i(t)_入=\sum i(t)_出 \tag{14}$$

在直流的情况下，则有：
$$\sum I_入=\sum I_出 \tag{15}$$

通常把式(14)、式(15) 称为**节点电流方程**，或称为 KCL 方程。

它的另一种表示为
$$\sum i(t)=0 \tag{16}$$

在列写节点电流方程时，各电流变量前的正、负号取决于各电流的参考方向对该节点的关系（是"流入"还是"流出"）；而各电流值的正、负则反映了该电流的实际方向与参考方向的关系（是相同还是相反）。通常规定，对参考方向背离（流出）节点的电流取正号，而对参考方向指向（流入）节点的电流取负号。

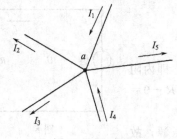

图 9　KCL 应用

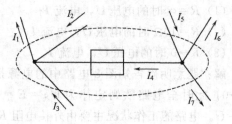

图 10　KCL 应用推广

如图 9 所示，为某电路中的节点 a，连接在节点 a 的支路共有五条，在所选定的参考方向下有：
$$I_1+I_4=I_2+I_3+I_5$$

KCL 定律不仅适用于电路中的节点，还可以推广应用于电路中的任一假设的封闭面。即在任一瞬间，通过电路中任一假设封闭面的电流代数和为零。

如图 10 所示，为某电路中的一部分，选择封闭面如图 10 中虚线所示，在所选定的参考方向下有：
$$I_1+I_6+I_7=I_2+I_2+I_5$$

【例 3】 已知 $I_1=3\text{A}$，$I_2=5\text{A}$，$I_3=-18\text{A}$，$I_5=9\text{A}$，计算图 11 所示电路中的电流 I_6 及 I_4。

解：对于节点 a，四条支路上的电流分别为 I_1 和 I_2 流入节点，I_3 和 I_4 流出节点；对于节点 b，三条支路上的电流分别为 I_4、I_5 和 I_6，均为流入节点，于是有：

对节点 a，根据 KCL 定律可知：
$I_1+I_2=I_3+I_4$

则：
$$I_4=I_1+I_2-I_3=3+5+18=26\text{A}$$

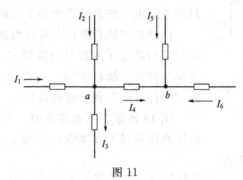

图 11

对节点 b，根据 KCL 定律可知：
$$I_4+I_5+I_6=0$$

则：
$$I_6=-I_4-I_5=-26-9=-35\text{A}$$

【例 4】 已知 $I_1=5\text{A}$，$I_6=3\text{A}$，$I_7=-8\text{A}$，$I_5=9\text{A}$，试计算图 12 所示电路中的电流 I_8。

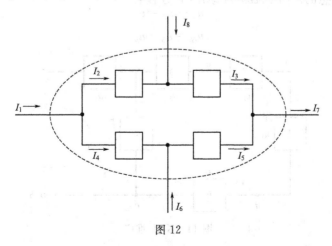

图 12

解： 在电路中选取一个封闭面，如图中虚线所示，根据 KCL 定律可知：

$$I_1 + I_6 + I_8 = I_7$$

则：$I_8 = I_7 - I_1 - I_6 = -8 - 5 - 3 = -16A$。

（3）基尔霍夫电压定律（KVL）

基尔霍夫电压定律是确定电路中任意回路内各电压之间关系的定律，因此又称为**回路电压定律**，它的内容为：在任一瞬间，沿电路中的任一回路绕行一周，在该回路上电动势之和恒等于各电阻上的电压降之和，即：

$$\sum E = \sum IR \tag{17}$$

在直流的情况下，则有：

$$\sum U_{电压升} = \sum U_{电压降} \tag{18}$$

通常把式（17）、式（18）称为**回路电压方程**，简称为 KVL 方程。

KVL 定律是描述电路中组成任一回路上各支路（或各元件）电压之间的约束关系，沿选定的回路方向绕行所经过的电路电位的升高之和等于电路电位的下降之和。

回路的"绕行方向"是任意选定的，一般以虚线表示。在列写回路电压方程时通常规定，对于电压或电流的参考方向与回路"绕行方向"相同时，取正号，参考方向与回路"绕行方向"相反时取负号。

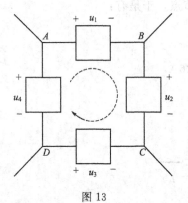

图 13

图 13 所示为某电路中的一个回路 $ABCDA$，各支路的电压在所选择的参考方向下为 u_1、u_2、u_3、u_4，因此，在选定的回路"绕行方向"下有：

$$(-u_1) + (-u_2) + u_3 + u_4 = 0$$

KVL 定律不仅适用于电路中的具体回路，还可以推广应用于电路中的任一假想的回路。即在任一瞬间，沿回路绕行方向，电路中假想的回路中各段电压的代数和为零。

图 14 所示为某电路中的一部分，路径 a、f、c、b 并未构成回路，选定图中所示的回路"绕行方向"，对假想的回路 $afcba$ 列写 KVL 方程有：

$$u_4 + u_{ab} = u_5$$

则

$$u_{ab} = u_5 - u_4$$

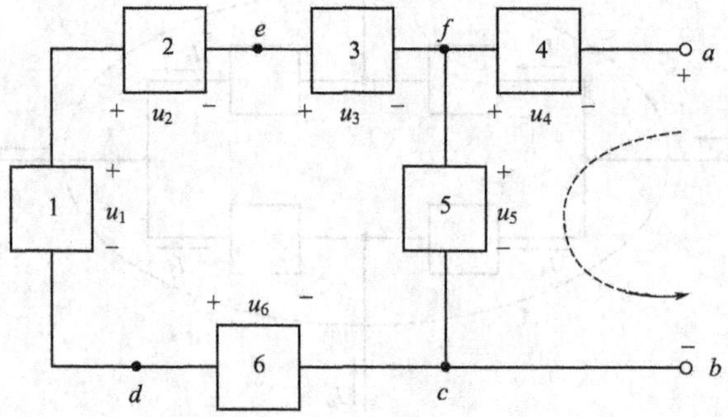

图 14　KVL 推广

由此可见：电路中 a、b 两点的电压 u_{ab}，等于以 a 为原点、以 b 为终点，沿任一路径绕行方向上各段电压的代数和。其中，a、b 可以是某一元件或一条支路的两端，也可以是电路中的任意两点。

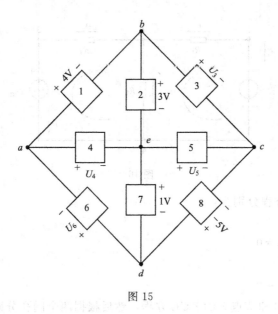

图 15

【例 5】 如图 15 所示，试求电路中元件 3、4、5、6 上的电压。

解： 仔细分析电路图，只有 $cedc$ 和 $abea$ 这两个回路中各含有一个未知量，因此，可先求出 U_5 或 U_4，再求 U_3 和 U_6。

在回路 $cedc$ 中，$U_5+(-U_7)+(-U_8)=0$，则有
$$U_5=U_7+U_8=1+(-5)=-4\text{V}$$

在回路 $abea$ 中，$(-U_1)+(-U_2)+U_4=0$，则有
$$U_4=U_1+U_2=4+3=7\text{V}$$

在回路 $bceb$ 中，$(-U_3)+U_5+U_2=0$，则有
$$U_3=U_2+U_5=3-4=-1\text{V}$$

在回路 $aeda$ 中，$(-U_4)+(-U_7)+(-U_6)=0$，则有
$$U_6=-U_4-U_7=-7-1=-8\text{V}$$

二、直流电路计算

1. 支路电流法

支路电流法，是在分析电路时，以支路电流为变量列方程、解方程，以求解出各支路电流的方法。

在数学上要求解 6 个变量，必须建立 6 个独立的方程。在支路电流法中，如果有 6 条支路以支路电流为变量，必须建立 6 个独立的方程。这 6 个独立的方程是根据电路的约束条件，即 KCL、KVL 及元件的伏安关系列出的。

如图 16 所示，电路中有 5 条支路，4 个节点，2 个网孔。电路中有 4 个节点，可以由 KCL 列出 4 个电流方程。但是这 4 个方程中任取 3 个方程，可以得到第 4 个方程，所以只有 3 个是独立的。

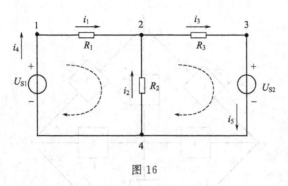

图 16

4 个节点的 KCL 方程分别为：

节点 1：$i_4 - i_1 = 0$

节点 2：$i_1 + i_2 - i_3 = 0$

节点 3：$i_3 - i_5 = 0$

节点 4：$i_2 + i_4 - i_5 = 0$

我们选用节点 1、2 和节点 3 的 KCL 方程，然后根据两个网孔分别列出以支路电流为变量的 KVL 方程。在列这两个 KVL 方程之前，先设定所列 KVL 方程的绕行方向。设两网孔都按顺时针方向绕行，则得到如下两个方程：

$$U_{S1} + R_1 i_1 - R_2 i_2 = 0$$
$$-U_{S2} + R_2 i_2 + R_3 i_3 = 0$$

把这两个 KVL 方程和前面的三个 KCL 方程联立即可求得各支路电流。

【例 6】 如图 17 该电路中有节点 $n = 2$ 个，支路数 $b = 3$ 条，假设电路中各元件的参数已知，求支路电流 I_1、I_2、I_3。

因此三个未知量只要列三个方程就可求解。各电流的正方向，如图 17 所示。

首先，应有 KCL 定律对节点 a 和 b 列电流方程：

对节点 a：$I_1 + I_2 - I_3 = 0$

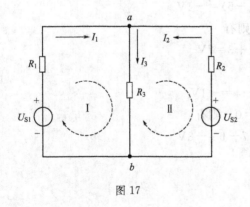

图 17

对节点 b：$I_3 - I_1 - I_2 = 0$

可以看出，此两个方程实为同一个方程，为非独立的方程，因而独立方程只有一个。因此，对具有两个节点的电路，应用 KCL 定律能列出 $2 - 1 = 1$ 个节点电流独立方程。

一般说来，对具有 n 个节点的电路应用 KCL 定律只能列出 $(n-1)$ 个独立方程。其次，在确定了一个方程后，另外两个方程可应用 KVL 定律列出。通常应用 KVL 定律可列出 b 一

($n-1$) 个其余的方程。如图 17 中回路 I、II，选顺时针方向为绕行方向列方程式，有：

$$U_{S1}=I_1R_1+I_3R_3 \; ; \; -I_2R_2-I_3R_3=-U_{S2}$$

显然，本电路还有支路和支路组成的回路 III，但该回路列出的回路方程可从前二个方程求得，故不是独立方程。通常列回路方程时选用独立回路（一般选网孔），这样应用 KVL 列出的方程，就是独立方程。应用 KCL 和 KVL 定律一共可列出 $m+(n-1)$ 个独立方程，所以能解出全部支路电流。由以上的例题可以总结出，使用支路电流法解题时应注意以下几点：

（1）在图中首先设定支路电流参考方向。串联支路只设一个支路电流。

（2）设电路中有 n 个节点，m 个网孔，则列出的 KCL 方程为 ($n-1$) 个，列出的 KVL 方程为 m 个，而且一定要满足等效电路支路数＝$m+n-1$ 这样的关系。

（3）联立上述方程，求解该方程，即得各支路电流。

（4）如果某个支路的电流已知，这个支路是在电路的外围支路上，则包含这个支路的网孔的 KVL 方程不必列出。

2. 电路中各点电位的计算

在电路分析中，除了要分析电压外，有时还要分析各点的电位，特别在电子电路中，常常是用电位来分析电路的工作状态的。

在电路中选取一个节点作为参考点，则其他各节点与参考点之间的电压，称为该点的**电位**。电压 U_{ab} 只能表明 a 点和 b 点之间的差值，不能表明 a 点和 b 点各自数值的大小。在电路分析和实际工作中，经常要对某两点的电性能进行比较，以确定电路的工作状况。比如，判断晶体三极管是处于放大、截止、还是饱和工作状态，就要用到电位的概念。通常的做法是，先选定电路中的某个公共接点作为参考点，并规定该点的电位为"0"，然后再计算或测量出电路中某点与参考点之间的电压，这个电压也就是电位。在电路图或电子仪器和设备中，"0"电位点用符号"⊥"来表示。

电位的基本单位与电压相同，也是伏特，电位的符号用字母加单下标的方法来表示，如 U_a、U_b 则分别表示 a 和 b 点的电位。

电路中，任意两点之间的电位之差称为**电位差**，用字母加双下标的方法表示，如 $U_{ab}=U_a-U_b$ 就表示 a 点的电位和 b 点的电位之间的差值。显然，电路中任意两点之间的电位差就是该两点之间的电压。

那么电位和电压有什么区别呢？先来分析下面这个例题。

【例 7】 在图 18 中，分别设 a、b 为参考点，求 a、b、c、d 各点电位。

解：根据电位的概念，设 a 点为参考点时，则有 $U_a=0\text{V}$；$U_b=U_{ba}=-10\times6=-60\text{V}$；$U_c=U_{ca}=4\times20=80\text{V}$；$U_d=U_{da}=5\times6=30\text{V}$。

设 b 点为参考点时，则有

$U_b=0\text{V}$；$U_a=U_{ab}=10\times6=60\text{V}$；$U_c=U_{cb}=E_1=140\text{V}$；$U_d=U_{ab}=E_2=90\text{V}$。

而两点间的电压则为

$U_{ab}=10\times6=60\text{V}$；$U_{ca}=4\times20=80\text{V}$；$U_{da}=5\times6=30\text{V}$；$U_{cb}=E_1=140\text{V}$；$U_{db}=E_2=90\text{V}$。

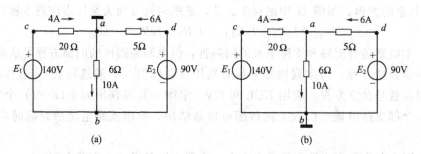

图 18

由以上讨论可以得出电位和电压的区别是：①电路中某一点的电位等于该点与参考点之间的电压；②各点电位值的大小是相对的，随参考点的改变而改变，而两点间的电压值是绝对的。

有了电位的概念，图 18 可以简化成图 19 的形式。

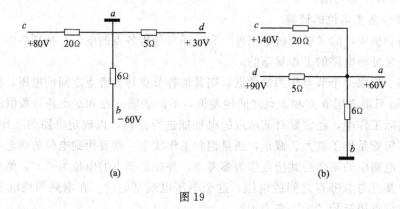

图 19

3. 电压源与电流源

（1）理想电压源

理想电压源简称为**电压源**，其内阻 $r_0 = 0$。它的两个基本特点是：①无论它的外电路如何变化，它两端的输出电压为恒定值 U_S 或为一定时间的函数 $u_s(t)$；②通过电压源电流的大小由与之相连接的外部电路来决定。

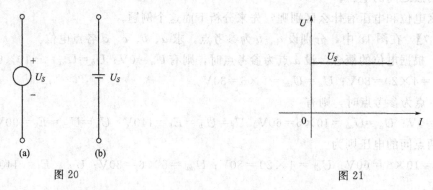

图 20   图 21

电压源在电路图中的符号如图20a所示，其电压用 u_s 表示。若 u_s 的大小和方向都不随时间变化，则称为**直流电压源**，其电压用 U_S 表示。图20b是直流电压源的另一种符号，长线端表示参考正极性，短线端表示参考负极性。

直流电压源的伏安特性如图21所示，它是一条以 I 为横坐标且平行于 I 轴的直线，表明其电流由外电路决定，不论电流为何值，直流电压源的端电压总为 U_S。

$u_s(t)=0$ 的电压源是电压保持为零、电流由其外电路决定的二端元件，因此，$u_s(t)=0$ 的电压源可相当于 $R=0$ 的电阻元件。在实际应用中，可以用一条短路导线来代替 $u_s(t)=0$ 的电压源。

在实际应用中，不能将 $u_s(t)$ 不相等的电压源并联，也不能将 $u_s(t)\neq0$ 的电压源短路。

（2）实际电压源

理想电压源实际上是不存在的。实际电压源的端电压都是随着电流的变化而变化的。例如，当电池接通负载后，其电压就会降低，这是因为电池内部存在电阻的缘故。由此可见，实际的直流电压源可用数值等于 U_S 的理想电压源和一个内阻 R_i 相串联的模型来表示，如图22a所示。

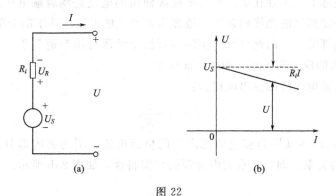

图22

于是，实际直流电压源的端电压为：

$$U=U_S-U_R=U_S-IR_i \tag{19}$$

式（19）中，U_S 的参考方向与 U 的参考方向一致，取正号；U_R 的参考方向与 U 的参考方向相反，取负号。式（19）所描述的 U 与 I 的关系，即实际直流电压源的伏安特性，如图22b所示。

（3）理想电流源

理想电流源简称为**电流源**，其内阻 $r_0=\infty$。它的两个基本特点是：

① 无论它的外电路如何变化，它输出的电流为恒定值 I_s，或为一定时间的函数 $i_s(t)$。

② 电流源两端的电压的大小由与之相连接的外部电路来决定。

电流源在电路图中的符号如图23所示，其中电流源的电流用 i_s 表示，电流源的端电压为 u_s。若 $i_s(t)$ 的大小和方向都不随时间变化，则称为**直流电流源**，其电流用 I_S 表示。

直流电流源的伏安特性如图24所示，它是一条以 I 为横坐标且垂直于 I 轴的直线，表明其端电压由外电路决定，不论其端电压为何值，直流电流源的输出电流总为 I_S。

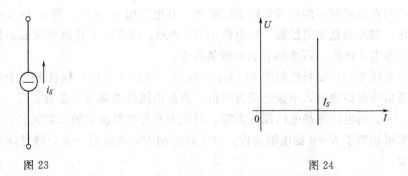

图 23   图 24

$i_s(t)=0$ 的电流源是电流保持为零、电压由其外电路决定的二端元件，因此，$i_s(t)=0$ 的电流源就相当于 $R=\infty$ 的电阻元件。在实际应用中，可以用一条开路导线来代替 $i_s(t)=0$ 的电流源。

在实际应用中，不能将 $i_s(t)$ 不相等的电流源串联，也不能将 $i_s(t)\neq0$ 的电流源开路。

（4）实际电流源

理想电流源实际上是不存在的。实际电流源输出的电流是随着端电压的变化而变化的。例如，光电池在一定照度的光线照射下，被光激发产生的电流，并不能全部外流，其中的一部分将在光电池内部流动。由此可见，实际的直流电流源可用数值等于 I_S 的理想电流源和一个内阻 R_i' 相并联的模型来表示，如图 25a 所示。

于是，实际直流电流源的输出电流为：

$$I=I_S-\frac{U}{R_i'} \tag{20}$$

在式（20）中，I_S 为实际直流电流源产生的恒定电流；R_i' 为其内部分流电流。式（20）所描述的 U 与 I 的关系，即实际直流电流源的伏安特性，如图 25b 所示。

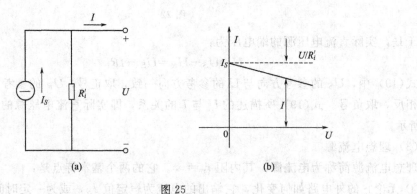

(a)   (b)

图 25

【例 8】 图 26 所示电路，直流电流源的电流 $I_S=1A$。求：

（1）$R\rightarrow\infty$ 时的电流 I，电压 U；

（2）$R=10\Omega$ 时的电流 I，电压 U；

（3）$R\rightarrow0\Omega$ 时的电流 I，电压 U。

解:

(1) $R \to \infty$时即外电路开路，I_S 为理想电流源，故 $I = I_S = 1\mathrm{A}$

则 $U = IR \to \infty$

(2) $R = 10\Omega$ 时有 $I = I_S = 1\mathrm{A}$

则 $U = IR = I_S R = 1 \times 10 = 10\mathrm{V}$

(3) $R \to 0\Omega$ 时即电路短路，故 $I = I_S = 1\mathrm{A}$

则 $U = IR = I_S R = 1 \times 0 = 0\mathrm{V}$

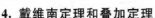

图 26

4. 戴维南定理和叠加定理

(1) 线性电路

线性元件＋独立电源＝线性电路

独立电源是非线性单口元件，因其伏安特性曲线不是过原点的直线。

独立电源是电路的输入，起着激励的作用，可使线性元件中出现电压和电流（响应），并且响应与激励之间存在线性关系。

① 齐次性：电路中只有一个激励，如图 27 所示。

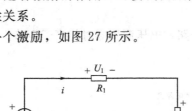

图 27

$i_j = k_j u_s$, $j = 1, 2, \cdots$ 　　当 u_s 扩大 a 倍时，i_j 也将随之扩大 a 倍；

$u_j = k'_j u_s$, $j = 1, 2, \cdots$ 　　当 u_s 扩大 a 倍时，i_j 也将随之扩大 a 倍。

$$\begin{cases} i = \dfrac{1}{R_1 + R_2} u_s \\ u_1 = \dfrac{R_1}{R_1 + R_2} u_s \\ u_2 = \dfrac{R_2}{R_1 + R_2} u_s \end{cases}$$

② 相加性：电路中存在多个激励，如图 28 所示。

$$i_j = k_{1j} u_{s1} + k_{2j} u_{s2} + \cdots + h_{1j} i_{s1} + h_{2j} i_{s2} + \cdots \quad j = 1, 2, \cdots$$
$$i_j = k'_{1j} u_{s1} + k'_{2j} u_{s2} + \cdots + h'_{1j} i_{s1} + h'_{2j} i_{s2} + \cdots \quad j = 1, 2, \cdots$$

$$\begin{cases} i_2 = \dfrac{1}{R_1 + R_2} u_s + \dfrac{R_1}{R_1 + R_2} i_s = k_{11} u_s + k_{12} i_s \\ u_1 = \dfrac{1}{R_1 + R_2} u_s - \dfrac{R_1 R_2}{R_1 + R_2} i_s = k_{21} u_s + k_{22} i_s \end{cases}$$

u_s 单独作用： 　　　$i'_2 = \dfrac{1}{R_1 + R_2} u_s$, $u'_2 = \dfrac{R_1}{R_1 + R_2} u_s$

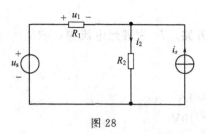

图 28

i_S 单独作用：

$$i_2'' = \frac{1}{R_1+R_2}u_s, \quad u_2'' = \frac{R_1R_2}{R_1+R_2}u_s$$

$$\begin{cases} i_2 = i_2' + i_2'' = k_{11}u_s + k_{12}i_s \\ u_1 = u_1' + u_1'' = k_{21}u_s + k_{22}i_s \end{cases}$$

① 每个支路电流或支路电压都是多个激励共同作用产生的结果；

② 每一项只与一个激励成比例，其比例系数为该激励单独作用，其余激励全部置零求出的比例系数；

③ 电流源置零时相当于开路，电压源置零时相当于短路。

（2）叠加定理

$$i_j = \sum_{k=1}^{m} i_j^k \Big|_{\text{第}k\text{电源单独作用，用余电源置零}}$$

线性电阻电路中，任一电压或电流都是电路中各个独立电源单独作用时，在该处产生的电压或电流的叠加。

① 叠加定理仅适用于线性电路，不适用于非线性电路；

② 叠加定理在线性电路分析中起着重要作用，线性电路中很多定理都与叠加定理有关；

③ 运用叠加定理计算电路时，如果有多个电源，可分组置零，不必单个置零；

④ 元件的功率不等于各电源单独作用时在该元件上所产生的功率之和，直接用叠加定理计算功率将失去"交叉乘积"项，因功率 p 不是电压 u 或电流 i 的线性函数；

⑤ 电路中存在受控源时，应用叠加定理计算各分电路时，要始终把受控源保留在各分电路中。

⑥ 叠加时各分电路中的电压和电流的参考方向可以取得与原电路中的相同。取和时，应注意各分量前的"＋"、"－"号。

【例9】 电路如下图29所示，图 a 为原电路，求电压 u_3。

解： 应用叠加定理，作 10V、4A 单独作用的等效电路，分别如图 29b 和图 29c 所示，则有

$$i_1^{(1)} = i_2^{(1)} = \frac{10}{6+4} = 1\text{A}; \quad u_3^{(1)} = -10i_1^{(1)} + 4i_2^{(1)} = -6\text{V}; \quad i_1^{(2)} = -\frac{4}{6+4} \times 4 = 1.6\text{A};$$

$$i_2^{(2)} = 4 + i_1^{(2)} = 2.4\text{A}, \quad u_3^{(2)} = -10i_1^{(2)} + 4i_2^{(2)} = 25.6\text{V}。$$

所以

$$u_3 = u_3^{(1)} + u_3^{(2)} = 19.6\text{V}$$

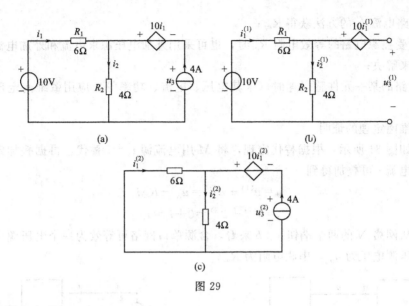

图 29

（3）戴维南定理

线性含源单口网络 N，可等效为一个电压源串联电阻支路，电压源电压等于该网络 N 的开路电压 u_{oc}，串联电阻 R_{eq} 等于该网络中所有独立源置为零值时所得网络 N_0 的等效电阻 R_{ab}，如图 30 所示。

若线性含源单口网络的端口电压 u 和电流 i 为非关联参考方向，则其 VAR（伏安关系）可表示为

$$u = u_{oc} - R_{eq}i$$

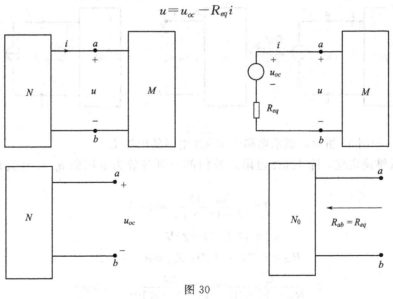

图 30

① 只要得到线性含源单口网络的两个数据，开路电压 u_{oc} 和短路电流 i_{sc}，即可确定戴维南等效电路；

② 求含受控源的戴维南等效电路时，为了考虑受控源的作用，通常采用先算开路电压

u_{oc}，再算短路电流 i_{sc} 的方法获得 R_{eq}；

③ 求含受控源电路的等效电阻 R_{eq} 时，也可采用外加电压源求电流和外加电流源求电压的一般方法来解决；

④ 对电路的某一元件感兴趣时（求其电压、电流、功率等）应用戴维南定理会带来很大方便。

（4）戴维南定理的证明

证明：如图 31 所示，根据替代定理，将 M 用电流源 $i_s = i$ 替代，再据叠加定理，端口处电压 u 和电流 i 可叠加得到

$$u = u^{(1)} + u^{(2)} = u_{oc} - R_{ab}i$$
$$i = i^{(1)} + i^{(2)} = 0 + i_s = i_s$$

因此，从网络 N 的两个端钮 a、b 来看，含源单口网络可等效为一个电压源串联电阻的支路，其电压源电压为 u_{oc}，串联电阻为 R_{eq}。

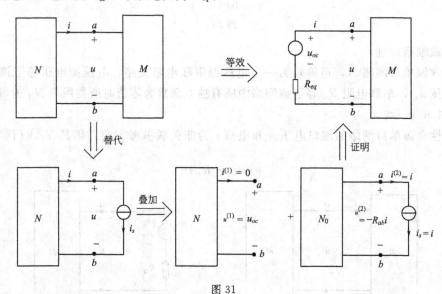

图 31

【例 10】 如图 32 所示，试求电路中 $12k\Omega$ 电阻的电流 I。

解：据戴维南定理，除 $12k\Omega$ 电阻以外的部分可等效为电压源 u_{oc} 与电阻 R_{eq} 的串联组合，因为

$$I = \frac{30 - 12}{(6 + 12) \times 10^3} = 1\text{mA}$$

$$u_{oc} = 12 + 12I = 24\text{V}$$

因为 $$R_{ab} = 6 // 12 = 4\text{k}\Omega; \quad R_{eq} = R_{ab} = 4\text{k}\Omega$$

所以 $$I = \frac{U_{oc}}{R_{eq} + 12 \times 10^3} = \frac{24}{(4 + 12) \times 10^3} = 1.5\text{mA}$$

【例 11】 如图 33 所示，求单口网络的 V/AR

解：该网络的 VAR 可表示为

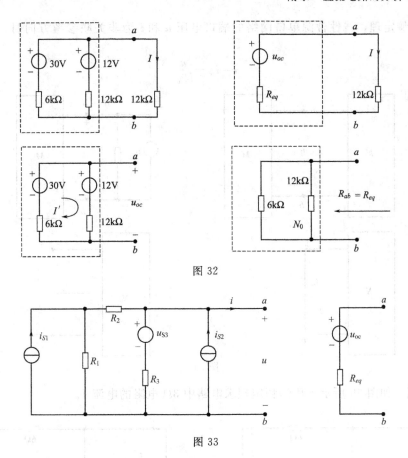

图 32

图 33

$$u = u_{oc} - R_{eq} i$$

S1：求 u_{oc}

$$u_{oc} = u'_{oc} + u''_{oc} + u'''_{oc}$$

$$= i_{s1} \frac{R_1}{R_1 + (R_2 + R_3)} \times R_3 + i_{s2} \frac{R_1 + R_2}{(R_1 + R_2) + R_3} \times R_3 + i_{s3} \frac{R_1 + R_2}{R_1 + R_2 + R_3}$$

$$= \frac{R_1 R_3 i_{s1} + (R_1 + R_2) R_3 i_{s2} + (R_1 + R_2) i_{s3}}{R_1 + R_2 + R_3}$$

S2：求 R_{eq}

$$R_{eq} = R_{ab} = (R_1 + R_2) /\!/ R_3 = \frac{(R_1 + R_2) R_3}{R_1 + R_2 + R_3}$$

（5）诺顿定理

诺顿定理：线性含源单口网络 N，可以等效为一个电流源并联电阻的组合，电流源的电流等于该网络 N 的短路电流 i_{sc}，并联电阻 R_{eq} 等于该网络中所有独立源为零值时，所得网络 N_0 的等效电阻 R_{ab}，如图 34 所示。

① 诺顿定理可由戴维南定理和等效电源定理推导出来。

② 只能等效为一个电流源的单口网络（$R_{eq} = \infty$ 或 $R_{eq} = 0$），只能用诺顿定理等效，不能用戴维南定理等效；同理，只能等效为一个电压源的单口网络（$R_{eq} = 0$ 或 $R_{eq} = \infty$），只能用戴维南定理等效，不能用诺顿定理等效。

　　根据诺顿定理，线性含源单口网络的端口电压 u 和 i 为非关联参考方向时，则其 VAR 可表示为

$$i = i_{sc} - \frac{u}{R_{eq}}$$

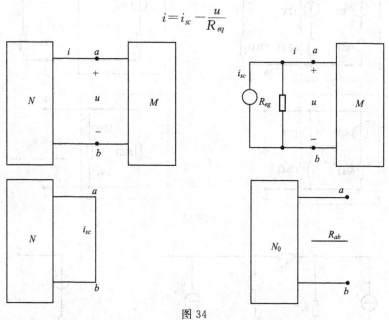

图 34

【例 12】　如图 35 所示，用诺顿定理求电路中 3Ω 电阻的电流 I。

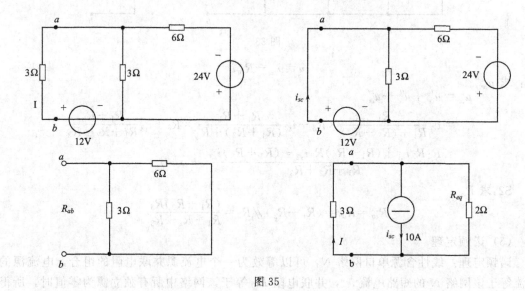

图 35

　　解：S1：$i_{sc} = \dfrac{24}{6} + \dfrac{12}{3 /\!/ 6} = 10\text{A}$

　　　　S2：$R_{ab} = 3 /\!/ 6 = 2\Omega$

　　　　S3：$I = \dfrac{R_{eq}}{3 + R_{eq}} \times i_{sc} = \dfrac{2}{3 + 2} \times 10 = 4\text{A}$

参考文献

1. 张泽宝. 医学影像物理学. 北京：人民卫生出版社，2000.

2. 胡峥. 电工与电子技术. 武汉：华中科技大学出版社，2005.

3. 秦曾煌. 电工学. 北京：高等教育出版社（上、下册），2004.

4. 高翠霞. 医学电子学基础. 北京：人民卫生出版社，2000.

5. 穆桂珍. 常用电子医疗仪器原理与应用. 北京：电子工业出版社，1995.

6. 武治华，李孟福，杨振威. 简明电工学. 北京：中国劳动出版社，1992.

7. 郭木森，廖玄九，张绍南. 电工学. 北京：高等教育出版社，1979.

8. 吴恩惠. 医学影像学. 北京：人民卫生出版社，2003.

9. 师宇东，张裕民，张忠丽，周兆桢. 医用诊断电子仪器与技术（上、下册）. 北京：电子工业出版社，1986.

10. 童诗白. 模拟电子技术基础（上、下册）. 北京：人民教育出版社，1981.

11. 周永昌. 超声医学. 北京：科技文献出版社，2006.

12. 谈正卿，顾启秀. 中医工程学概论. 上海：上海中医学院出版社，1990.

13. 庄鸣山. 物理学（上、下册）. 北京：人民卫生出版社，1985.

14. 肖峰，柴英. 医用电子学及实验. 大连：大连出版社，2000.

15. 李盟. 影像技术学. 北京：人民卫生出版社，2004.

16. 张庆双. 医疗保健应用电路集粹. 北京：机械工业出版社，2005.

17. 章新友. 物理学. 北京：中国中医药出版社，2016.

18. 章新友. 医药电子技术. 北京：中国中医药出版社，2010.